産科医療と生命倫理
——よりよい意思決定と紛争予防のために

吉武久美子 著
Kumiko YOSHITAKE

Obstetrics and Bioethics

昭和堂

はじめに

　現代の産科医療は、生殖補助医療、遺伝子診断などの医療技術の高度化、医療訴訟の増加、産科医・助産師の不足など、多様な課題を抱えている。そのような課題に、医療者として、医療を受ける患者として、そして医療制度の策定者として、いかに応えたらよいのだろうか。

　治療の方法を決めることは、人の行う行為である。どのような行為の選択にもなんらかの価値判断が含まれる。医療技術のめざましい進歩は、たしかに生殖方法の選択肢を拡大させた。しかし、他方で新たな方法の選択肢は、さまざまな価値の対立を招くことになった。

　治療法の選択に対する価値の対立とは、個人のなかで、あるいは関係者間で、何がよい判断であると捉えるのかが異なるということである。人は、行為を行おうとするとき、法律、ガイドラインなどの規範があれば、それを遵守しようとする。しかし、法などの外的規制とは異なり、個々人の内面にある「こうすべきだ」という規範に従って行為をしようとするとき、みなが同じ価値判断に従うわけではない。ときには、個人のなかに、「どのような場合でも生命は尊重すべきだ」という価値と、「患者の意思を尊重すべきだ」という価値が対立をおこし、どちらを優先すべきか葛藤を起こすこともある。

　倫理とは、個人のなかにある内面化された規範である。生殖医療の選択をめぐって、何を大事にするのか、こうすべきだという価値観は、人によって異なるのである。

　また、生殖を選択するのは女性と考えられがちであるが、じつはパートナー、ドナー提供者、医療者など、複数の人びとが当事者となる。複数の主体の多様な価値が対立するなかで、関係者は、「いかに行為すべきか」という課題に直面している。

　「いかに行為すべきか」という課題には、二つの要素が含まれる。倫理に関する問題は、どのケースも最初から、当事者たちに明確に認識されているわけではない。倫理的問題が含まれていることに気づかないこともある。倫

理的問題の所在を把握することが第一の要素である。したがって、治療法の意思決定にかかわる者は、倫理的問題について一般的な理解を持っている必要がある。

　もう一つは、問題に対する解決方法の見出し方についてである。価値の対立が起きる倫理的問題に対して、臨床家を含む当事者たちは、なんらかの意思決定をしなくてはならない。生殖医療に関わる選択は、しばしば生死にかかわる問題を含んでいる。また、新しい医療技術に対する法や制度の整備が不十分な状況で当事者たちは決定を迫られる。くわえて、産科医療領域は、医療紛争の多い診療科の一つである。当事者間の紛争解決だけでなく、紛争回避・紛争予防という側面からも一つ一つの治療法の選択のあり方が求められている。価値の対立する複雑な問題に対して、最善の方法を見つけ出すことは容易ではないが、よりよい解決策を見つけるために、当事者たちは、いかに行為すべきかということが第二の要素である。

　上記のような課題に応えるために、本書でわたしは、①生殖医療技術がもたらした産科医療の変化と当事者が直面する倫理的問題を整理し、②行為を規制する法やガイドラインなどの「外的規範」と、内面化された規範、すなわち倫理である「内的規範」と医療行為との関係から意思決定の課題を考察した。さらに、③産科医療の意思決定の問題の解決策としての合意形成の考え方を解説し、紛争予防・紛争回避、および紛争解決の方法としても合意形成が有益であることを示した。

　本書は、Ⅱ部構成で全10章から成る。

　第Ⅰ部「生殖の技術と制度」では、第1章から第5章にわたって、生殖医療にかかわる技術と制度の問題を論じる。生殖は、本来自然に行われるものである。しかし、不妊治療や再生医療などの目的で多様な医療介入が行われている。本書でいう「生殖医療」とは、妊娠の始まりから終わりまでのプロセスにかかわる医療のことをいう。妊娠の成立（受精卵の着床）前から妊娠を促すために行う体外受精などの生殖補助医療技術、妊娠の維持にかかわる

出生前診断・着床前診断、妊娠を人工的に終わらせる人工妊娠中絶、妊娠を無事に終了させるのを助ける帝王切開術による分娩などである。

　第1章では、現代の生殖医療の概要と生殖医療がもたらした産科医療の変化、人工妊娠中絶の歴史と現状、産科医療に生じる医療紛争の特徴を論じた。本章は、生殖医療の倫理的問題を把握するための総論的な役割を果たしている。

　第2章から第4章では、出生前診断・着床前診断、生殖補助医療技術の特徴を解説し、技術を使用する当事者が直面する問題を整理した。たとえば、出生前診断後に胎児の異常を理由に人工妊娠中絶を行う行為は、正常でない子を排除する優生思想につながるといわれている。また、体外受精型の代理母で生まれた子の場合、民法では生んだ女性が母とみなされるため、依頼者女性は、子と遺伝的形質のつながりがあるにもかかわらず、法律上では母とみなされない。生殖医療にかかわる意思決定の当時者は、技術的側面だけなく、法的、倫理的、制度的側面から生じるさまざまな問題に直面する。

　第5章は、産科医療の制度について論じている。産科医不足、分娩施設の閉鎖、医療訴訟の増加という課題に対して、国はどのような施策を掲げているのだろうか。母子保健「健やか親子21」、医療の集約化、産科医療補償制度を取り上げて、制度の概要を示しながら、制度がもたらした新たな問題の整理を行っている。

　第Ⅱ部は、「医療の法・倫理と意思決定」と題して、第6章から第10章までである。第Ⅱ部は、第Ⅰ部で示した意思決定の問題に対する解決方法を合意形成の視点から考察する。

　第6章と第7章は、行為を規制する法・規範・倫理の関係を示し、生殖医療の意思決定にかかわる法と倫理の特徴を論じる。生殖にかかわる意思決定で重視されているのは、女性のリプロダクティブ・ヘルス／ライツ、インフォームド・コンセントという患者の自律を尊重した考え方である。しかし、多主体による多様な価値の対立が起きる場面では、当事者は、患者の自律尊重という原則に従うだけでは問題を解決することができない。

　そこで、第8章と第9章で、多主体の多様な価値を適切に踏まえたうえで、

創造的な話し合いによって解決策を見出す合意形成の考え方を示す。さらに、合意形成が紛争回避、紛争解決にどのように役立てられるのかも示している。というのも、関係者間の納得した合意による意思決定をめざすことが、コミュニケーション不足による紛争の回避と予防につながるからである。

最終の第10章は、医療行為にかかわる倫理学研究のあり方について論じた。

従来の医療にかかわる倫理学研究では、問題解決を示す「いかに行為すべきか」の研究には重点が置かれていなかったため、現場の問題と乖離したものになっていた。しかし、紛争解決の課題として倫理学研究の課題を捉えることができれば、医療現場での意思決定と倫理学研究の間のギャップを架橋することができる。倫理学研究を合意形成の枠組みで捉えることで、倫理学研究に必要な「当事者性」のもつ意味を示すことができた。

本書は、医学・看護の専門家でなくても、学生、一般の方にも理解できるように、各章のはじめに「本章のねらい」として、節ごとに理解して欲しい点を整理している。また、各章は、章ごとに完結しているため、どこから読み始めても理解できるようにした。

本書が重視した点は、臨床現場で意思決定を迫られる医療者、医療・看護にかかわる人びとと、医療政策に関わる人びとと、患者、そして、医療者になろうと志す人びとにとって役立つ内容にするということである。そのような多様な当事者の視点から、産科医療の意思決定をめぐる倫理的問題の複雑さと問題解決のために必要な考え方を示した。本書による問題提示と解決策の提案が、医療紛争の予防・回避と解決の一助になれば幸いである。

本書をできるだけ多くの人びとに読んでいただき、混迷する現代医療の問題解決のために少しでも役立つことができれば、著者としてこれ以上の喜びはない。

目 次　産科医療と生命倫理

はじめに　*i*

第Ⅰ部　生殖の技術と制度

第1章　生殖と医療……………………………………002
――産科医療現場でいま何が起きているのか――

第1節　生殖のプロセスと医療介入　003
(1)妊娠成立(受精卵の着床)前　003
(2)妊娠成立後から妊娠初期　006
(3)妊娠中期から後期、分娩直後　009
(4)妊娠前から出産までの全時期　010

第2節　人工妊娠中絶の歴史と現状　011
(1)人工妊娠中絶の歴史　011
(2)日本の人工妊娠中絶の現状　018

第3節　生殖医療技術が産科医療に引き起こした変化　021
(1)妊娠・出産に医療が介入しやすくなった背景　021
(2)統計資料からみる周産期の母児の健康状態の変化　023
(3)選択肢の拡大　030
(4)規範策定のあり方　032

第4節　産科領域に生じる医療紛争　033
(1)生殖に関わる医療訴訟　033
(2)医療行為の特徴からみる医療紛争　034
(3)原告の希望と解決策　039

第2章　生殖にかかわる診断技術 ……………………… 043

第1節　出生前診断・着床前診断とはどのような検査であるか　043
（1）出生前診断　*043*
（2）着床前診断　*046*
（3）出生前診断を用いることの利点　*046*
（4）選択的人工妊娠中絶による児の選別　*047*
（5）出生前診断結果の不確かさ　*048*
（6）診断の実施状況と指針　*049*

第2節　出生前診断を受ける当事者の意思決定　*052*
（1）予期せぬ事態のショックのなかで決定する　*054*
（2）人によって何が善い選択かは異なる　*055*
（3）限られた時間のなかで少ない情報をもとに決定する　*055*
（4）生と死がとなりあわせの状況で決定する　*056*

第3節　出生前診断に伴う倫理的問題　*057*
（1）人工妊娠中絶と選択的人工妊娠中絶　*057*
（2）着床前診断　*059*

第3章　生殖補助医療技術 ……………………………… 062
――不妊治療と配偶者間の生殖医療――

第1節　自然妊娠と生殖補助医療技術　*063*
（1）自然妊娠の仕組み　*063*
（2）生殖補助医療技術の特徴　*064*
（3）利用目的別にみた体外受精　*066*

第2節　不妊治療を受ける当事者　*070*
（1）不妊治療の流れ　*070*
（2）生殖補助医療技術（ART）の実施状況　*071*
（3）不妊治療に伴う女性とパートナーの負担　*073*

第3節　減数手術を含む体外受精による倫理的問題　*077*
（1）生殖行為に人が介入すること　*077*

(2)減数手術によるいのちの選別　*078*

第4章　非配偶者間における生殖医療 …………… *082*
——人工授精・体外受精・代理母をめぐる法的・倫理的問題——

第1節　非配偶者間での生殖補助医療を受ける当事者　*083*
(1)非配偶者間による生殖補助医療の種類　*083*
(2)ドナーによる妊娠と遺伝的つながり　*084*
(3)出自を知る権利　*086*
(4)提供者・子どもたちの負担　*089*
(5)複雑な親子関係　*091*

第2節　訴訟問題と各国の規制　*094*
(1)訴訟問題　*094*
(2)生殖補助医療に対する規制　*101*

第3節　生殖医療に関する倫理的課題　*106*
(1)生殖医療の倫理的課題　*106*
(2)生殖医療に関わる意思決定の諸相　*107*

第5章　産科医療制度 ……………………………… *115*
——産科医不足の改善と医療訴訟を減らすための制度とは——

第1節　母子保健「健やか親子21」　*116*
(1)政策の概要　*116*
(2)四つの課題　*116*
(3)中間評価と今後の方針　*116*
(4)妊娠・出産に関する重点課題　*119*
(5)まとめ　*121*

第2節　周産期医療の集約化　*121*
(1)制度成立の背景と概要　*121*
(2)集約化がもたらした産科の医療環境　*123*
(3)産科医療と多施設をつなぐ連携体制の構築　*125*

第3節　産科医療補償制度　*126*
　(1)制度創設の背景と目的　*126*
　(2)補償の仕組み　*127*
　(3)補償の対象者の範囲と補償の水準　*128*
　(4)審査、原因分析、再発防止について　*129*
　(5)原因究明の機能　*129*
　(6)原因分析の基本的な考え方　*130*
　(7)原因分析報告書作成の流れ　*130*
　(8)報告書の内容　*131*
　(9)本制度の特徴と意思決定の課題　*131*

第II部　医療の法・倫理と意思決定

第6章　医療の倫理と法 …………………… *138*

第1節　行為と倫理・法の関係　*139*
　(1)行為と規範　*139*
　(2)医療・看護行為と責任　*141*

第2節　倫理理論と原則論　*143*
　(1)伝統的な倫理思想・倫理理論　*144*

第3節　外的規制となる法・倫理綱領　*153*
　(1)臨床行為に関わる法律　*153*
　(2)医療事故の発生に関わる法律　*154*
　(3)行為の規制と法律　*155*
　(4)倫理綱領・ガイドライン　*156*

第7章　生殖医療と患者の自律 …………………… *160*

第1節　インフォームド・コンセントの考え方　*161*
　(1)インフォームド・コンセントの成立背景　*161*
　(2)インフォームド・コンセントの要素　*162*
　(3)まとめ　*165*

第2節　患者と医療者の関係　*166*
　(1) 医師と患者の関係　*166*
　(2) アドボカシーと看護職　*167*

第3節　「患者の自律」と「リプロダクティブ・ヘルス／ライツ」　*169*
　(1) リプロダクティブ・ヘルス／ライツ　*169*
　(2) リプロダクティブ・ヘルス／ライツの対象　*171*
　(3) 生殖医療の意思決定　*173*

第8章　産科医療の合意形成 … *178*

第1節　インフォームド・コンセントによる意思決定の課題　*179*
　(1) 患者の自律の限界　*179*
　(2) 医療者の情報開示を重視しすぎる選択の弊害　*181*

第2節　合意の原則にもとづく意思決定　*182*
　(1) 人を悩み・迷う存在と捉える人間観　*182*
　(2) 合意の原則　*183*
　(3) 意思決定と合意形成　*186*
　(4) 倫理原則と意思決定　*188*

第3節　合意形成の三要素（ステークホルダー、インタレスト、ファシリテータ）　*194*
　(1) ステークホルダー　*194*
　(2) インタレスト　*198*
　(3) ファシリテータ　*199*

第4節　医療の確実性・信頼性・創造性　*202*
　(1) 合意の原則から導かれる意思決定の確実性・信頼性・創造性　*203*

第9章　医療紛争の回避と解決 … *208*

第1節　医療紛争と合意形成　*209*
　(1) 医療紛争の原因　*209*
　(2) 行為の特徴と意思決定　*210*
　(3) 医療紛争の予防・回避・解決と合意形成　*212*

目　次　ix

(4)空間と時間の視点　213

第2節　医療空間とステークホルダー　214
　　(1)医療空間　214
　　(2)空間の履歴　216
　　(3)医療空間と合意形成　217

第3節　「意見の理由」と「理由の来歴」　219
　　(1)意見の理由と理由の来歴　219
　　(2)理由の来歴に含まれる要素　221
　　(3)理由の来歴を把握する意義　225

第10章　医療にかかわる倫理の研究　232

第1節　倫理学的研究とはなにか　233
　　(1)倫理研究と「よりよい行為の選択」　233
　　(2)「いかにあるか」の研究と「いかに行為すべきか」の研究　234

第2節　倫理的問題解決と合意形成の枠組み　235
　　(1)対立・紛争の解決と「意見の理由」　235
　　(2)一般倫理原則と「理由の来歴」　238

第3節　研究を行うときの行為の当事者性　241

第4節　医療にかかわる研究の倫理　243

　おわりに　247
　索引一覧　249

第 I 部

生殖の技術と制度

第1章

生殖と医療
—— 産科医療現場でいま何が起きているのか ——

....

本章のねらい

　本章では、医療者による生殖プロセスへの介入が、関係者にどのような影響を及ぼすのかを四つの観点から理解する。
（1）生殖のプロセスのなかで、医療介入がどの時期にどのような目的で行われているのか、介入の目的別にみた医療技術の特徴について理解する。
（2）女性が望まない妊娠をした場合、妊娠を人工的に終わらせる処置が行われている。女性、医療者は人工妊娠中絶をどのように扱ってきたのだろうか。国、法律は中絶を許される行為としてみてきたのか。人工妊娠中絶の歴史を振り返ったうえで、現状を理解する。
（3）医療者による生殖プロセスへの介入は、産科医療にどのような変化を引き起こしているのかについて理解する。また、新たに浮上した課題とは何かについて考える。
（4）医療者が生殖プロセスに介入することで、医療者と患者、家族の間で医療紛争が起きている。産科医療現場で起きている医療訴訟の問題を通して、医療行為の特徴について理解する。

....

　生殖のプロセスは、本来病気ではなく自然の営みである。病気ではない自然現象に対して、とくに異常がなければ医療介入を行う必要はない。しかし、現代医療ではさまざまな局面で生殖のプロセスに医療介入が行われている。ここでいう医療介入とは、医師、助産師という医療者が正常分娩を介助することを除く。

第1節　生殖のプロセスと医療介入

　自然妊娠は、性交によって精子と卵子が受精し、受精卵が子宮に着床することで成立する。妊娠成立後、最終月経の初日から数えて280日間、児（赤ちゃん）は、子宮の中で成長し、出産のときを迎える。

　図1-1は、生殖のプロセスとそれぞれの時期に応じた医療介入の内容を示している。どのような介入が何の目的で行われているかを整理してみよう。

(1) 妊娠成立（受精卵の着床）前
(a) 妊娠の成立を促すために介入する

　妊娠が成立するには、精子、卵子、卵管（受精の場）、子宮が正常に機能していなければならない。性交による妊娠が成立しない場合、人工的に精子

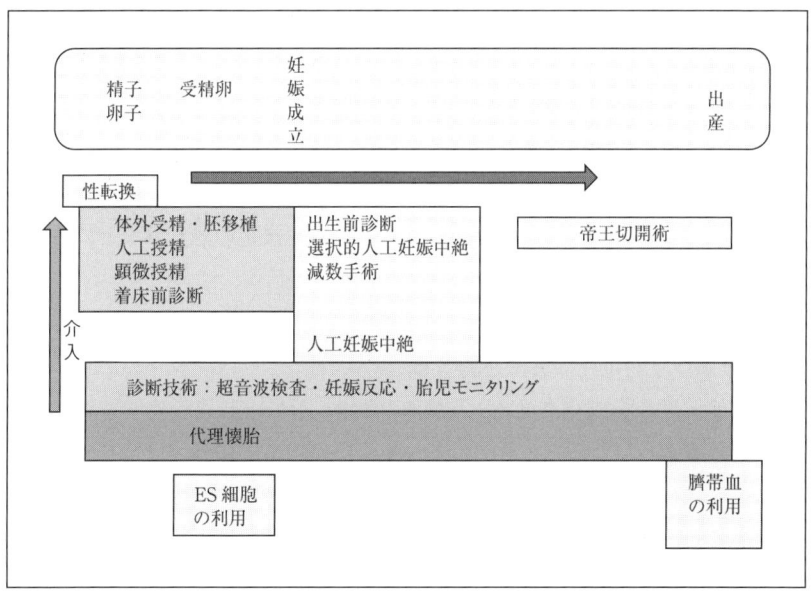

図1-1　生殖のプロセスと医療介入

と卵子の受精を促すという治療が行われる。ただし、不妊の原因によって、治療方法は異なっている。たとえば、精子に問題があるときは、**人工授精**（注射器などで精子を子宮に注入する）を行う。他方、卵子に問題があるときは、排卵誘発剤を使用して排卵を促す。また、受精の場である卵管に問題があるときは、卵管を使わずに子宮に直接、体外で受精させた受精卵（胚）を注入する。体外で精子と卵子を受精させた胚を子宮に移植する方法を**体外受精－胚移植**という。精子と卵子を顕微鏡下で受精させる方法を**顕微授精**（ICSI）と呼ぶ。また、移植場所が子宮ではなく、卵管である場合、**接合子卵管内移植**（GIFT）という。

　これらの方法は、すべて性交に頼らずに妊娠を促す方法である。人工的に受精を行えるようになったことで、夫婦（パートナー）間だけなく、第三者（ドナー）の精子、卵子、子宮を使用することも可能になった。ドナーが生殖に関わることで、親子関係は複雑化した。非配偶者間の生殖医療で産まれた子の出自（遺伝的つながりのある親、すなわちドナーのこと）を知る権利など、法的、制度的にも既存のものでは対応できなくなっている。また、代理懐胎では妊娠、出産という大きな負担を第三者に負わせることに倫理的に問題があるといわれている。生殖医療に関する問題は、法的、倫理的、社会的に絡んでいるため、複雑化、また同時に多様化している。

　不妊治療の実施内容、治療に伴う当事者の負担、治療実施に伴う身体的、倫理的、社会的問題と問題に直面したときの意思決定の難しさなどについては、第3章、第4章で論じる。

(b) 妊娠成立前に児の異常を調べる

　人工的に妊娠を成立させる（受精卵の着床）前に、胎児の異常を調べることができるようになった。体外受精－胚移植の際に、体外で受精させた受精卵（胚）を子宮内に移植する前に、特定の遺伝疾患にかかっているかどうかを調べて、正常な胚だけを移植する。これを**着床前診断**という。

　受精卵や胚は人ではないが、人のもとになる細胞である。異常の胚が成長すると、疾患をもつ人になる可能性は高い。そこで、胚を子宮に移植する前

に正常な胚だけを選んで移植することは、異常の胚、ひいては疾患をもつ人を排除することにつながる。人の身体的特徴について、優劣をつけて、病気を持つ人、異常である人を排除するというのは、優生思想の捉え方である。着床前診断は、異常の胚を排除するために、異常の人をも排除するというのは、優生思想につながると指摘されている。

しかし、他方で、正常の胚だけを子宮に移植すれば、異常である児を生む可能性は低い。出生前診断で胎児の異常がわかることで、人工妊娠中絶を行う人もいる。ならば、着床前診断で正常な胚だけを移植すれば、異常の児を妊娠することも可能性としては低い。結果として、選択的人工妊娠中絶を減らすことになるという考え方もある。

ただし、現状では着床前診断は、特定の遺伝疾患に限られている。

(c) 幹細胞として再生医療に役立てる

不妊治療で使用する受精卵は、凍結させて保存することができる。卵子、精子の採取の負担を軽減させるため、凍結保存された受精卵を必要時に解凍して使用している。不妊治療後、使用しなくなった胚は、**余剰胚**として再生医療（負傷、欠損した神経、細胞などを再生する医療）に利用されている。

ES細胞（胚性幹細胞）は、人の臓器、細胞のもとになる幹細胞である。この細胞は、余剰胚の一部を破壊して取り出すことができる。成長すればさまざまな細胞や臓器になる可能性のある胚を人工的に破壊することに倫理的問題があるといわれている。

(d) 性を転換する

生まれてきた性と異なる性に換えることが行われている。たとえば、性同一性障害である。持って生まれた性を換えることは、本来もっている性の生殖機能をなくすことになる。性を換えて別の性になったのちに、子どもを欲しいと思った場合、養子縁組以外に可能な方法は、第三者の精子もしくは卵子を使用し、生殖補助医療技術を用いることである。性を換えて、生殖補助医療技術を使用して子どもを設けた親子関係は、法的にも複雑になる。

(2) 妊娠成立後から妊娠初期

(a) 人工妊娠中絶を行う

　女性が望まない妊娠をした場合、胎児のいのちを抹殺するという**人工妊娠中絶**が行われている。人工妊娠中絶とは「胎児が母体外において生命を保持することができない時期に胎児とその付属物を排出すること」である。法律用語では堕胎と呼ばれる。堕胎は罪に問われるが、母体保護法で、堕胎罪の例外として、いくつかの条件のもとに中絶の実施を認めている。条件とは、身体的、経済的理由で妊娠の継続が母体に著しい影響を及ぼす場合、強姦などの場合である。また、実施可能な時期は、現代医療では母体外の生存が限界であるとされる妊娠22週未満である。日本の中絶実施条件の特徴は、①経済的理由が入っていること、②胎児の異常によって中絶するという「胎児条項」が含まれていないこと、③中絶の実施には、本人とパートナーの同意書が必要であるということである。

　母体保護法は、1948年（昭和23年）に制定された優生保護法がもとになっている。明治、大正、昭和初期という時代、人工妊娠中絶は、どんな場合であろうと堕胎罪として罪に問われていた。中絶をすれば、中絶した女性と施術者が罰せられていたのである。しかし、女性がやむなき事情で胎児のいのちを抹殺することは、公には認められていなかったものの、ヤミで行われており、その結果、感染症などの身体的問題も起きていた。

(b) 胎児の異常を調べたうえで異常の児を中絶する

　妊娠期間中、医療者は、さまざまな診断技術を使用して母体と胎児の健康状態を把握していく。胎児の健康状態や異常の有無を把握するための診断は、**出生前診断**と呼ばれる。なかでも、胎児の疾患の有無を調べるために行われる羊水検査、絨毛検査、母体血清マーカーなどは、狭義の意味で用いられる。出生前診断は、検査時期として妊娠初期から中期に行われているものが多い。

　出生前診断によって得た情報は、胎児治療、妊娠管理、分娩管理に役立てられる。ただし、診断による情報は確定した情報、診断ばかりではない。なかには、確定した診断につながらない不確定な情報もあるため、妊婦にとっ

ては不安を増大させてしまうこともある。

　さらに、出生前診断で胎児の異常がわかったときに、障がいのある子どもを持つことを望まない親は、人工妊娠中絶の選択を行う場合もある。これを**選択的人工妊娠中絶**という。先述したように、母体保護法では、胎児の異常を理由に中絶をするという胎児条項は含まれていない。しかし、妊娠の継続が母体に身体的あるいは経済的に著しい影響を及ぼすという理由で中絶が実施されていることもある。オランダなどの国では胎児条項を認めている。胎児の異常を知ることは、一方で、胎児治療、妊娠、分娩管理を行ううえで有益な情報となるが、他方で、異常があるからという理由でいのちを抹殺するという選択にもつながっている。異常のある子、あるいは障がいのある人は、抹殺されるものだという考えは、優生思想につながるとして倫理的に問題があるといわれている。

　出生前診断に関する情報を医療者が積極的に知らせるかどうかという点でも、国内外で意見が異なる。厚生労働省は、1999年に母体血清マーカーの検査結果は不確定要素が強く、妊婦の不安を増大させるため、医療者は妊婦に対して積極的に検査を勧める必要はないという指針を出している。他方、カナダ産婦人科医師会の対応は異なる。出生前診断の検査などを全妊婦に知らせるという方針である。カナダ産婦人科医師会の対応の背景には、障がいをもって生まれた子の出生をめぐって訴訟がおきていることも要因の一つである。海外では、胎児の異常を知る検査を知らされなかったことで異常をもって生まれた子をもつ親が、異常と知っていたら産まなかった、医師の不適切な情報提供でまちがった出産をしたとする訴訟、いわゆるロングフル・バース（Wrongful Birth）訴訟がおきている。[1]また、障がいをもって生まれた子自身が、生まれるべきではなかったのに障がいをもって生きていることに対

---

[1] ロングフル・バース訴訟については、アメリカを中心に論争が展開されてきたが、日本でも先天性風疹症候群とダウン症の事例がある。いずれも医師が子の障がいの可能性について告知していたら、人工妊娠中絶をすることができたとして、医師に損害賠償を請求している。ロングフル・バース訴訟、ロングフル・ライフ訴訟については、境原（2002）、丸山（1987）、石川・服部・今井（1988）を参照のこと。

して訴訟したというロングフル・ライフ（Wrongful Life）訴訟もおきている。ロングフル・バース訴訟もロングフル・ライフ訴訟も、障がいをもっている子の出産や障がい児が生きていることそのものを否定し、本来、生まれるべきではない子が生まれたのは医療者の過失に値すると捉えている。診断技術の発達は、障がいをもつ人を差別することなく、健康な人と同等に扱うことが非常に難しい複雑な状況を生み出しているのかもしれない。

出生前診断の概要、出生前診断に伴う選択的人工妊娠中絶については、第2章で論じる。

(c) 多胎妊娠のとき胎児の数を減らす

体外受精−胚移植は、体外で受精させた胚を子宮に移植する方法である。このとき移植する胚は、ふつう複数個である。というのも、1回の胚移植で必ずしも妊娠、すなわち胚が子宮に着床するとは限らないからである。体外受精による女性の負担は非常に大きい。採卵する場合も、排卵誘発剤を使用して排卵を促し、人工的に卵を採取するのは、身体的、精神的苦痛と経済的負担を伴う。そのうえ、1回の胚移植で妊娠する確率は20～30パーセントと低い。そこで、胚移植による妊娠率を高めるために、一度に複数個の胚を移植する。

他方で、複数個の胚を一度に移植すれば、多胎妊娠（複数の児を一度に妊娠すること）の可能性が高まる。移植胚の数が多ければ多いほど、多胎妊娠の可能性は高い。4胎（4人の児を妊娠）、5胎（5人の児を妊娠）となると、単胎（一人の児を妊娠すること）と比べて妊娠に伴うリスクが母児ともに増す。4胎、5胎の場合、低出生体重児などの危険が高く、なかには途中でいのちを失う児もいる。母体も流産、切迫早産、妊娠高血圧症候群のリスクが高まり、ときにはいのちの危険を招く。要するに、母児ともに妊娠、分娩に伴う危険が非常に増すということである。そこで、母児の安全を考えて、妊娠中に胎児の数を減らすという**減数手術**を行うこともある。

減数手術は、妊娠初期から中期に妊婦の腹部に針を刺して、薬剤を注入して一部の児を抹殺する。この方法は、胎児や胎盤を母体外に排出するわけではないため、人工妊娠中絶に相当しない。すなわち、現行の法律では触れら

れていない処置である。

　減数手術は、不妊治療でやっとできた子を、数が多いという理由で行う処置である。もし、処置をしなければ、最悪の場合、母児すべてのいのちを亡くす。妊婦とその家族は、胎児のどのいのちを殺すのか、助けるのか、あるいはすべての胎児を中絶するのかという究極の選択を迫られる。

　日本産婦人科学会は、不妊治療による多胎妊娠の防止のために、体外受精による移植胚の数について、会告によって見解を示している。1996年（平成8年）「多胎妊娠」に関する見解では、移植胚の数を3個以内という指針を出した。さらに、2008年（平成20年）には、移植胚は原則として単一とするものの、35歳以上の女性と2回以上続けて妊娠不成立であった女性については、2胚の移植を許可するという会告を出した。また、厚生労働省は、減数手術については、減数手術が減るような努力が必要ではあるが、4胎以上でやむをえないときもあるとしている。

　しかし、倫理的観点からすれば、処置をするときにどの児の処置を行うかは、医師の手に委ねられているため、胎児のいのちの選別を医療者が行ってよいのかという問題が生じる。不妊治療の概要、妊婦とその家族の負担、減数手術の問題は、第3章で論じる。

(3) 妊娠中期から後期、分娩直後
(a) 母児の救命のために介入する

　分娩時、母児の救命のための介入方法としては、大きく二つに分けることができる。一つは、膣を経由する分娩（産道を通って児が娩出する方法、**経膣分娩**という）では、陣痛誘発剤の使用による陣痛促進、児娩出を助ける吸引、かん子などである。いずれも薬剤や機器を使用して、胎児が狭い産道を通って娩出するのを人工的に助けている。

　もう一つの方法は、**帝王切開術**である。この方法は、腹部（子宮）を切開して、直接胎児を娩出させるという産道を経由しない方法である。帝王切開術の場合、胎児が産道を通って娩出することが母児に大きな影響を及ぼすときに行われる。帝王切開術による分娩では、女性の腹部に切開の後が残り、また

産後の回復は経腟分娩より時間を要する。帝王切開術による分娩では、母児の健康状態を考慮して、いつ娩出させるべきかという分娩時期も考慮される。

(b)臍帯血を造血幹細胞として再生医療に役立てる

分娩では、胎児娩出のあと、数十分以内に胎盤と臍帯などが娩出される。後産の娩出である。現代医療では、娩出された臍帯から臍帯血を採取して、再生医療に役立てられている。

臍帯血は、多様な細胞、組織に分化する幹細胞を含んでいる。臍帯血の利用については、多様な方面から研究が進められている。

(4)妊娠前から出産までの全時期
(a)胎児の健康状態を把握するための検査・診断を行う

妊娠初期から胎児娩出の全期にわたって、妊婦は定期的に健康診査を受ける。その際に医療者は母体の状態、胎児の健康状態を把握し、妊娠管理、分娩管理に役立てる。妊娠期の情報は、経腟分娩、帝王切開術という分娩様式だけでなく、いつ胎児を娩出させるかという時期を決めることにも役立てられる。胎児にとって陣痛はストレスであるため、どこまで耐えうる力があるのかを査定する。また、胎児の発育が子宮内で不良であれば、早めに帝王切開術で出産に至ることもある。

(b)第三者が代わって妊娠・出産を行う

代理懐胎は、第三者の子宮を借りて妊娠・出産を行う方法である。ドナー女性は、体外受精あるいは人工授精によって妊娠した後、出産まで行う。

第三者の女性に妊娠、出産という大きい負担を負わせることについては、賛否両論の意見がある[2]。生殖がビジネス化してしまうという危惧、代理懐胎によって生まれた子の法的地位が不安定であること、代理母と依頼者の間に起こる子どもの引き渡し、引き取りの問題などが山積している。子どもを望むカップルに対して、国としてどこまで治療を認めるのかについては、はっきりとした答えがあるわけではない。また、海外でも国によって対応が異な

る。代理懐胎は、法的、倫理的問題を含んでいる。

代理懐胎、非配偶者間による生殖医療の問題は、第4章で論じる。

第2節　人工妊娠中絶の歴史と現状

(1) 人工妊娠中絶の歴史
(a) 堕胎が罪に問われていた時代

日本では、堕胎が罪に問われる時代が、優生保護法（現：母体保護法）の成立まで続いていた。江戸時代、明治時代において、堕胎と間引きは、日常的に行われていた。幕府は堕胎禁止令を出して、堕胎や間引きを人道に外れた殺人行為だと非難し、繰り返し禁止するとともに、年貢を納める未来の民を国から奪う行為として非難していた（ノーグレン，2008）。また、堕胎を行った女性と施術者は堕胎罪として罪に問われていた。中絶の施術者となっていたのが、医師、産婆（現在の助産師）、鍼灸師、妊婦自身などである（杉立，2002）。医師のなかには、堕胎を専門にする中条流とよばれる医学の流派も存在していた（杉立，2002）。

日本において、堕胎を犯罪として禁止した最初の法律は、1880年（明治13年）に制定された旧刑法であった（石井，1994）。明治政府が新たに制定した刑法典中に堕胎罪を盛り込んだのは、キリスト教思想に基づいた堕胎を犯罪とするフランス刑法にならって同法典が作られたからとされる（石井，1994）。当時、富国強兵の時代であり、政府の政策と堕胎禁止が一致してい

---

(2) 代理懐胎については、日本産婦人科学会では、生まれてくる子の福祉を優先すべきである、身体的危険性、精神的負担を伴う、家族関係を複雑にする、倫理的に社会全体が容認していると認められないという理由で認めていない（「代理懐胎に関する見解」2003）。また、日本学術会議（2008）も原則として代理懐胎は禁止という方針を出した。しかし、日本でも長野県の根津医師は、子宮のない女性の母親が娘のかわりに代理出産したことを公表した（根津・沢見，2009）。

(3) 人工妊娠中絶とは、「胎児が母体外で生存できない時期に、胎児とその附属物（胎盤、臍帯など）を排出させること」である。法律用語で不法の中絶のことを堕胎という。日本では1948年優生保護法（現：母体保護法）の制定によって堕胎罪の除外条件が示されているため、一定の条件を満たせば人工妊娠中絶は法的に認められている。

たとも指摘されている（石井，1994）。

　1900～1920年頃、日本で堕胎罪として罪を問われていたのは、多くは妊婦と施術者であった。相手の男性は、罪からまぬがれていた。というのも妊婦の相手が特定できないこともあれば、わかっていても本人が関わっていないといえばなんら問われることはなかったからである（岩田，2009）。

　堕胎の方法としては、ホオズキ、ツワブキ、フキ、クワ、ゴシツなどの植物、竹、木、杉、箸などを子宮内に挿入することが多かったという。そのほかの方法としては、手、指を挿入する、腹部を揉んだり、鍼をうつという方法もあったようである。鍼をうつときには鍼灸師が施術者となっていた（岩田，2009）。

　堕胎の施術者は、江戸時代と同様、産婆[4]（現在の助産師）、一般女性、無資格の産婆、医師、鍼灸師、妊婦自身であり、多くは、産婆や一般女性、無資格の産婆であったようである。

　堕胎の時期は、妊娠初期に限らず、妊娠後期まで行われていた。なかには、胎児の娩出後、しばらくはいのちを保持している嬰児もいた。その際、嬰児を殺すということもあわせて行われていた（岩田，2009）。また、堕胎方法は、地域で女性が集まる会話のなかで語り継がれ伝承されていた。女性のなかには、普段の会話のなかで自然に伝えられていた堕胎の方法で、いざ妊娠をしたときに、自分自身で堕胎を行う人もいた（岩田，2009）。

　堕胎によって、胎児のいのちばかりではなく自身のいのちを落とす人もいた。また、いのちを落とすまでは至らなくても、堕胎後に腹膜炎などの子宮とその周囲の炎症をおこし、後遺症に苦しむ女性もいたという。つまり、望まない妊娠をした女性はいのちがけで堕胎を行い、かりに堕胎したことが発覚したら罪に問われるという状況であった。

---

(4) 1889年に「産婆規則」が制定し、産婆は40歳以上の女性で産科学などを学び、試験に合格した者だけに与えられる資格となった。1910～1920年頃では、法律が制定される前から産婆として地域で活動していた年配の女性が旧産婆（無資格産婆）として、堕胎にも多く関与していたようである（岩田，2009）。

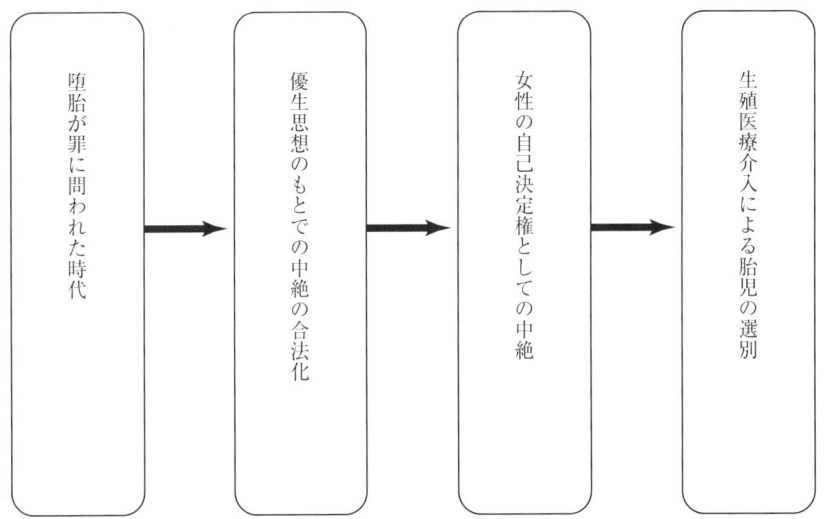

図 1-2 日本の人工妊娠中絶の変遷

(b) 優生思想のもとでの中絶の合法化

チャールズ・ダーウィンが『種の起源』を刊行し進化論を発表したのは、1859 年のことであり、ダーウィンのいとこであるフランシス・ゴールトンが『遺伝的天才』を刊行し、「優生学」を提唱したのは 1883 年のことであった（藤野, 1998）。ゴールトンは優生学を人口の質の改善を目的とする人間の遺伝的性質の選別と排除の手段として構想した（ノーグレン, 2008）。優生思想は、20 世紀前半、多くの欧米諸国に政策として取り入れられていった。その政策とは、「出産奨励策」と「出産抑制策」である（ノーグレン, 2008）。また、優生学者たちは、教養ある上層階級の生殖率が低く、無学の下層階級の生殖率が高い現象を「逆淘汰」と見なし、逆淘汰を回避するために、遺伝

---

(5) 政策とは、遺伝的に「適格」である人を「優生」とし、その人びとの繁殖を奨励する一方で、遺伝的に「不適格」である人を「劣生」とし、その人びとの繁殖を防止するという二つの政策である。すなわち「出産奨励策」とは、遺伝的に「適格」である人を「優生」とし、その人びとの繁殖を奨励することである。「出産抑制策」は、遺伝的に「不適格」である人を「劣生」とし、その人びとの繁殖を防止することである。

的に不適格者と見なされた人びとの断種を奨励した（ノーグレン，2008）。ナチス・ドイツ、アメリカ、イギリスにおいて、断種の対象となった遺伝的不適格者、あるいは劣生とみなされたのは、身体障がい者、知的障がい者、精神病患者という疾患をもつ人だけなく、ユダヤ人、ジプシー、貧困者というマイノリティ集団も含まれていた（トロンブレイ，2000; ノーグレン，2008）。

　日本でも 1930 年代になると、戦時体制下で多産が奨励されるとともに、家族計画運動の弾圧、避妊具の販売の禁止、産児制限に関する出版も禁じられるようになった。1933 年に制定されたナチスの遺伝病子孫防止法の影響を受けて、1940 年国民優生法が制定された（石井，1994）。この法律では、人口増加政策に基づいて断種を一般的に禁止する一方で、優生保護のために遺伝性疾患の素質を有する者に対して断種を許可または強制した（石井，1994）。この法律で優生手術（断種）の対象となったのは、遺伝性精神病、遺伝性精神薄弱、強度かつ悪質なる遺伝病的性格、強度かつ悪質なる遺伝性身体疾患、強度なる遺伝性奇形に罹っている者でその子または子孫が医学的経験上同質の疾患に罹るおそれがとくに著しい者などであった（石井，1994）。また、この法律では、対象者の疾患が著しく悪質な場合、本人の同意、配偶者およびその家にある者の同意が得られない場合であっても、精神病院もしくは保健所の長、または命令をもって定められる医師が、優生手術の申請をすることができるとしていた。いわゆる、強制断種に法的根拠を与えるものであった。ただし、国民優生法は、優生断種についてのみ定めており、優生学適応の堕胎を合法化するものではなかった（石井，1994）。第二次世界大戦後、日本は極度の貧困と食糧難に陥るなかで、引き揚げ者やベビーブームがおこり、人口増加に直面することになった。貧困のなかで、危険なヤミ堕胎が横行し、出産調整の最後の手段として人工妊娠中絶の合法化が必要とされた。

　1948 年（昭和 23 年）優生保護法が成立した。この法律は、優生上の見地から不良な子孫の出生を防止する（優生保護）とともに、母性の生命・健康を保護する（母性保護）ことを目的として、優生手術、人工妊娠中絶および優生健康相談所について定めている。本法でいう優生手術とは、生殖腺を除

去することなしに生殖を不能にする手術のうち、命令をもって定められたものをいい、人工妊娠中絶とは、人工的に胎児および付属物を母体外に排出すること、すなわち堕胎のうち胎児が母体外において生命を保持することができない時期に行うものをいう（石井, 1994）。

　優生保護法による優生手術には、二つの種類がある。その一つは、本人および配偶者の同意によって行われる「任意の優生手術」である。もう一つは、優生保護委員会が疾病の遺伝の防止をするために優生手術が公益上必要であると決定することによって、本人および配偶者の同意なしに行われる「強制優生手術」である。

　さらに人工妊娠中絶にも「任意の人工妊娠中絶」と「審査を要する人工妊娠中絶」があった。前者は、本人および配偶者の同意のみで行われるのに対して、後者は、本人および配偶者の同意に加えて優生保護委員会による審査の決定を要件としていた。

　優生保護法は、社会の要請に応えて人工妊娠中絶を合法化したものであったが、成立当初は、厳重な要件を課していた。

　しかし、優生保護法の成立からわずか1年後の1949年、重大な改正がなされた。改正点は、審査を要する人工妊娠中絶の適応の部分が改められて、「妊娠の継続又は分娩が身体的又は経済的理由により母体の健康を著しく害するおそれのある」場合が適応として認められるようになったことである。

　その後、優生保護法は、1952年にも大幅な改正が行われた。このときの改正によって、審査を要する人工妊娠中絶の制度が廃止された。すなわち、優生保護審査会の審議を受けずに都道府県の指定医一人の判断で、合法的に堕胎が行われるということになった。

(c) 女性の自己決定権としての中絶

　優生保護法の改正が行われたのち、日本では、堕胎が急増し妊娠の半分以上が中絶されることになり、出生率は急激に低下した。他方、1960年代〜1970年代、日本は高度経済成長期を迎え、人口収容力が増大したにもかかわらず、若年労働力が不足する事態に陥った。人口過剰から人口減少という

社会問題を抱えることになった日本では、人工妊娠中絶を許容している優生保護法に批判が向けられていった。

　出生数の減少による若年労働者不足を懸念した政府は、1972年5月に「優生保護対策の適切な実施を図るために人工妊娠中絶の適応事由を改める等の措置を講じる必要がある」ことを理由として、「優生保護法の一部を改正する法律案」を国会に提出した。この法案には、中絶の要件から経済的理由を削除すること、胎児の精神または身体の障がいとなる疾病を有している場合の中絶を認める、すなわち胎児条項が新設されることなどが含まれていた。胎児条項の新設については、障がい者たち、医師会らが重度障がい者の生存権を否定するものとして反対し、政府側も妥協して削除した。結局この法案は廃案となり、法改正には至らなかった。

　1980年代に入ると出生率は、さらに低下の一途をたどり、先進工業国でも類をみない急スピードで高齢化が進んでいく。1982年、厚生省（現：厚生労働省）はふたたび、優生保護法から経済的理由の条項を削除する計画を発表した。しかし、この計画に対して、女性団体、女性政治家、野党政治家、家族計画運動家、医師会などが激しく反対し、反改正の声は、最終的には大きな国民的議論を呼んで広まっていき、法案上程は中止となった（ノーグレン，2008）。

　1996年6月に優生保護法の一部を改正する法案が成立し、1996年9月26日に母体保護法と名を変えた新法が公布された。この改正では、優生保護法から優生学的文言を削除するということのみの変更であった。胎児条項は含まれず、また経済的理由も排除されないままであった。

　1994年の国連主催の国際人口開発会議がカイロで開催されて、中絶の議論も焦点になった。会議で採択された行動計画には、「リプロダクティブ・ヘルス／ライツ」（性と生殖に関する健康と権利）が柱となっており、生殖に関する事柄に女性の自己決定権が認められた。この概念には条件つきではあるが人工妊娠中絶も含まれている。人工妊娠中絶は、女性の自己決定のうちの一つとして捉えられるようになったのである。

> ### 「女性の選択」と「胎児の生命尊重」をめぐるアメリカの論争
> 　北アメリカでは、人工妊娠中絶の是非が、政治の論争まで発展しました。保守派とリベラル（自由論）派の対立です。
> 　保守派は、胎児を「保守する」という意味も含まれていて、「胎児の生命尊重派」（Pro-Life派）すなわち中絶に反対する派です。
> 　リベラル派は、女性の選択の自由を擁護する立場で、「選択権尊重派」（Pro-choice派）と呼ばれます。
> アメリカのキリスト教圏の人たちは、受精のときから人とみなすという考え方から、中絶にはどんな場合でも反対という立場をとっていました。すなわち、保守派の立場でした。
> 　1973年「ロウ対ウェイド裁判」は中絶の是非について争われた裁判でした。この判決では、中絶は原則禁止だとされていたものが、原則禁止されないものと扱われるようになったのです。内容としては、中絶がプライバシー権の一つとして認められたことを示す一方で、中絶は無制限に許されるのではなく、妊娠期を3期に分けて具体的な指針を出すという画期的な判決でした。とはいえ、保守派の人たちにとって、「ロウ判決」は受け入れがたいものです。アメリカでは州ごとに中絶に関する運用が異なり、まだ中絶論争は続いています。

(d) 生殖医療介入による胎児の選別

　生殖医療の技術の進歩に伴って、胎児の状態が出生前診断によって早期から診断できるようになった。胎児の異常がわかると、なかには胎児の異常を理由に人工妊娠中絶を行う人もいる。

　他方で、体外受精−胚移植による生殖補助医療技術を利用することで多胎妊娠が増加した。多胎妊娠では、一度に複数人の胎児を妊娠することで、母児ともに大きなリスクを抱えることになる。そこで、母児のリスクを低減させるために、減数手術が行われている。

　そのような処置の場合、通常の人工妊娠中絶の場合と比べて、胎児の異常、あるいは胎児の数をわかったうえで処置を選択するという点で異なっている。

胎児の状態を知ったうえで、それを理由に中絶をすることは、一部の胎児だけを排除していることになる。まさに、選択的人工妊娠中絶、減数手術は、生殖医療の介入によって生み出された結果ともいえよう。いいかえると、胎児の選別、いのちの選別を医療技術によって行ったともいうこともできる。

まとめると、胎児が体外で生存できない時期に胎児とその付属物を母体外に排出させることは、優生保護法の成立前までは、堕胎罪として罰せられていた。しかし、1948年優生保護法の成立で、優生保護と母性保護を目的して、中絶が合法化された。優生保護法は、数回の改正を経て、人工妊娠中絶の要件として経済的理由も含まれるようになり、現在は母体保護法となっている。1990年代に入り、中絶は、女性の自己決定権の一つとして認められるようになった。しかし、他方で生殖医療の介入によって、母体保護法に胎児条項は含まれないものの、胎児が選別される事態が起きている。

(2) 日本の人工妊娠中絶の現状
(a) 若い世代に比較的多い人工妊娠中絶

日本では人工妊娠中絶はどの程度実施されているのだろうか。図1-3は、1960年（昭和35年）から2007年（平成19年）までの年齢階級別にみた人工妊娠中絶実施率を示したものである。

日本の人工妊娠中絶実施率の総数は、1960年（昭和35年）から1990年（平成2年）まで急激に減少し、その後、横ばいもしくは、やや減少傾向を示している。年齢階級別にみると、20歳未満を除く、ほかのすべての年齢階級では、1960年（昭和35年）から1990年（平成2年）までは、減少傾向を示し、そのカーブは比較的急である。1990年（平成2年）以降の変化については、45～49歳代は低値で横ばいを続け、40～44歳代、25～29歳代は両方とも緩やかに減少傾向を示している。30～34歳、35～39歳の両年代は減少を続け、ほかの年代と比べてそのカーブは急である。

他方、若い世代は若干異なった変化をみせている。20～24歳代は、1997年（平成9年）までは減少しているが、ここ10年あまりでは、2000～2003年（平成12～15年）まで上昇し、その後、若干減少している。20歳未満の

年代は、1990年（平成2年）まで上昇し、その後数年間は変化が見られなかったが、1996年（平成8年）から上昇傾向に再度転じ、2002年（平成14年）をピークにここ数年間は、減少してきている。

　20歳未満、20～24歳という若い世代の人工妊娠中絶は、ここ3～4年は減少しつつあるものの、それまで上昇傾向を示していたということができよう。

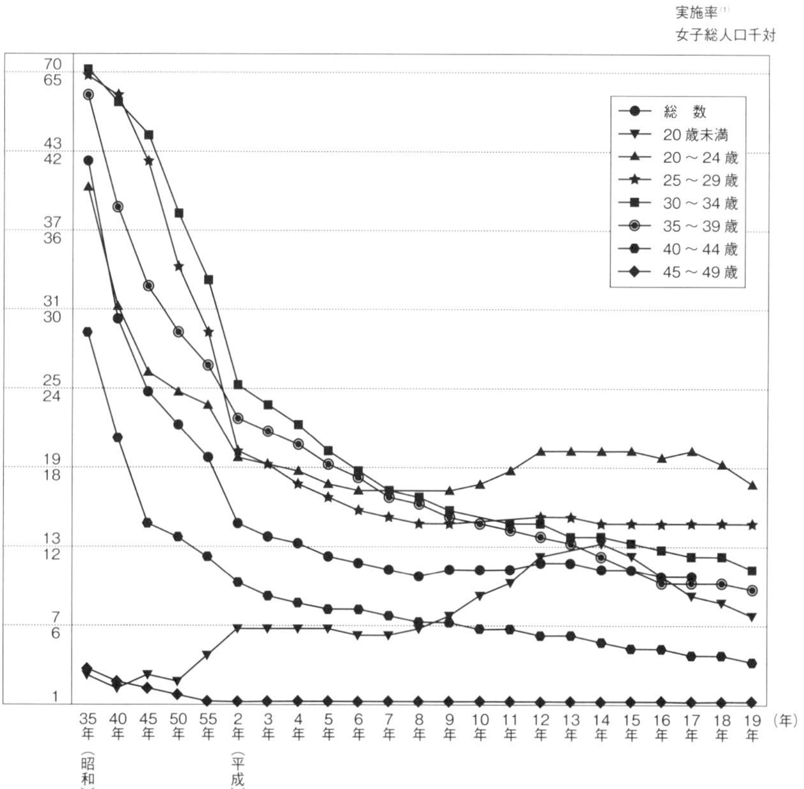

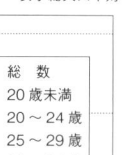

図1-3　年齢階級別・人工妊娠中絶実施率[2]
注1：母子衛生研究会編『わが国の母子保健平成21年』(2009), p.27の「年齢階級別、人工妊娠中絶実施率　昭和35年～平成19年度」の数値をもとにグラフ化したものである。
注2：実施率の総数とは15歳以上50歳未満の女子総人口千対の率を示し、20歳未満の実施率は、15歳以上20歳未満の女子総人口千対の率を示す。

第1章　生殖と医療　019

(b) 人工妊娠中絶の処置方法

ところで、人工妊娠中絶はどのような方法で行うのだろうか。

現在の日本における人工妊娠中絶の方法は、胎児の大きさ、妊娠週数によって二つに分けることができる。[6]

妊娠11週までは、胎児は非常に小さい。人のような頭や体、手足などの形がはっきりしているのではなく、楕円形の固まりのようなものである。この時期の処置としては、子宮の口にラミナリ桿と呼ばれる水分を吸収すると膨張するコンブの茎根でできた棒状のものを挿入するか、ヘガールと呼ばれる金属棒などを使用して、人工的に子宮口を開いていく。その後、全身麻酔をかけて、キューレットと呼ばれる器具を使用して、子宮内のものを掻き出すという作業をする。いわゆる、拡張掻爬法（かくちょうそうはほう）（D＆C）と呼ばれる方法である。この方法では、子宮内を掻き出す作業は医師の手探りで行われることもあるため、子宮に傷をつけたり破裂させることもある。

妊娠12週以降、すなわち妊娠中期では、胎児の頭、体、手足もはっきりしてくる。まだ性別はわからないが、妊娠20週くらいで、大きさは大人の片手にちょうどのるくらいである。この時期の処置としては、陣痛を人工的に起こし胎児と胎盤などを娩出させるという方法を用いる。妊娠中期の中絶の場合、使用する薬剤はプロスタグランディンなどである。この薬剤は、水分を多量に含むと効果が軽減するという特徴がある。膣に座薬を挿入したのち、妊婦は、陣痛が強まるのをじっと待つ。また、介助者は、胎児を包む卵膜を破くと羊水が漏れるため、できるだけ破水させないように、すなわち、羊膜を傷つけないように娩出させる。

海外では、初期の中絶方法について、拡張掻爬法（かくちょうそうはほう）（D＆C）が主流になっているわけではない。吸引中絶、薬による投与の内科的中絶が初期のスタンダードになっている（WHO, 2003）。

---

(6) 日本の人工妊娠中絶の方法については、吉沢（2004）の文献を参照のこと。

(c) 人工妊娠中絶の手続き

　現代の日本では、胎児とその付属物を母胎外で胎児が生存できない時期に排出させることは、母体保護法にて、妊娠22週未満で、妊娠の継続が、身体的、経済的理由で母体に著しく害を及ぼす場合にかぎり、人工妊娠中絶手術が認められている。また、強姦などを受けた場合も手術を受けることができる。ただし、人工妊娠中絶の実施に際しては、産婦人科指定医の診察を受け、妊娠週数などを確認してから、手術を受ける。また、その際、本人とパートナーの同意書が必要である。

　日本では、パートナーの同意書を必要とするため、女性本人の希望だけで人工妊娠中絶を実施することはできない。この点については、賛否両論の考え方がある。一つは、女性の自己決定、自律が重視されるようになったとはいえ、パートナーの同意を必要とするのは、純粋には女性の自己決定とはいえないのではないかとするものである。妊娠がわかり子どもを産むか産まないかの選択を迫られた女性が、自分の意見とパートナーの意見が異なったとき、女性が強制されることなく、中絶の選択ができるのかについては難しいこともしばしばである。パートナーの同意書が必要であるということは、男性が同意しなければ中絶もできないということである。

　他方、別の捉え方もある。パートナーの同意書を必要とすることは、男性にも責任を持たせるという意味である。妊娠や人工妊娠中絶による身体的負担は、女性側に課せられる。しかし、せめて、胎児を人工的に葬ることへの罪悪感、人としての責任感については、女性だけなく男性にも負わせることが必要である、という捉え方である。

第3節　生殖医療技術が産科医療に引き起こした変化

(1) 妊娠・出産に医療が介入しやすくなった背景

　妊娠、分娩という過程は、本来、自然現象であり、医療介入を必要としない。第二次世界大戦以前までは、日本でも多くの女性が、自宅や助産所で医療介入のない出産を行っていた。

ところが、1948年（昭和23年）、医療法の改正後、医療提供の場が病院、診療所という施設に移るに伴って、出産場所も自宅から病院へと移った。

図1-4は、1950年（昭和25年）から2007年（平成19年）までの日本での出生の場所を示したグラフである。1950年（昭和25年）まで、自宅での出産は全体の95パーセントを占めているが、1980年（昭和55年）になると、自宅出産は全体の0.1パーセントにすぎない。この間の30年間が、日本での出産場所が自宅から病院、診療所という施設へと移行した転換期であろう。

では、出産場所が自宅から病院、診療所へと移ったことは、どのような変化をもたらすことになったのだろうか。

自宅・助産所での分娩と医療施設での分娩の違いは、医療行為が行われるかどうかである。

医療施設では、妊産婦に対して、医師、助産師などの医療者が妊産婦と胎児の状態について、医療機器を使って診察し、必要な検査を行う。その結果、医療者は母児に関する情報をより早く得ることができるため、救命や状態改善のための処置を早く行うことができる。

他方、自宅、助産院での分娩では、医療提供が行われない。妊産婦の周りにいる人は、助産に携わる助産師（昔は産婆、助産婦と呼ばれていた）、家族、

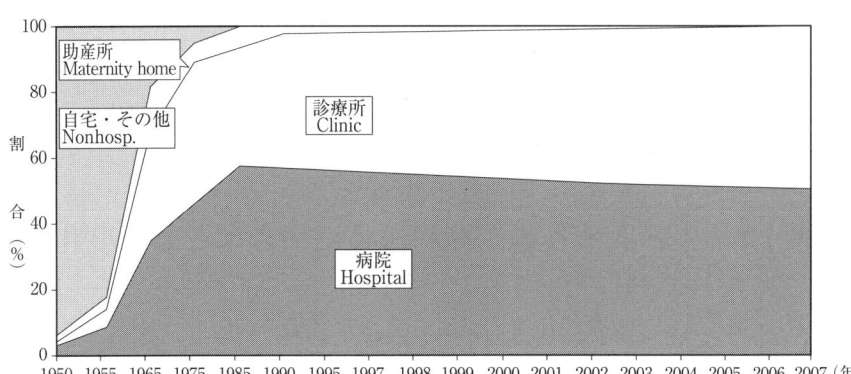

図1-4　日本の出生場所別にみた出生の割合
出所：母子衛生研究会編『母子保健の主なる統計』（2009）より引用。

近所の女性たちである。診察に使用する機器も医療施設ほど多くはない。とくに、第二次世界大戦以前は、トラウベという胎児の心音を聴取する機器以外はほとんどなく、母児の異常についての発見の多くは、助産師の五感による診察技術に頼られていた。

自宅・助産所で母児の状態が悪くなった場合、すなわち、医療介入が必要になったときは、医療施設に搬送されることになる。しかし、第二次世界大戦以前は、医療施設が非常に少なかったために、それも難しい。多くは自宅や助産所で医療介入をすることなく、経過を見るだけで終わる。最悪の場合、死を迎えるという事態も起きていたであろう。

要するに、医療法の改正という制度の変化によって、分娩場所が自宅から医療施設に移り、産む場所が医療施設に変わることで、妊産婦に関わる人と医療機器などの資源が大きく変わった。妊産婦の周りに、つねに医療者がいて、豊富な資源があることは、母児の異常を早期に発見し、救命処置を迅速に行うことを可能にした。いいかえれば、医療者による妊娠・出産の管理を行いやすい環境を作り出したのである。

(2) 統計資料からみる周産期の母児の健康状態の変化
(a) 母児の死亡率の低下

妊娠・出産の経過は、正常であっても、途中から異常に転じることもある。医療者による管理のもと、母児の異常の早期発見、早期治療が行われることは、母児の救命につながる。診断・治療技術とともに、医療機器類の進歩は、母児をとりまく救命のための環境整備の役割を果たしている。

では、医療介入が母児の死亡率の低下にどの程度貢献しているのかをみるため、妊産婦の死亡数あるいは死亡率などの統計資料から日本の特徴を把握しよう。

周産期死亡とは、「妊娠22週以後の死産と生後1週未満の早期新生児死亡をあわせたもの」をいう（厚生統計協会, 2009, p.63）。「出生数に妊娠22週以後の死産数を加えたものの出産千対で示したものを周産期死亡率」という（厚生統計協会, 2009, p.63）。これらは、妊娠、出産に関する重要な指標の一つである。

図1-5は、1979年（昭和54年）から2007年（平成19年）までの日本での周産期死亡数と率の推移を示している。周産期死亡数と率はいずれも年々低下傾向を示している。
　次に、周産期死亡率を海外と比較してみよう。
　日本は周産期死亡率のうちの早期新生児死亡については世界でもトップレベルで低率国である。図1-6では、1.0と諸外国と比べて低い数値を示している。また、妊娠28週以後の死産比についても日本は低率を示している。
　しかし、21世紀の現代、医療技術が進歩し、周産期死亡率が低下したとはいえ、死亡数を完全にゼロにすることは難しい。周産期死亡の原因は、①周産期に発生した病態、②先天奇形、変形および染色体異常がほとんどである[7]。
　産科医療では、医療技術と医療者の手によって救える命は多くあるものの、他方で、そうではない場合もあるというのが現状である。
　周産期死亡とならび妊産婦死亡率も妊産婦のおかれている保健管理レベルを示す指標の一つである。妊産婦死亡とは、「妊娠の期間及び部位に関係なく、妊娠またはその管理に関連した、あるいはそれらによって悪化したすべての原因による妊娠中または分娩後42日未満における女性の死亡をいい、不慮のまたは予期せぬ偶然の原因による死亡を含まない」（母子衛生研究会編『わが国の母子保健』2009）。
　表1-1は、1950年から2006年までの妊産婦死亡率の国際比較を示したものである。日本は1955年以降毎年低下傾向を示している。とくに1965年（昭和40年）以降100を下回り、平成に入ってからは、10を下回る数字である。2006年の日本の3.2という数字は世界でもトップレベルといってよいであろう。
　ただし、妊産婦死亡率は出生10万対で示しているため、1件の死亡数でも率が増減するため実数もあわせて見る必要がある。表1-2は、日本での死亡別にみた妊産婦死亡数を1980年（昭和55年）から2007年（平成19年）まで示している。1980年（昭和55年）の総数323人と比較すると2007年（平

---

(7) 周産期の死亡原因については、母子衛生研究会編『わが国の母子保健平成21年』（2009）を参照のこと。

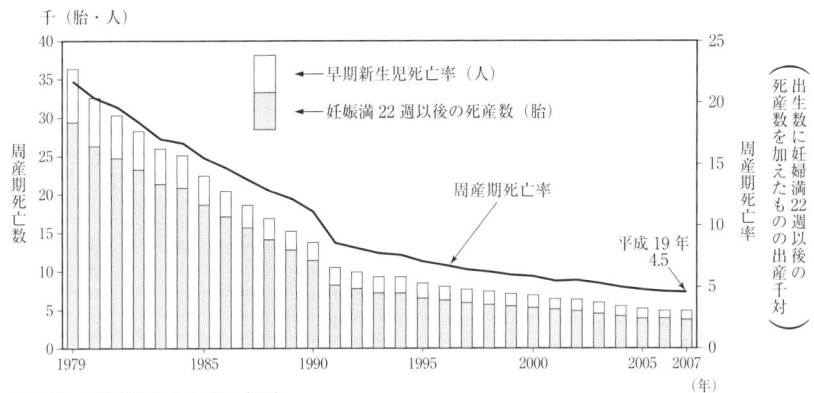

図 1-5　周産期死亡と率の推移
出所：厚生統計協会（2009），p.63 より引用。

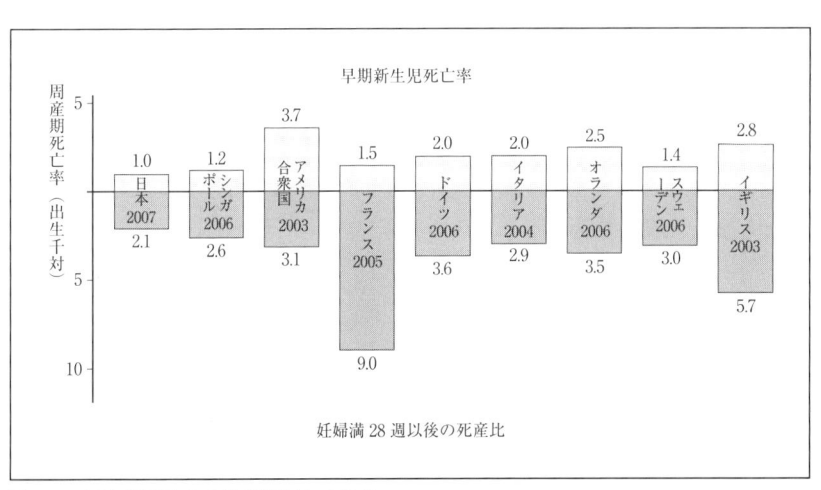

図 1-6　周産期死亡率の欧米諸国との比較
注：なお、外国との比較のために妊婦 28 週以後の死産と出生千対を用いた。
出所：母子衛生研究会編『わが国の母子保健平成 21 年』（2009）より引用。

第1章　生殖と医療　　025

表 1-1　妊産婦死亡率の国際比較

(出生 10 万対)

年次 国名	昭 25 年 (1950)	昭 30 年 (1955)	昭 40 年 (1965)	昭 50 年 (1975)	昭 55 年 (1980)	昭 60 年 (1985)	平 2 年 (1990)	平 18 年 (2006)
日　　　　　本	176.1	178.8	87.6	28.7	20.5	15.8	8.6	3.2[07]
カ　ナ　ダ	113.2	75.8	32.3	7.5	7.6	4.0	2.5	6.9[03]
アメリカ合衆国	83.3	47.0	31.6	12.8	9.2	7.8	8.2	9.4[02]
フ ラ ン ス	86.1	61.1	32.2	19.9	12.9	12.0	10.4	7.4[03]
ド イ ツ	206.2	156.7	…	39.6	20.6	10.7	9.1	5.2[04]
イ タ リ ア	153.2	133.3	77.0	25.9	13.0	8.2	8.9	3.2[02]
オ ラ ン ダ	105.5	60.9	26.9	10.7	8.8	4.5	7.6	5.2[04]
スウェーデン	61.5	49.4	13.8	1.9	8.2	5.1	3.2	4.2[02]
ス イ ス	140.4	104.3	37.6	12.7	5.4	5.4	6.0	5.5[04]
イ ギ リ ス[(1)]	88.2	65.7	18.0	12.8	10.7	7.0	7.6	7.7[04]
オーストラリア	109.1	64.0	57.0	5.6	9.8	3.2	6.5	3.2[03]
ニュージーランド	90.3[(2)]	44.1	21.6	23.0	13.8	13.5	6.6	7.1[03]

注 1 : 1985 年までは、イングランド・ウェールズの数値である。
注 2 : マオリ族を除く。01)2001　02)2002　03)2003　04)2004　07)2007
　　　（資料）厚生統計協会「国民衛生の動向」
出所：母子衛生研究会編『わが国の母子保健平成 21 年』(2009) より引用。

成 19 年）は 35 人と劇的に減少している。

　妊産婦死亡数は、周産期死亡数と同様に、死亡数が減少していることは確かであるがゼロというわけではない。年間で 35 人の妊産婦が死亡していることもまた、現実である。

(b) ハイリスク母児の増加

　周産期における母児の死亡数は減少したが、他方で、ハイリスク母児は増加した。正期産（妊娠 37 週以降妊娠 42 週未満の出産、予定日は妊娠 40 週である）で生まれた出生時体重は、ふつう 3000 グラム程度である。出生時体重が 2500 グラム未満を低出生体重児、1500 グラム未満を極低出生体重児、1000 グラム以下を超低出生体重児という。低体重児になるほど、新生児の機能は、未熟であり、呼吸、循環などにおいてリスクを伴うことになる。

　表 1-3 は、出生時の体重別にみた出生割合を示している。出生児の総数に対して、1951 年（昭和 26 年）では、1500 グラム未満と 1000 グラム未満をあ

表 1-2　死亡別にみた妊産婦死亡数

死因＼年次	昭和55年	昭和60年	平成2年	平成4年	平成5年	平成6年
総　　　　　　　　　数	323	226	105	111	91	76
直 接 産 科 的 死 亡	292	196	91	95	82	69
子 宮 外 妊 娠	22	12	10	2	5	3
分 娩 前 出 血	38	26	10	16	18	12
高 血 圧	73	32	14	16	6	9
妊娠のその他の合併症	28	12	3	4	1	3
分 娩 後 異 常 出 血	61	55	13	21	9	13
分娩のその他の合併症	25	15	9	8	10	8
産 科 的 肺 塞 栓	19	21	15	14	14	18
産じょくのその他の合併症	26	23	17	14	19	3
間 接 産 科 的 死 亡	31	30	14	16	9	7

死因＼年次	平成7年	平成10年	平成15年	平成17年	平成18年	平成19年
総　　　　　　　　　数	85	86	69	62	54	35
直 接 産 科 的 死 亡	67	63	56	45	40	30
子 宮 外 妊 娠	2	3	6	1	4	2
妊娠・分娩及び産じょくにおける浮腫、たんぱく尿及び高血圧性障害	19	11	4	5	8	6
前置胎盤及び（常位）胎盤早期剥離	3	8	7	8	1	3
分娩前出血、他に分類されないもの	−	−	1	−	−	−
分 娩 後 異 常 出 血	4	12	17	6	7	9
産 科 的 塞 栓 症	20	11	9	12	12	−
その他の直接産科的死亡	19	18	12	13	8	10
間 接 産 科 的 死 亡	18	22	13	17	13	5
原因不明の産科的死亡	−	1	−	−	1	−
産 科 的 破 傷 風	−	−	−	−	−	−
ヒト免疫不全ウイルス病（妊娠、分娩及び産じょくによる死亡）	−	−	−	−	−	−

（資料）厚生労働省「人口動態統計」
出所：母子衛生研究会編『わが国の母子保健平成21年』(2009) より引用。

わせて0.2パーセントである。これは、極低出生体重児、超低出生体重児の多くは助からずに死亡したということであろう。

　1980年（昭和55年）をみると2500グラム未満は5.2パーセント、1500グラム未満と1000グラム未満をあわせると0.5パーセントである。さらに、2007年（平成19年）では、2500グラム未満は9.6パーセント、1500グラム

表1-3 出生時の体重別にみた出生割合

(%)

年　次	昭和26年	昭和35年	昭和45年	昭和50年	昭和55年	昭和60年	平成2年	平成12年	平成17年	平成18年	平成19年
総　数	100.0	100.0	100.0	100.0	100.0	100.0	100.0	100.0	100.0	100.0	100.0
2,500g 未満	…	7.1	5.7	5.1	5.2	5.5	6.3	8.6	9.5	9.6	9.6
1,500g 未満	0.2	0.3	0.4	0.3	0.4	0.5	0.5	0.7	0.8	0.8	0.8
1,000g 未満	0.0	0.0	0.1	0.1	0.1	0.2	0.2	0.2	0.3	0.3	0.3

（資料）厚生労働省「人口動態統計」
出所：母子衛生研究会編『わが国の母子保健平成21年』(2009)より引用。

未満と1000グラム未満を合わせて1.1パーセントである。低出生体重児、極低出生体重児、超低出生体重児のいずれの割合も増加傾向を示している。医療技術の進歩によって死亡する児は減少したものの、他方で、ハイリスク児は増加したのである。

ハイリスク児の増加については、出生時体重だけなく、一度に何人の児を妊娠し出産したかという点からも推察できる。一度に一人の児を妊娠し出産したときは単産と呼ぶ。一度に二人の児を妊娠すれば双胎と呼び、3人、4人、5人になると多胎と呼ぶ。複数人の児を一度に妊娠し出産した場合を複産と呼ぶ。単産より多胎、あるいは複産になるほど母児の身体的リスクは高まる。

表1-4は、単産・複産別にみた分娩件数およびその割合を示したものである。1995年（平成7年）と2007年（平成19年）の統計資料を比較すると、分娩件数は低下しているものの、複産の割合が高くなっていることがわかる。

不妊治療において体外受精−胚移植などの生殖補助医療が行われる際、妊娠率を高めるために、一度に複数個の胚を子宮に移植する。すると、一度に複数児を妊娠する可能性が高くなる。すなわち、多胎妊娠の割合が高くなる。多胎妊娠では、単胎の場合と比べると、母体は、妊娠高血圧症候群、流産、早産などのリスクが高まる。また、胎児も、胎内環境が物理的に狭まるため低出生体重児、双胎間輸血症候群などのリスクが高くなる。自然妊娠で双胎などを妊娠する場合もあるが、生殖補助医療に伴う多胎妊娠の増加が母児のリスクを高めることにつながっている。

表 1-4 単産・複産別にみた年次分娩件数および割合

実　数（件）

	1995	2000	2001	2002	2003	2004	2005	2006	2007
分娩件数 Deliveries	1,215,174	1,216,168	1,195,616	1,177,562	1,145,592	1,131,567	1,081,393	1,110,448	1,106,288
単産 Single Delivery	1,204,082	1,203,327	1,183,323	1,164,518	1,132,508	1,118,308	1,068,633	1,097,536	1,093,632
複産 Multiple Delivery	10,900	12,443	12,218	12,957	13,045	13,215	12,707	12,883	12,619
双　子 Twins	10,529	12,107	11,919	12,633	12,743	12,900	12,455	12,631	12,394
三つ児 Triplets	337	328	293	319	286	307	246	246	219
四つ児 Quadruplets	30	8	6	5	15	6	5	3	5
五つ児 Quintuplets	3	–	–	–	–	2	1	2	1
六つ児 Sixtuplets	–	–	–	–	–	–	–	1	–
七つ児 Septuplets	1	–	–	–	1	–	–	–	–

百分率（%）

	1995	2000	2001	2002	2003	2004	2005	2006	2007
分娩件数 Deliveries	100.0	100.0	100.0	100.0	100.0	100.0	100.0	100.0	100.0
単産 Single Delivery	99.1	99.0	99.0	98.9	98.9	98.8	98.8	98.8	98.9
複産 Multipte Delivery	0.9	1.0	1.0	1.1	1.1	1.2	1.2	1.2	1.1

注 1：分娩件数とは出産（出生及び死産）をした母の数である。
注 2：分娩件数には死産の単産・複産の不詳を含む。
出所：母子衛生研究会編『母子保健の主なる統計』(2009) より引用。

第1章　生殖と医療　029

> **統計資料からみる日本における周産期母児の健康状態の特徴**
> 1. 周産期死亡率と妊産婦死亡率は世界でもトップレベルで低い
> ・周産期死亡率
>   妊娠22週以後の死産＋生後1週未満の早期新生児死亡
> ・妊産婦死亡率
>   妊娠中または妊娠終了後42日未満の女性の死亡で、妊娠の期間および部位には関係しないが、妊娠もしくはその管理に関連した、またはそれらによって悪化したすべての原因によるもの。不慮の事故は除く。
> ＊周産期死亡数、妊産婦死亡数がゼロになるわけではなく、日本でも年間35人もの妊産婦が亡くなっている。
> 2. ハイリスク母児は増加している
> ・低出生体重児、極低出生体重児、超低出生体重児は増加している。
> ・平成7年と平成19年を比較すると、全分娩件数は減少しているが、複産（双子、三つ児などの出産）は増加している。
> ・不妊治療による多胎妊娠の増加の影響が考えられる。

(3) 選択肢の拡大

人の生殖過程に本来医療者は介入しない。受精、着床（妊娠の成立）、妊娠の中断（流産など）、分娩（妊娠の終了）は、すべて自然の現象である。自然現象では、どのような方法で妊娠、出産を行うかという行為の選択は存在しない。しかし、医療者が生殖のプロセスに関わることは、妊娠・出産に伴う選択肢を拡大させることになる。

図1-7は、医療者が生殖プロセスに介入することで、カップルあるいは医療者という当事者が直面する選択肢を示している。

当事者が直面する意思決定場面は、大きく三つの局面がある。

一つ目は、妊娠の成立（受精卵の着床）を助ける方法の選択である。自然妊娠をしない不妊症のケースでは、不妊の原因によって、治療法の選択肢が異なる。また、不妊治療のレベルは、タイミング法などの一般的な治療から、

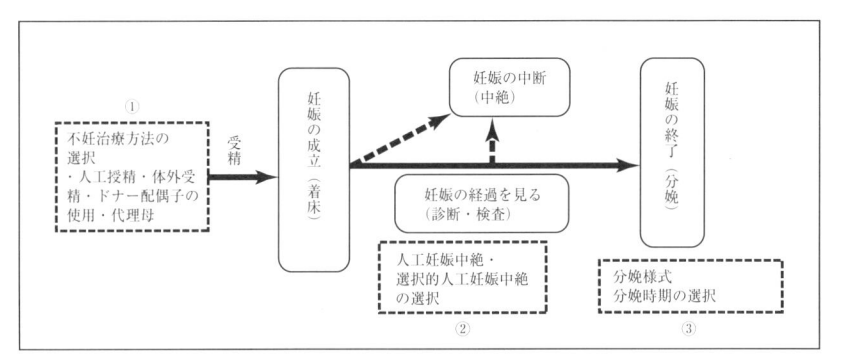

図 1-7　生殖プロセスと当事者の直面する選択肢

人工授精、体外受精、ドナーの精子、卵子を用いた体外受精、代理懐胎という高度な生殖補助医療技術を用いるまで多様である。妊娠の成立を助ける治療をいつまで、どのレベルまで行うのかは、不妊カップルが直面する選択課題になる。

　二つ目は、妊娠の成立後、妊娠の中絶をするか否かの選択である。望まない妊娠をした場合、法律の規定内であれば、女性は妊娠の中断という選択をすることができる。さらに、診断技術の発達によって、胎児の健康状態や異常も診断できるようになった。そこで、胎児の異常を知ることで、妊娠の中断を選択する人もいる。当事者は、胎児の異常を知るための検査や診断を受けるかどうかの選択、胎児の異常を知ったとき、妊娠の継続か中絶かの選択に迫られることになる。

　三つ目は、妊娠の終了（分娩）の方法の選択である。自然の場合、陣痛が発来し、胎児は産道を通って娩出される。しかし、母児の状態によっては、自然の陣痛が起きるのを待つことなく、人工的に陣痛を起こして胎児の娩出を促す。また、産道から胎児の娩出が困難な場合は、鉗子や吸引などの機器を使用して娩出を促す。さらに、胎児が産道を経由して娩出するのに耐えられない場合は、帝王切開術によって腹部を切開して胎児の娩出をはかる。分娩の時期、分娩様式についても母子の健康状態に即して、決定を迫られることになる。

第1章　生殖と医療　　031

上記のような局面で選択を迫られる女性とそのパートナーは、何を基準に決定するのだろうか。子どもを欲しいと思っている人が不妊症だとわかったとき、どこまで治療を行うのか、どこまで行えるのか、人によって状況が異なるだろう。そもそも、子どもを望まない人の場合、不妊症であっても病気とは捉えない。どこまで、どの程度の不妊治療を行うのかは、価値観、考え方、カップルの生活状況、環境などが大きく影響する。
　人工妊娠中絶についても、女性とその家族の価値観、考え方が異なる。なかには、カップル間、家族間で妊娠の継続か中絶かの選択について、意見が異なるときもある。性と生殖に関する決定については、女性自身の意思に従って決定することが権利として尊重されるようになってきている。しかし、実際、本人もどうしたいかが明確でない複雑な状況では、多様な意見があるなかで、いかに決定するのがよいのかが課題になる。

(4) 規範策定のあり方

　生殖に関する選択には、母児の生死に関わるものも含まれる。人工妊娠中絶、選択的人工妊娠中絶、非配偶者間における体外受精－胚移植、代理懐胎という選択は、個人の価値観、宗教、文化にも関わることである。人としていかに選択することが善いのか、という倫理的問題とも不可分である。
　たとえば、胎児の異常がわかることで中絶をするという選択は、「どんないのちでも尊重すべきである」という倫理原則からすると、中絶は善い選択とはいえない。しかし、「女性の自律を尊重する」という倫理原則からいえば、女性がさまざまな事情から中絶するという意思を尊重することが、善い選択となる。つまり、妊娠、出産にかかわる行為の選択の場合、倫理原則が対立し、容易に解決できない状況がしばしば起きている。
　個人とその周囲との意見のちがいを克服することも重要であるが、生殖医療の場合、とくに法、ルールが未整備という状況のなかで選択を迫られることがある。日本では、体外受精－胚移植、代理懐胎などの生殖医療に関する法律が規定されていない。専門家集団や政府による報告書、見解、ガイドラインなどはあるが、法的規制を伴うものではない。そのなかで、当事者たち

が、何を頼りに選択を行うのかは、個人の倫理感に深く根ざしている。

代理懐胎などの生殖補助医療技術の実施については、国によって扱いが異なっている。日本で代理懐胎を認めないという方針が出されたとしても、海外で代理懐胎を行い、帰国して養子縁組を行うというカップルもいる。子どもを望む親とその家族、あるいは生まれた子どもが不当な扱いを受けないように、法整備などの規範策定とその手続きのあり方が求められている。

第4節　産科領域に生じる医療紛争[8]

(1) 生殖に関わる医療訴訟

妊婦とその家族にとって、妊娠、出産という営みは、新しい家族が増えることであるため、本来、喜ばしいことである。しかし、生殖のプロセスでは、正常に経過していても、母児の状態が急変し、最悪の場合、母児のいのちを亡くすこともある。母児の生命に危機を及ぼす事態が起きた場合、医療者の過失によって起きるときとそうでないとき（予測できない事態がおきた場合）がある。医療者の過失によっておきた事故は、**医療過誤**と呼ばれる。

事故が発生し、患者あるいはその家族、遺族が、医療者の言動、態度などに満足を得ることができずに紛争になった場合、なかには裁判で解決策を求める人もいる。これが**医療訴訟**である。

(a) 分娩事故

産科医療は、医療訴訟の発生する領域としては、内科、外科とならび非常に多い領域の一つである[9]。産婦人科医療事故のなかでは、分娩時事故、人工妊娠中絶、妊娠中の管理、新生児管理による事故が8割を占める。また、産

---

(8) 本節は、吉武（2009）の文献に一部、修正、加筆したものである。
(9) 植木（2007）によれば、日本における医療過誤事件の診療科目別・医療類型別件数に関する調査をみると、外科（整形外科を含む）、産婦人科、内科（小児科を含む）に平均して紛争が表れており、それらが全体の9割を占めているという。すなわち、産科領域は、医療過誤事件の発生しやすい領域の一つになっている。

科で最も多い分娩事故では、陣痛促進剤の使用によるもの、巨大児で肩甲難産や神経麻痺などの異常が生じたもの、骨盤位分娩（逆子）による事故、羊水塞栓、新生児の脳性麻痺、新生児脳症の発症、である。

妊娠、分娩は、本来、自然の現象であり、正常であれば医療介入の必要はない。しかし、母児の状態が正常から逸脱しているとき、あるいは逸脱すると予測できる場合は、治療として医療介入が行われる。逆に、正常に経過していたとしても、急に、正常から逸脱し、予期せぬ結果を招くこともある。

たとえば分娩事故の医療訴訟では、陣痛促進剤を使用し陣痛の増強を図ったところ、陣痛が強すぎて母児両方のいのちの危険を招いたと報告されている。また、骨盤位で経膣分娩を行ったことで、児に脳性麻痺などの障がいを発症した例もみられている。

妊娠、分娩に関する医療行為は、母児二人の生死に連関する。最悪の場合、母児の障がい、死亡という事態を招く。ただし、分娩は個別性の高い現象であるため原因の究明と医療者による過失を証明することは、非常に難しい。

(b)生殖補助医療に関する医療訴訟

生殖補助医療に関する訴訟では、精子の取り違え事件、代理懐胎で出産後、契約者への引き渡しをめぐって争いがおきた事件、亡夫の精子を生前に凍結保存し、死亡後に妻に移植をして子どもを設けた場合の父と子の認知をめぐる訴訟などが起きている。障がいをもって生まれた児の出産について、ロングフル・ライフ訴訟、ロングフル・バース訴訟がおきている。

これらの訴訟問題は、生殖過程に新たに介入するようになった人、すなわち医療者、ドナー提供者に起因するものである。医療者などの介入者は、事故をすれば過失を問われる可能性がある。一つ一つの行為に対する責任が重くなっている。

(2)医療行為の特徴からみる医療紛争

生殖に関わる医療行為は、不確実性を伴うものである。不確実性は、どのような要因から起きるのだろうか。行為の観点から整理しよう。

(a) 行為に多様な人が関わること

　医療現場で行われる行為には、診察・検査・診断・治療・看護などがある。それらに共通していることは、すべて医療者が行為を行い、そして患者がその行為の対象となるということである。他方、それぞれの行為を行う医療者は一人であっても、一連の行為には複数の医療者が、しかも専門の異なる多様な主体がそれぞれの役割のなかで関わる。したがって、医療行為は複雑な多主体的な行為と考えることができる。この複雑性が医療行為の不確実性の要因となる。たとえば、同じ患者に対しても医師と看護師がつねに同一の認識を持ち、相互に理解したうえで確実なコミュニケーションを交わしているとは限らない。

(b) 多様な行為の連鎖として遂行されること

　医療行為は、多様な行為が連関していて、その複雑な積み重ねが次の結果を生み出す。すなわち、医療現場での行為は、単独で遂行されることはない。診察、診断、方法の選択、実施という行為が連続して遂行される。この連続のなかで確認を怠ると患者の取り違えのような事故が発生する。

(c) 治療行為がそれに先立つ一連の行為と後続する行為や
　　事態の性格を分けること

　治療の実施前には、患者にとって最善の治療法を発見するための行為が含まれる。対して治療後には、医師・患者・家族・看護職などの治療の関係者の予測とは異なる結果が生じることがある。予測した結果とは、病気の治癒または回復であるが、予期せぬこととは、患者の容態の急変、または最悪の場合、死という事態であろう。

　治療前には、患者にとって最善の治療方法を選択しようと、診察・診断・そして治療方法の決定を行う。この一連の行為の中で、予期せぬ結果を招くことは少ない。しかし、ひとたび治療行為を行えば結果として、予期せぬ事態を招くこともある。すなわち、治療前のコミュニケーションは、あくまで治癒の期待や治療後の予測に基づくコミュニケーションであり、治療後のコ

ミュニケーションは、実際に生じた結果に基づくコミュニケーションである。この点で治療の前後のコミュニケーションでは確実性の度合いに違いが生じている。

さらに、予測される不確実性について医師が患者にインフォームド・コンセントを行おうとすると、患者によっては、心理的な動揺を引き起こすことがある。

以上をまとめると、医療行為の不確実性の要因として、①多主体性、②連続性、③治療の前後の違いを考えることができる。

上記の点を確認するために、医療紛争の一判例を参照してみよう。

> 昭和61年3月、東京都豊島区で産婦人科医院を開設しているA医師（当時54歳）は、妊娠7ヶ月のB女（当時16歳）に対し、人工妊娠中絶手術を実施するにあたり、昭和60年12月にBに対して行った人工妊娠中絶手術が成功したものと過信し、十分な診察をしないまま、Bがその後妊娠したものと考えて妊娠月数の診断を4ヶ月と誤った。そのために、妊娠中期の場合には不適切な手術方法選択してしまい、その結果Bに腹腔内に達する小指大の穿孔を伴った子宮壁損傷ならびに胎盤の一部の剥離による挫滅及び胎盤損傷の各傷害を負わせてしまった。さらに、胎児を除去しようとした際、子宮口から出てきた胎児の左上肢を見て、Aは、妊娠中期であることに気づきながら適切な処置を講ずることなく中絶術を続行し、ひたすら胎児を除去することにのみ気をとられて、Bに対する全身状態の監視を怠ったため、前述各傷害により出血多量等の異常が生じているのを見過して、Bを失血死するに至らしめた（唄・宇津木・平林，1996から引用、「人工妊娠中絶時期の誤認事件」東京地裁昭和62年6月10日判決）。

本件は、以下の四つの過誤によって発症したと判断されている。
判決は以下の理由にもとづき、被告人が患者を失血死させたとしている。
①約3ヵ月半前に行った人工妊娠中絶が成功したものと過信したこと
②妊娠の診断を誤ったこと

③胎児の大きさからすると不適切な処置を選択したこと
④手術中に、処置方法が不適切であったことに気づいたにもかかわらず、処置を続行したこと
この事例を用いて先の不確実性の要因を整理してみよう。

〈多主体性から発生する不確実性〉
　中絶の処置は産科医（主治医）が実施しているが、処置を援助するという行為、いわゆる診療の補助という行為は、看護師の業務として保健師助産師看護師法に規定されており、この例でも看護職が中絶の処置に携わっていたと思われる。
　また、中絶という行為の対象となるのは患者であるが、その行為の影響を受けるのは患者だけではない。中絶の例でいうならば、日本で処置を受ける場合、本人とパートナーの同意が必要である。パートナーにとっても、中絶という処置をどのような方法で行うのかということは、患者が失血死するかどうかと関わることになるのであるから、重大な意思決定である。
　中絶の処置においては、看護師との適切なコミュニケーションが必要であり、また、処置の妥当性をめぐっては、パートナーとのコミュニケーションが不可欠である。ここに不適切性が介在すると、医療過誤や医療訴訟のリスクが発生する。

〈行為の連続性から発生する不確実性〉
　医療現場で行われる行為は、一つ一つ連関している。診察・診断・治療・その後の結果に対する行為は、単独して行われるのではない。判例でいえば、妊娠時期の誤診が中絶の処置方法を誤って選択するという次の行為を招いている[10]。さらに、医師は、誤った中絶方法を実施し、処置中に不適切な処置方法だと気づいたにもかかわらず、中絶の処置を強行した。そのために、最終

---

(10) 人工妊娠中絶の処置方法については、本章第2節に述べている。詳細は吉沢（2004）文献も参照されたい。

的に患者の失血死という事態が発生したと判定されている。

判例では、医師の過失とみなされた行為として、妊娠時期の誤診が指摘されている。その判決理由は、「十分な内診をするなどして妊娠月数を正確に診断し、危険の発生を未然に防止すべき業務上の注意義務がある」としている[11]。この「妊娠時期を正確に診断し、危険の発生を未然に防ぐ」という行為が、医療行為における不確実性の存在を示している。

まず、医師が①約３ヵ月半前に行った人工妊娠中絶が成功したものと過信し、②妊娠の診断を誤ったことは、妊娠週数を確認するための診断技術を欠いていたと推察できる。この診断技術とは、一つには、超音波断層装置などの医療機器によるものがある。1987年（昭和62年）といえば、超音波断層装置が現代ほど普及していたわけではない。かりに、超音波断層装置を使って、胎児の大きさを確認していれば、妊娠中期であることは一目瞭然だったかもしれない。あるいは、かりに、医療機器が施設に備わっていたとしても、医療者が機器を使用する必要性を感じていなかったら、当然ではあるが、医療機器による診断効果を望めない。

ある時に行われた行為（中絶の実施）がその３ヵ月後の行為（妊娠時期を診断し処置方法を選択すること）の成否を制約する。一行為の不確実性が次の行為に影響し、時には不確実性を増幅させるのである。

〈治療の実施前後の行為のちがいにかかわる不確実性〉

医療現場で行われる行為は、必ずしも予測どおりの結果を生むとは限らない。かりに適切な診断のもとで、適切な治療が行われたとしても、生体反応には個体差がある。患者の薬や手術に対する反応は千差万別である。同じ疾患を持つ人に、同じ治療を行ってもまったく同じ結果が得られるとは限らない。さらに、同じ治療方法といっても、それを実施する体制は、施設によって異なる。中絶の例でいえば、術式が同じでも、術中に看護職などの医療者

---

(11) 看護師の業務については、「保健師助産師看護師法」（2007年）に規定されている。本法によれば、看護師は「傷病者若しくはじょく婦の療養上の世話」または「診療の補助を行うこと」を業としている。

が何人関われるのか、また、異常が発生したときに多職種がどのような連携をとるのかについては、施設によるルール、あるいは慣習の存在が大きく影響する。同じ産婦人科でも施設によって体制は異なるのである。また、施設は、地域性によっても制約されている。大都市の救急体制と中山間地とでは、病院数や医療従事者数が大きく異なるだろう。このような多様な条件が医療の不確実性の根底に存在している。

　事例では、医師は、中絶の処置をするという行為の前に、診察によって妊娠時期を診断し中絶方法を選択した。これらの行為のそれぞれに、患者にとって最適な方法の選択が求められていた。しかし、医師は①前回の中絶の処置が成功したと信じ込んでいたため、②妊娠時期の診断を誤診したので、③胎児の大きさからすると不適切な処置を選択してしまった。これらの治療（処置）を実施する前の一連の行為としては、予測される事態への配慮が必要である。

　これに対して、治療後では、起きてしまった事態への対処が求められる。事例では、中絶の処置中に、胎児の大きさからすると妊娠中期であったこと、すなわち妊娠時期を誤診していたことに医師は気づいていた。事例では、手術中に処置方法が不適切であったことに気づいたにもかかわらず、処置を続行したことが過誤とされているが、本来であれば、医師はこのとき誤診という事態が発生したことに対して、処置を続行するのではなく、他の対応をすべきであったであろう。

　治療開始前に治療を選択するプロセスにおいて、患者への説明と同意という点でのコミュニケーションと過失発生後のコミュニケーションとでは、その性格が根本的に異なる。リスク回避のためのコミュニケーションと事故発生に対応するコミュニケーションは、治療行為とその結果という行為の前後で区分される。時間的経過の位置づけにおいて、どのようなコミュニケーションを行うべきかということが医療事故から紛争へと陥ることを回避するために必要である。

(3) 原告の希望と解決策

　医療訴訟があいつぐなかで、原告側である患者、家族、あるいは遺族は何

を求めて裁判を起こすのであろうか。しばしば、原告側の要求としてあげられていることは、以下の5点である。

①原状回復

②反省謝罪

③真相究明

④再発防止

⑤損害賠償

医療裁判で、原告側のニーズがすべて満たされるわけではない。裁判では、被告の過失があったかどうかが問われることに焦点があてられる。そのうえ、判決が出るまでに長い年月を要するため、原告側も被告側も心身ともに疲労困憊する。それだけではない。個別性の高い生殖にかかわる行為について、被告の過失を証明するのは容易なことではない。

そこで、紛争の解決策を裁判以外で求めるというADR（オルタナティブディスピュートレゾルーション：裁判外紛争解決）制度が2007年に法制化されている。この方法は、裁判に頼ることなく、当事者間の話し合いによる和解、仲裁などによって、紛争解決を探るものである。

さらに、産科領域では、医療者の過失を証明することは非常に困難であることから、一定の基準を満たした重度脳性麻痺児に対して、無過失であっても補償するという制度を2009年に策定した[13]。

生殖プロセスに医療が介入することは、恩恵を受ける側面と新たな問題が浮上するというマイナスの側面をもたらした。子どもを望めなかった人が子どもを儲けることができるようになったことは恩恵である。しかし、他方で、ハイリスク母児の増加、選択肢拡大に伴う多様な意見が複雑に絡みあうなかでの決定のあり方、新しい規範策定のあり方、医療訴訟に対する解決策の検

---

(12) ADRとは、一般的に代替的紛争解決手続きをいい、紛争解決の最終決定権が裁判官ではなく、当事者に委ねられている手続きも含まれている。また、当事者間の話し合いで手続きも厳格性を排除して、自由な方法で解決することに特徴があるとされている（日本弁護士連合会ADRセンター，2006）。

(13) 詳細については、第5章産科医療補償制度について参照のこと。

討など、多くの課題に直面している。そのような課題に応えることは、紛争解決だけなく、よりよい意思決定をめざした紛争予防としての行為のあり方の探求につながるのである。

〈引用・参考文献〉

唄孝一・宇津木伸・平林勝政編（1996）『医療過誤判例百選，別冊ジュリスト140』有斐閣．

母子衛生研究会編（2009）『母子保健の主なる統計』母子保健事業団．

母子衛生研究会編（2009）『わが国の母子保健平成21年』母子保健事業団．

藤野豊（1998）『日本ファシズムと優生思想』かもがわ出版．

今井道夫（2007）『生命倫理学入門第2版』産業図書．

石井美智子（1994）『人工生殖の法律学——生殖医療の発達と家族法』有斐閣．

石川稔・服部篤美・今井雅子（1988）「先天性障害児の出生と医師の責任——アメリカ・イギリス・日本の裁判例の紹介と解説」『判例タイムズ』676, pp.14-31.

岩田重則（2009）『いのちをめぐる近代史——堕胎から人工妊娠中絶へ』吉川弘文館．

看護行政研究会編（2007）『看護六法平成19年版』新日本法規出版．

厚生統計協会（2009）『国民衛生の動向』56（9）．

丸山英二（1987）「先天障害児の出生と不法行為責任——アメリカにおけるWrongful Birth訴訟とWrongful Life訴訟について」藤倉皓一朗編『英米法論集』東京大学出版会．

根津八紘・沢見涼子（2009）『母と娘の代理出産』はる書房．

日本弁護士連合会ADRセンター編（2006）『最新ADR活用ハンドブック』新日本法規出版．

日本学術会議　生殖補助医療の在り方検討委員会（2008）「代理懐胎を中心とする生殖補助医療の課題——社会的合意に向けて」(http://www.scj.go.jp/ja/info/kohyo/pdf/kohyo-20-t56-1.pdf).

日本産婦人科学会会告（1998）「多胎妊娠に関する見解」(http://www.jsog.or.jp/kaiin/html/H8_2.html).

日本産婦人科学会会告（2003）「代理懐胎に関する見解」(http://plaza.umin.ac.jp/~jsog-art/jsog_kenkaishu.pdf.).

日本産婦人科学会会告（2008）「生殖補助医療における多胎妊娠防止に関する見解」

(http://plaza.umin.ac.jp/~jsog-art/jsog_kenkaishu.pdf.).

ノーグレン、T(岩本美砂子監訳)(2008)『中絶と避妊の政治学』青木書店.

境原三津夫(2002)「日本における Wrongful birth 訴訟と障害胎児の妊娠中絶」『生命倫理』12(1), 183-188.

杉立義一(2002)『お産の歴史』集英社.

トロンブレイ、S(藤田真利子訳)(2000)『優生思想の歴史』明石書店.

植木哲(2007)『医療の法律学 第2版』有斐閣.

World Health Organization (2003), *Safe Abortion: Technical and Policy Guidance for Health Systems*, WHO, pp.32-39 (http://www.searo.who.int/Linkfiles/Publications_safe_abortion.pdf.).

吉沢豊子編(2004)『女性生涯看護学――リプロダクティブヘルスとジェンダーの視点から』真興交易.

吉武久美子(2009)「医療行為の不確実性の考察にもとづく紛争予防のための「包括的コミュニケーション」の枠組み」『日本感性工学会論文集』8(2), 327-332, 特集「ヘルスケア情報科学」.

第2章

生殖にかかわる診断技術

本章のねらい
(1) 出生前診断の種類とその特徴を理解したうえで、診断を用いる利点と問題点および国や関係団体の取り扱いの方針について把握する。
(2) 出生前診断によって胎児の異常がみつかった場合、人工妊娠中絶を選択する人もいる。診断後の意思決定の複雑さ、難しさについて、事例をとおして考える。
(3) 出生前診断、着床前診断に関する倫理的問題について理解する。

　診断技術の発達によって、胎児の健康状態が妊娠初期からわかるようになってきた。出生前に胎児の健康状態を検査し診断すること**出生前診断**という。また、精子と卵子を体外で受精させて、移植胚を戻す前に検査・診断することを**着床前診断**という。
　本章では、出生前診断、着床前診断の特徴と診断に伴う問題を考えてみよう。

第1節　出生前診断・着床前診断とはどのような検査であるか

(1) 出生前診断
　出生前診断とは、出生前の胎児に異常があるかどうかを確認するために行う検査、診断のことである。広義には、出生以前に行われる検査、診断を指しているが、狭義では、胎児に特定の疾患がないかを調べる検査、診断のこ

とをさす。とくに狭義で用いられる場合、胎児の染色体や遺伝子の異常を診断する羊水検査、絨毛検査、臍帯穿刺、母体血清マーカー検査などのことをいう。

では、出生前診断の検査の特徴についてみてみよう。

表2-1は、検査の内容とリスク・問題点について示している。

大きくわけると、侵襲性を伴う方法とそうでない方法に分けることができる。診断では、母体の血液、子宮のなかにある羊水、絨毛、あるいは臍帯（へその緒）の血液など母児の体の一部を用いて検査を行う。胎児の羊水、絨毛、臍帯を採取する場合、母体の腹部の上、あるいは子宮の頸部から針を刺す。そこで、母児にとって侵襲性を伴う方法ということになる。これらの検査は、検査で針を刺して羊水などを採取することから、感染、出血、破水、流産のリスクを伴っている。

他方、比較的、侵襲性を伴わない検査としては、母体血清マーカー検査、超音波検査がある。母体血清マーカー検査は、母体の血液を採取して行うため、羊水検査などと比べると胎児への負担は少ない。検査に伴う出血や感染というリスクは低いが、検査の特徴としては、確定診断ではないということを挙げることができる。

母体血清マーカー検査は、母体の血中に含まれるホルモンや胎児に特異的なタンパク質を測定し、胎児にダウン症、トリソミー、神経管閉鎖障害などの疾患にかかっているかどうかの見込みを推定する方法である。疾患に罹っているかどうかの結果は、確率で示される。すなわち、必ず疾患に罹っているという確定診断をつけることはできない。確定診断を行うには、他の検査もあわせて実施しなければわからないのである。

超音波検査は、母体の腹部の上にプローブをあてるか、もしくは子宮の頸部にプローブを挿入して、画像をとおして胎児の状態を把握する。

出生前診断の検査時期は、検査の種類によって異なる。図2-1は、出生前診断の検査時期を示している。

絨毛検査は、妊娠初期に行われるが、羊水検査、母体血清マーカー検査、臍帯穿刺は、妊娠中期に行われる。

表2-1 出生前診断の検査の特徴

	検査名	検査の内容	リスク・問題点
侵襲的方法	羊水検査	妊娠中期（妊娠15～18週）に穿刺針を用いて羊水を採取し染色体や遺伝子の異常を診断する。	感染・出血・破水・流産
	絨毛検査	妊娠初期（妊娠9～11週）に胎盤の絨毛を採取して染色体や遺伝子の異常、代謝病を診断する。	感染・出血・流産
	臍帯穿刺	妊娠18週以降に臍帯から胎児の血液を採取して染色体・遺伝子の異常、血液疾患・感染症の有無を診断する。	臍帯からの出血で胎児が徐脈になることがある。流産
非侵襲的方法	母体血清マーカー検査	妊娠15～17週に母体血を採取して、血清中のホルモン値などを測定し、胎児が21トリソミーなどの染色体異常をもつ確率を算出する。	確定診断ではない 妊婦に過度な不安を与えることがある。
	超音波検査	超音波プローブを母体の腹部にあてるか、もしくは膣に挿入して、胎児の健康状態を画像でみる。	

出所：大北編（2007）より引用し、一部、筆者が加筆を行った。

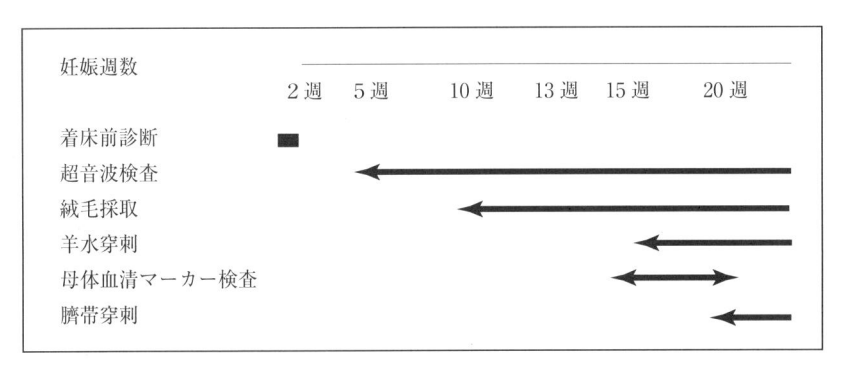

図2-1 出生前診断の検査の時期
出所：山中（2010）より引用した。

(2) 着床前診断

着床前診断とは、体外受精によってできた受精卵を移植する前に診断する方法である。出生前診断と異なるのは、受精卵が子宮に着床する前に検査するということである。妊娠は受精卵の着床によって成立するので、妊娠成立前の検査になる。着床前診断では、妊娠成立前の時期に胚を用いて検査する。

図2-2は、出生前診断、着床前診断に用いられる身体の採取部位と検査の時期を示している。

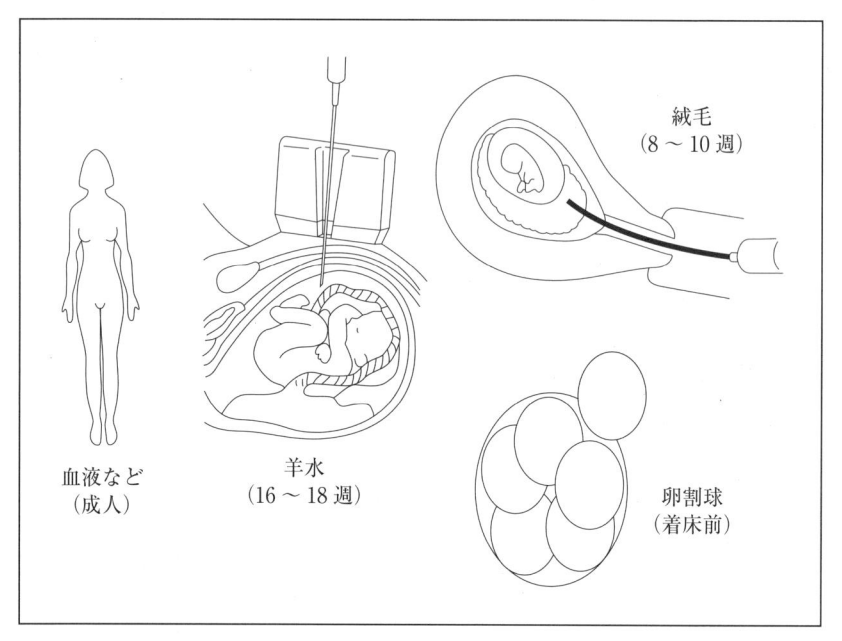

図2-2 出生前診断・着床前診断の検査部位
出所：菅沼（2008）の文献に修正・加筆した。

(3) 出生前診断を用いることの利点

出生前診断を用いることの利点とは何だろうか。診断の特徴から考えてみよう。出生前診断の特徴は、児が母体から分離して生まれる前に児の健康状態について診断をつけることである。

早い時期に胎児の状態を把握できることは、胎児の健康状態にあわせた治

療、健康管理、治療の対策が可能であるということである。医療者は、胎児の健康状態にあわせて、妊娠中のリスクを予測し、分娩の時期、分娩方法を検討する。分娩後に高度な設備で集中的な管理を要すると判断される場合には、事前にNICU（新生児特定集中治療室）、小児科との連携をはかることができる。高度な施設が備わっていないときには、そのような設備を有する他施設への転院をすすめることもできる。

　胎児期に行う治療は限られているものの、治療方法が進歩したことにより、拡大してきている（千葉・池ノ上, 2006）。かりに、先天奇形や疾患をもって出生した場合も、胎児期の診断結果は、出生後、すぐに治療できるものか、時期をみて治療を行うのかなどの判断材料の一つとして役立てられる。

　妊婦とその家族にとってみるとどうだろうか。妊婦とその家族が胎児の異常を知ることは、妊娠期や分娩期の生活、あるいは子どもが生まれた後の生活をいかに過ごすかを考えることに役立つであろう。妊娠中の生活で注意すべきことを理解し、分娩の準備をすることにもつながる。

(4) 選択的人工妊娠中絶による児の選別

　出生前診断のもう一つの特徴は、診断する胎児は、未分化であり、発達途中の存在であるということである。胎児を人として扱うのかどうかという点については、意見が分かれるところである。

　日本の母体保護法では、堕胎罪の例外として、実施要件を示したうえで、人工妊娠中絶の実施を認めている。実施要件とは、妊娠22週未満という、胎児が母体外で生存できない時期に、身体的または経済的理由により母体の健康を著しく害するおそれがある場合などである。要件のなかには、「胎児の異常」という理由は設けられていない。すなわち、出生前診断で胎児に異常がみつかった場合、胎児が異常であるからという理由で中絶を行うことは法律上、認めていないのである。

　しかし、疾患のある胎児の妊娠を継続することが「身体的、経済的理由により母体の健康を著しく害するおそれがある」とみなされるならば、人工妊娠中絶は実施される場合もある。

出生前診断の結果にもとづいて人工妊娠中絶を行うことは、通常の人工妊娠中絶と区別して、**選択的人工妊娠中絶**と呼ぶ。
　胎児の健康状態を早期に知ることは、一方で胎児治療や管理に役立てられているが、他方で、人工妊娠中絶という選択の可能性を増大させることになった。妊婦とその家族が出生前診断を受けるということは、児に染色体異常などの疾患があるとわかった場合、妊娠を継続して自然の経過にまかせるか、胎児治療を行うか、人工妊娠中絶を行うかという選択に迫られることを意味する。

(5) 出生前診断結果の不確かさ

　妊婦とその家族は、出生前診断を受ける場合、同時に検査による結果後の選択についても判断を求められる。なかには、出生前診断の結果にもとづいて人工妊娠中絶を選択するケースもある。中絶か妊娠継続かという選択は、まさに胎児の生死にかかわる決定である。そのような重大な決定を迫られるにもかかわらず、検査によっては、結果が確定診断ではないものもある。
　母体血清マーカー検査は、母体の血液を採取して、血液に含まれるホルモンなどから、胎児にダウン症などの染色体異常があるかどうかの確率を示したものである。あくまでも、検査結果は、ダウン症に罹っているかもしれないという確率を示しているだけである。より確実な診断を求めるには、羊水検査などの他の検査もあわせて行う必要があるが、検査結果を知らされた妊婦の不安は相当なものであろう。なかには、検査結果を知らされて人工妊娠中絶を行ってみたが、胎児に異常はなかったという可能性も否定できない。妊婦とその家族は、不確かな情報をもとに胎児の生死に関わる決定を迫られる。検査を受けてから分娩予定日まで約4〜5ヵ月もの月日がある。妊婦とその家族は、検査結果を聞いてから、胎児の健康状態について不安を抱えながら妊娠生活を送ることになる。

> **母体保護法（昭和23年施行、平成12年改正）**
> 第2条2項
> この法律で人工妊娠中絶とは、胎児が母体外において、生命を保持することのできない時期に、人工的に胎児及びその付属物を母体外に排出することをいう。
> 第14条
> 都道府県の区域を単位として設立された社団法人たる医師会の指定する医師（以下「指定医師」という）は、次の各号の一に該当する者に対して、本人及び配偶者の同意を得て、人工妊娠中絶を行うことができる。
> 一、妊娠の継続又は分娩が身体的又は経済的理由により母体の健康を著しく害するおそれのあるもの
> 二、暴行若しくは脅迫によって又は抵抗若しくは拒絶することができない間に姦淫されて妊娠したもの

(6) 診断の実施状況と指針
(a) 出生前診断検査

　日本で出生前診断検査は、どの程度実施されているのだろうか。表2-2は、1998年から2000年で出生前診断検査を実施している国内の54施設（臨床検査会社、大学、病院など）を対象に実態調査したものである。侵襲性の高い検査では、羊水検査が最も多く、検査数は1998年～2000年で毎年100件程度、微増している。しかし、非侵襲的検査の一つである母体血清マーカーは、減少している。

　では、母体血清マーカー検査は、なぜ著明に減少しているのだろうか。その一つの原因として挙げることができるのは、1999年（平成11年）に厚生科学審議会先端医療技術評価部会・出生前診断に関する専門委員が出した「母体血清マーカー検査に関する見解（報告）」の影響である。本見解では、「専門的なカウンセリングの体制が十分でないことを踏まえると、医師が妊婦に対して、本検査の情報を積極的に知らせる必要はない。また、医師は本検査

表 2-2　年度別出生前診断検査数　　　　　　　　　　　　　（件）

	1998 年（H10）	1999 年（H11）	2000 年（H12）
羊水検査	10,419	10,516	10,627
絨毛検査	76	58	96
臍帯穿刺（胎児血）	112	127	93
母体血清マーカー	21,078	18,312	15,927

注：佐合治彦「平成13年厚生科学研究費補助金　分担研究報告書　遺伝カウンセリング体制の構築に関する研究：周産期遺伝カウンセリングシステム構築に関する研究——産科診療における遺伝カウンセリング」では、54施設の出生前診断を実施している臨床検査会社、大学、病院などを対象に実態調査を行っている。表2-2は、佐合の報告書から調査結果を引用し、表にまとめたものである。
出所：佐合（2001）より抜粋。

を勧めるべきではなく、企業等が本検査を勧める文書などを作成・配布することは望ましくない」とされている。すなわち、全妊婦を対象にしたスクリーニング検査として母体血清マーカー検査を勧める必要はないという主旨である。

　日本人類遺伝学会倫理審議委員会も母体血清マーカーについては、羊水検査などの侵襲的検査と異なっているため、全妊婦を対象として一律に実施される検査ではないという見解を示している（日本人類遺伝学会倫理審議委員会の母体血清マーカー検査に関する見解，1998）。

　また、日本産婦人科学会も母体血清マーカー検査については、厚生科学審議会先端医療技術評価部会・出生前診断に関する専門委員会による見解を尊重するようにという見解を示している（日本産婦人科学会，2007）。

　母体血清マーカー検査は、検査結果が確率で示されるという特徴があることに加えて、羊水検査や絨毛検査などと比べると侵襲性が少ない。そのため、妊婦が検査の特徴を十分に理解せずに安易に検査を受けてしまうことがある。かりに染色体異常疾患にかかる確率が高いという結果が出た場合、妊婦の不安は増大する。そのうえ、不確かな結果をもとに選択的人工妊娠中絶を実施しかねない。そのような日本の社会情勢を踏まえて、厚生科学審議会、専門家団体の見解が示されたことと思われる。

　さらに、羊水検査、絨毛検査などの侵襲性を伴う出生前に行われる検査、

診断についても、日本産婦人科学会は「夫婦からの希望があり、検査の意義について十分な遺伝カウンセリング等による理解が得られた場合に行う」という見解を示している（日本産婦人科学会，2007）。

上記のように、日本産婦人科学会、厚生科学審議会先端医療技術評価部会・専門委員会の見解、日本人類遺伝学会倫理審議委員会は、検査結果は確定診断ではないので、妊婦に不安を与えるから積極的に勧めない、あるいは知らせない方がいいとする考え方である。

しかし、海外では、医療者として、実施できる検査をすべての妊婦に知らせるべきだという考え方もある。カナダ産婦人科医師会は、2007年、ダウン症などの染色体異常に関する出生前のスクリーニング検査について、臨床実践のガイドラインを出している（SOGC，2007）。このガイドラインによれば、出生前診断の非侵襲的検査をすべての妊婦にスクリーニング検査として提供し、カウンセリングを行い、多様な選択肢を示したうえで、妊婦が自ら選択することを尊重すべきだとしている。全妊婦を対象にしたスクリーニング検査を実施するように推奨している背景には、ロングフル・バース訴訟の問題がある。カナダの臨床実践ガイドラインの効果について、マークら（Mark, Roxanne and Jeff, 2008）は、「胎児の異常を知る検査を医療者から知らされなかったために不適切な子を出産したことを告訴する医療訴訟（ロングフル・バース訴訟）の原因を低減し、また、訴訟による補償の軽減をすることができる」と指摘している。

妊婦に対して、出生前診断の検査をどのように情報提供するかという考え方は、日本とカナダでは異なっている。医療者、妊婦とその家族が出生前診断検査の特徴を十分理解して、どのように扱っていくかということもまた、課題の一つである。

(b) 着床前診断

体外で受精させた受精卵を移植する前の段階で、遺伝性疾患などの有無を診断することを着床前診断という。着床前診断は、出生前診断より早く、胎児の染色体異常などを診断することができるため、異常の児を妊娠する確率

は低い。また、着床前診断による妊娠後、選択的人工妊娠中絶を行う割合も低くなる。

しかし、着床前診断の実施については、高度な技術を要する医療行為であるため、まだ一般化されていない。また、特定の疾患の有無を検査し、異常がないとわかった胚だけを移植することは、特定疾患を持つ人を排除することにつながるという倫理的問題も含んでいる。そこで、日本産婦人科学会は、重篤かつ現在治療法が見いだされていない疾患に限って適用すること、夫婦間の強い希望がありかつ夫婦間で合意が得られた場合に限って認めることなどの見解を示している（日本産婦人科学会，1999）。さらに、2006年には、同学会は、妊娠しても何度も流産をくり返す習慣流産も着床前診断の対象に加えるという方針を出した。

日本では、着床前診断の運用については、法的規制がとくに行われているわけではない。国や専門職団体などのガイドライン、規範が示されているだけである。そのような状況で、高度な技術を要する医療行為をめぐって、技術面、社会面、倫理面など多様な側面から、技術の運用をどのようにすすめるべきかが問われている。

第2節　出生前診断を受ける当事者の意思決定

出生前診断を受ける女性とその家族、医療者という関係者は、胎児の異常が見つかった場合、どのような意思決定の問題に直面するのだろうか。事例を通して考えてみよう。

次の事例は、筆者が臨床現場で実際に遭遇したケースをもとにアレンジしたものである。けっして特殊なケースではなく、妊婦とその家族、医師、助産師という関係者が産科領域でしばしば遭遇するエピソードとして捉えて欲しい。

　　妊娠21週の経産婦のAさんは、超音波検査による出生前診断によって、胎
　　児に重症な奇形があることを知った。妊娠の継続か中絶かについて、Aさん

は妊娠の継続をしたいと考えた。というのも、元気な3歳になる子もお腹にいる子も自分の子に変わりはないと考えていた。何があろうといのちを大事にしたいと考えていた。しかし、夫とその両親に自分の気持ちを打ち明けられなかった。というのも、妊娠の継続について、夫とその両親は、胎児に奇形があるという理由で反対していたからである。夫は経済的に苦しいから今回はあきらめようという。夫の両親は世間体が気になるからという理由で反対であった。

　医師は、Aさんと夫に妊娠の継続に伴うリスク、中絶をするとすれば、方法とそのリスク等について説明をした。助産師は、基本的にはAさんの希望を尊重したいと考える立場をとった上で、中絶か否かの選択はAさん自身の問題であるから、Aさんの決定に任せた。

　結局、Aさんは不承不承のまま中絶の処置という選択をした。しかし、Aさんは最終的には中絶に納得していなかったことから、処置中に激しく抵抗した。半年たっても、Aさんは処置したことを後悔している（吉武，2007より引用）。

　この例で、Aさんとその家族、医療者という関係者は胎児に奇形があるという情報を得ることができた。その情報をもとに、Aさんとその家族は、妊娠の継続をするか、人工妊娠中絶を行うかという選択を迫られたのである。
　では、関係者ごとにそれぞれの意見とその理由を整理しよう。
　Aさんは、できれば妊娠の継続をしたいと考えていた。その理由は、3歳になる子も疾患をもったお腹にいる子も自分の子に変わりはない。どんないのちも大切にしなければならないというものであった。
　Aさんの夫、夫の両親は妊娠の継続に反対であったが、それぞれの理由は異なっていた。夫は、経済的理由であるのに対して、両親は、世間体が気になるというものであった。
　医師は、妊娠の継続、中絶に伴うリスク、予後などについて説明をし、最終的な決定はAさん夫婦に決定を委ねた。助産師もまた、Aさんが決定することがよいと考えていた。

第2章　生殖にかかわる診断技術

上記のように、出生前診断後の結果を聞いて、女性とその家族が考える選択についての意見は、異なることがある。
　さらに、Aさんは、できれば妊娠の継続をしたいと考えていたが、その気持ちは、中絶という選択には反映されてない。どうしてだろうか。
　一つは、Aさんの気持ちを家族、医療者という関係者が理解する機会が非常に少なかったことである。処置を受けたときに激しく抵抗するという態度で周囲の関係者はAさんの気持ちを理解した。しかし、処置中で陣痛が増強していたため、中断することはできなかった。
　もう一つの理由は、Aさん自身も中絶の選択をするときは、自分がそこまで中絶に反対であるという強い意思があったかどうかわからないということである。胎児の異常がわかることで中絶を選択するか、妊娠の継続をするかという選択は、容易なことではない。生まれてくる子も家族にとっても、重大な決断であるとともに、一生にかかわることである。もしかしたら、妊娠の継続で母体も胎児も両方のいのちを危険にさらすことにもなりかねない。Aさん夫婦は、これからの妊娠中の生活のこと、出産後の生活のことなどを想像したであろう。いのちがいつまでもつのか、奇形をもつ子どもとして生まれてくることが幸せなのか、あるいは奇形をもつ子どもを家族が支えられるだろうかということなどである。
　最終的に、Aさんとその家族は、中絶という選択をしたのだが、それは苦渋の選択であったであろう。Aさんは、本当は妊娠の継続をしたいという気持ちがあったとしても、夫や家族に反対してまで、自分の意思を強く主張するほどのことであったのか、選択時には自分でも気づいていなかったのかもしれない。
　では、出生前診断の結果後に、当事者たちが直面する意思決定の特徴について整理しよう。

(1) 予期せぬ事態のショックのなかで決定する
　出生前診断には侵襲的検査、非侵襲的検査があり、それぞれに特徴がある。Aさんの場合は、超音波検査で妊婦健康診査中に偶然、胎児の異常がみつかっ

た。羊水検査などの胎児の異常の有無を検査する場合と比べれば、心の準備もなく突然事実を知らされた。当事者の動揺も大きかったであったろう。

　当事者夫婦は、そのように突然、胎児の状況を知らされたうえに、どうするべきかという決断を迫られる。しかも、妊娠の継続か中絶かという選択は、児の一生を左右することである。

(2) 人によって何が善い選択かは異なる

　事実を知らされて、当事者夫婦は、これから先のことを考えて悩む。どの選択が、夫婦にとって、家族にとって、そして子どもにとって幸せなのだろうかと考えるだろう。何が自分にとって幸せであるのかという答えは、人によって異なる。夫婦生活にとって、何が大事であると捉えるのかは違う。短いいのちだからこそ、少しでもいのちを永らえさせたいと思うのか、それとも、母体も胎児もいのちの危険にさらすことなく、体への負担ができるだけ少ないうちに処置をする方がよいと考えるのか、意見は異なるだろう。

　重大な決定を前にして、何を大事にするかという価値観は、人が育ってきた環境や経験などにも関係することである。

(3) 限られた時間のなかで少ない情報をもとに決定する

　出生前診断の検査は、必ずしも確実な胎児の状態を結果として示しているものばかりではない。母体血清マーカーは、ダウン症にかかっている確率を示すものであるから、確率が高いか低いかで示される。確率が高いからといって必ずしもダウン症だということを示すのではない。逆をいえば、確率が低いといっても必ずしもダウン症にかかっていないということを意味するのでもない。検査の結果を知らされたとき、当事者は、よい結果であれば、安心する。しかし、悪い結果であれば、当事者の不安は非常に大きくなる。しかも、胎児の異常がわかったとしても、すぐに胎児の治療ができるものばかりではない。出生後の治療という場合もある。

　さらに、妊娠の中断という選択を行う場合、母体保護法で定められた妊娠22週未満という期間内に行わなければならない。決断までの猶予期間が短い。

当事者は、胎児の異常を突然知らされるだけなく、限られた時間で、必ずしも確定診断ではない情報を頼りに、児の生死にかかわる重大な決断を迫られるのである。

(4) 生と死がとなりあわせの状況で決定する

　妊娠の成立は、新しいいのちが母体に宿ることであり、いのちの誕生のはじまりである。妊娠の終了は、分娩を迎えれば、人としての人生がはじまるが、中絶や流産などでいのちが途絶えることもある。妊娠の成立から終了までのわずか280日間に人の生と死がとなりあっている。しかも、妊娠を途中で中断させる場合、妊婦とその家族は、胎児の声を聞いたり、元気な顔を直接みることなく、児と別れをしなければならない。

　新しいいのちの誕生は、本来、家族にとって喜ばしいことである。ただし、喜ばしい面だけでなく、同時に、生まれる子の親として、家族としての責任を果たすことも課せられている。親として子を育てなくてはならないからこそ、親は子にとっての幸福や権利は何かと考えるであろう。

　産科医療領域では、「女性のいのち」も「胎児のいのち」も、「卵や精子、胚のいのち」も大事に扱わなければならない。とはいえ、現実では母児の異常がわかることで、異常がもたらす母体の身体、家族の生活などの影響を考慮して、胎児のいのちを抹消するという苦渋の選択を行う人もいる。原則では、どんないのちも大事にしなければならないということは承知しているものの、何を選択するかということは容易ではない。

　診断技術の発達は、女性とその家族、医療者という当事者にとって、検査を受けるか否か、産むか産まないかというさまざまな選択肢を増やす結果をもたらした。また、新しい選択は、子どもに異常があるからという理由で、母体を優先するためにいのちの選別をすることにもつながった。生殖に伴う選択は、生死がまさにとなりあわせになっている状況下で行われる。

　では、母体のいのちと胎児のいのち、あるいは家族の生活状況が対立し、葛藤をおこすような複雑な状況で、当事者はどのように決定するのがよいのだろうか。誰か一部の人の意見を重視し、他の関係者の意見を無視すること

では、好ましい選択とはいえない。Aさんの事例のように、Aさん本人の意思が周囲に理解されないままでの決定も不適切である。かりに中絶という同じ決定をしたとしても、どのようなプロセスをたどったうえで決定を行うのかということが重要である。

医療者もまた、検査を行う前に検査についてどのように伝えるのか、あるいは検査の結果、異常の所見がみつかったことをいかに伝えるかということも問われる。妊婦に対する医療者の説明が不十分であり、伝わりにくい場合は、誤解を招くとともに、医療訴訟にまで発展しかねない。

最終的な意思決定は、妊婦自身によって行われる。しかし、決定に至るプロセスで、当事者がいかにかかわるかということが問われるのである。妊婦の意思、妊婦の自律を尊重することは大事である。ただし、複雑な状況では、妊婦一人で決められないこともしばしばある。妊婦本人で決められないというのは、自分の意思が明確でないということもあるが、どの選択がよいのか自分でよくわからないということもある。どの選択が妊婦と家族にとって正しいのかは、医療者であっても、患者本人、家族であっても、みなが最初からわかるわけではない。お互いの対話のもとで、どの方法を選択すればどのような結果を招くことになるのかを十分に吟味したうえで、最善策を見いだすプロセスを踏むことこそがよりより意思決定につながる。新しい診断技術がもたらす選択後の結果をだれもが確実に予測できるわけではない。だからこそ、お互いの対話がより重要になる。

第3節　出生前診断に伴う倫理的問題

(1) 人工妊娠中絶と選択的人工妊娠中絶

人工妊娠中絶に関わる倫理的な価値は、胎児と妊婦の両方の権利を尊重することである。胎児の生命を尊重することが胎児の権利を守ることであり、他方、妊婦の中絶を認めることが妊婦の権利を守ることである。しかし、両方の権利を同時に守ることはできない。

そこで、胎児は人として生命を尊重されるべき存在であるのか、あるいは

いつから人とみなされる存在であるかということが問題になる。この問題に対してはさまざまな捉え方がある。

　受精のときから人として扱うとみなせば、受精卵、胚、妊娠初期の胎児、妊娠後期の胎児など、どのような場合も生命を消滅させることは倫理に反することになる。どんな胎児も生きる権利があるとも捉えることができる。実際には、胎児の意思はわからない。しかし、胎児は何もいえないからこそ、親、あるいは医療者が胎児の生命を尊重しなければならないという考え方である。受精したときから人として扱うとみなせば、中絶はどの時期であろうと「胎児の生命尊重」、「胎児の権利」に反することになる。

　次の捉え方は、胎児は人のもとになる存在ではあるが人ではないとするものである。人として扱われるのは、母体から離れる出生時とする考え方である。出生するまで胎児は人として扱われないのであれば、むしろ妊婦の意思を尊重して中絶を行うことは、倫理的に「患者の自律尊重」の原則にもとづいた判断となる。女性の権利を尊重した結果、中絶を行うともいえる。哲学者カントの人格論では、善意志をもつ理性的な人間は、人格をもった人であるとされる。この考え方からすれば、胎児は人とみなされない。また、日本の民法では、胎児は母体から全部露出してはじめて人として扱われる。それまでは人とはみなされていない。

　上記の二つの捉え方とは別に、両者の中間的立場をとる場合がある。胎児は受精したとき、すぐに人としてみなされる存在ではないが、出生までの間、徐々に人として扱われていくようになるとする捉え方である。いつから人とみなすかは、妊婦が胎動を感じるとき（妊娠20週頃）、母体外でも生存できるようになる頃（妊娠22週頃）などがある。刑法で堕胎は罪に問われるが、条件付きで母体保護法にて人工妊娠中絶を認めているのは、母体外で胎児が生存できない時期である。いいかえると、胎児が母体外で生存できるようになってはじめて人としてみなすという捉え方である。この捉え方では、母体外で生存できない時期では、女性の中絶の権利を尊重し、それ以降では、胎児を人の生命として扱うべき存在として、胎児の生命尊重を重視していることになる。人工妊娠中絶、選択的人工妊娠中絶のケースでは、胎児の生命尊

重と女性の自律尊重の権利が拮抗しているのである。

では、選択的人工妊娠中絶の場合にかぎり浮上する問題とは何であろうか。選択的人工妊娠中絶の場合、親は、胎児の異常を知ったことで中絶の処置を選択する。異常だとわかり中絶を選択することには、異常の子は望ましい子ではない、あるいは異常のある子であれば欲しくないという、異常な子に対する親の差別意識が含まれている。人間の身体的・精神的な特徴に「優劣」をつけて「優れている者」の繁栄を願い、他方「劣った者」の排除を促進するという考え方は優生思想と呼ばれる。親が胎児の異常を知ったうえで、異常の子を排除するという考え方は、異常の子を劣った者であるから排除されるに値する者とみなす優生思想につながる。すなわち、生命に優劣をつけることに対して倫理的に問題が生じている。

まとめると、人工妊娠中絶、選択的人工妊娠中絶の倫理的問題としては、①どんな命も生きる権利があるという「生命尊重」、「胎児の権利」と女性の自律を尊重する「自律尊重」、「女性の権利」が対立する価値構造になっていること、②異常の児を排除するという優生思想につながるということである。

(2) 着床前診断

着床前診断は、体外受精で受精させた胚を子宮に移植する前に、遺伝的疾患の有無を診断し、異常のない胚だけを戻す方法である。そこで、倫理的に問題になるのは、①特定の疾患を排除する優生思想につながるのではないかということ、②診断できる疾患を限定することへの公平性の問題、③世界共通の明確な基準がないということである。

着床前診断によって、異常があると診断された胚は、子宮に移植されない。異常と診断された胚を排除することは、特定の疾患を持つ人を排除することにつながるといわれている。そもそも人は、疾患を持っていようがいまいが平等に扱われなくてはならない。特定の疾患を持つ人を排除する思想は優生思想につながるため倫理的に問題とされる。

さらに、診断できる対象疾患は限定されている。重篤な疾患がすべて着床前診断の対象となっているわけではない。重篤な疾患のなかでも、ある疾患

の診断は可能であり、別の疾患は不可能だということになる。現在のところ、対象疾患について明確な基準はない。その結果、着床前診断を希望する女性に対して、公平性を担保できないという問題が生じている。

　着床前診断を受けたい人の公平性という点では、世界にも共通する基準があるわけではないことも問題である。日本には着床前診断に関する法規制はない。ドイツなどは禁止しているが、アメリカではほとんど規制はない。国によって規制や対応が異なる状況で、当事者は検査を受けるかどうかの決定を迫られる。

　診断技術の発達によって、胎児の異常が早期にわかるようになったことで、妊婦とその家族、医療者という診断に関わる人は、新たな問題に直面している。着床前診断を受けられる人を限定すべきか、限定するとすれば何を基準にしたらよいのか、あるいは、すべての疾患を診断の対象として認めるのか、対象疾患の人が差別されて優生思想につながることはないのかなどである。これらの課題は、妊婦、胎児、胚という検査を受ける対象者の公平性の担保をいかにはかるかということである。倫理的側面と平行して、診断技術を運用する制度整備の観点からも包括的に検討されることが求められている。

〈引用・参考文献〉

千葉喜英・池ノ上克（2006）「胎児治療の進歩」『日産婦誌』58（9），107-109．

厚生科学審議会先端医療技術評価部会出生前診断に関する専門委員会（1999）「母体血清マーカー検査に関する見解」（http://www1.mhlw.go.jp/houdou/1107/h0721-1_18.html）．

近藤均・酒井明夫・中里巧他編（2002）『生命倫理事典』太陽出版．

Mark, P., MA. Roxanne, M., LLB LLM. Jeff, N, MD.（2008），*Wrongful Birth Litigation and Prenatal Screening*, CMAJ, Nov. 4, 1027-1030.

日本人類遺伝学会倫理審議委員会の母体血清マーカー検査に関する見解，1998．

日本産婦人科学会（1999）「着床前診断に関する見解、ならびにその解説」（http://plaza.umin.ac.jp/~jsog-art/jsog_kenkaishu.pdf）．

日本産婦人科学会（2007）「出生前に行われる検査および診断に関する見解」（http://

www.jsog.or.jp/about_us/view/html/kaikoku/H19_4_shusseimae.html）（http://kyogaku.ihs.u-tokai.ac.jp/botaikessei.htm）.

大北全俊他編（2007）『事例で学ぶケアの倫理』メディカ出版.

佐合治彦（2001）「平成13年厚生科学研究費補助金（子ども家庭総合研究事業）分担研究 遺伝カウンセリング体制の構築に関する研究：周産期遺伝カウンセリングシステム構築に関する研究——産科診療における遺伝カウンセリング」（主任研究者 小山順一）平成13年厚生科学研究費補助金分担研究報告書.

菅沼信彦（2008）『最新生殖医療』名古屋大学出版会.

The Society of Obstetricians and Gynaecologists of Canada（SOGC）(2007), Clinical Practice Guideline, Prenatal Screening for Fetal Aneuploidy, JOGC 187, pp.146-161 (http://www.sogc.org/guidelines/documents/187E-CPG-February2007.pdf).

山中美智子編（2010）『赤ちゃんに先天異常が見つかった女性への看護』メディカ出版.

吉武久美子（2007）『医療倫理と合意形成——治療・ケアの現場での意思決定』東信堂.

第3章

生殖補助医療技術
——不妊治療と配偶者間の生殖医療——

....
本章のねらい

(1) 生殖補助医療技術とは、どのような技術であるのか。自然妊娠の場合と比較しながら、技術の利用目的ごとに、生殖補助医療技術の特徴を理解する。

(2) 生殖補助医療技術の利用目的の一つは、不妊治療である。不妊治療では一般治療が行われたあとに、高度生殖医療技術として体外受精などが行われる。生殖補助医療技術の現状と不妊治療を受ける当事者の負担について理解する。

(3) 体外受精では、妊娠率を高めるために一度に複数個の胚を移植する。その結果、複数の児を妊娠するという多胎妊娠が増加した。多胎妊娠では母児への負担が大きいことから、胎児の数を減らすという減数手術が行われている。減数手術を含む体外受精によって生じる倫理的問題について考えよう。
....

妊娠は、受精卵が子宮に着床することで成立する。自然妊娠では、精子と卵子の受精は、女性の体内で行われるが、医療技術の高度化によって、受精が体外で行えるようになった。

生殖補助医療技術とは、生殖を促す高度医療技術の総称である。生殖を促す医療には、どのような特徴があるのだろうか。

本章は、配偶者間での生殖医療について、生殖補助医療技術の技術的、社会的、倫理的側面に着目しよう。

第1節　自然妊娠と生殖補助医療技術

(1) 自然妊娠の仕組み

妊娠の成立は、精子と卵子が受精し、受精卵が子宮に着床することである。自然妊娠は、次の五つの段階を経て成立する。

まず、射精された精子が女性の膣内に入る。数千万から数億の精子は、子宮の入り口から子宮頸管、子宮内腔、さらに卵管内へと移動し、卵管を遊泳して、腹腔側の出口に近いところで卵を待つ。

つぎに女性の卵巣からは卵が排卵される。卵巣内では卵胞が成長し、排卵可能な卵胞へと成熟する。1回の月経周期に排卵される卵は通常1個であるが、排卵にあわせて、毎回十数個の卵子が成長し、そのうちの1個が「主席卵胞」となり排卵にむけて成熟を繰り返し、残りの卵子は消えていく。十分に成熟した主席卵胞は、排卵を促すホルモン（LH：黄体化ホルモン）によって、卵巣から腹腔内へと放出される。これが排卵である。

卵巣から腹腔内へと放出された卵子は、卵管采によって拾い上げられて（ピックアップ）、卵管膨大部へ移送される。

卵管膨大部で待っていた複数の精子は、卵子を被う膜（透明帯）を溶かし、やがて、一つの精子が卵子内に入り込んで受精が完了する。受精卵は、約28時間で最初の細胞分裂（分割）を起こし（二細胞期胚）、その後細胞分裂を起こしながら成長していく。細胞分裂を起こした受精卵を「胚」と呼ぶ。胚は成長をさらに続けて胚盤胞と呼ばれる段階まで成長すると、透明帯から抜け出る（ハッチング）。

胚盤胞の状態になると、胚は子宮腔へ移送されて子宮に着床する。受精から5～8日を要する。

妊娠成立には、精子、卵子、卵管（受精の場）のいずれもが正常でなくてはならない。

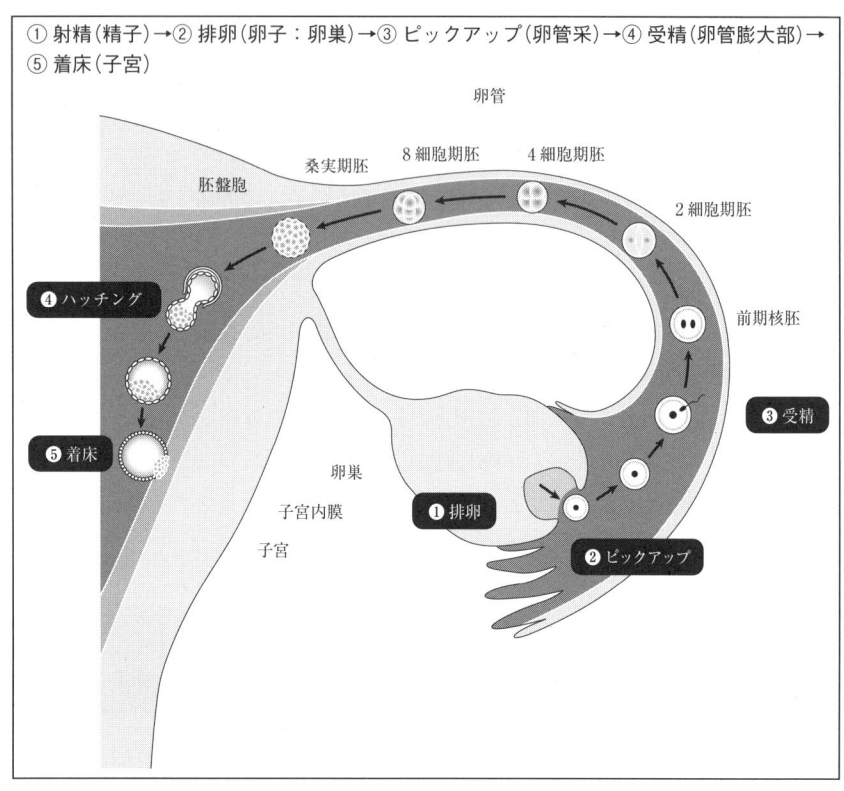

① 射精(精子)→② 排卵(卵子:卵巣)→③ ピックアップ(卵管采)→④ 受精(卵管膨大部)→
⑤ 着床(子宮)

図 3-1　自然妊娠における妊娠成立までのプロセス
出所：日経メディカル（2005）より引用し、一部筆者が加筆した。

(2) 生殖補助医療技術の特徴

　生殖医療を支える医療技術は、総称して**生殖補助医療技術**（ART：Artificial Reproductive Technology）と呼ばれる。ART には、試験管などの体外で受精が行われる体外受精−胚移植、顕微授精、凍結胚−融解移植だけでなく、精子を直接、子宮に注入する人工授精も含まれる（表3-1参照）。顕微授精は、男性の精子に不妊原因がある場合、顕微鏡下で精子を卵子内に注入する方法である。男性の不妊要因には、乏精子症（精子の数が少ない）、精子無力症（精子の運動が悪い）、無精子症（精液中に精子がない）などがある。精子を直接卵細胞質内に注入する方法は ICSI と呼ばれる。

表3-1　生殖補助医療技術（ART）の種類

種類	内容
体外受精—胚移植 （IVF − ET：in vitro fertilization and embryo transfer）	体外に取り出した成熟卵子と精子を試験管内で受精させ、一定期間培養した後に胚を子宮に移植する方法（荒木，2001）。どこに胚をもどすか、あるいは受精後いつもどすかで、いくつかの種類に分けられる。卵管に移植する配偶子卵管内移植（ＧＩＦＴ）、接合子卵管内移植（ＺＧＩＦＴ）がある。最近は、受精後5〜6日目の胚盤胞の段階で移植する胚盤胞移植（ＢＴ）が増加している（荒木・浜崎，2003）。
顕微授精	体外受精の一つであるが、培養によって受精を待つのではなく、顕微鏡下で受精を行う。卵細胞質内精子注入法（ＩＣＳＩ）など。
人工授精	性交によらず精液を注射器などで直接子宮に注入する方法。配偶者間人工授精：ＡＩＨ、非配偶者間人工授精：ＡＩＤなど。
凍結保存・融解胚	精子、卵子を凍結保存し、融解させて使用する。

　ヒトの体外受精−胚移植（IVF-ET）による世界初の体外受精児が、1978年、ロバート・エドワードとパトリック・ステフトーレによって、イギリス、オールドハーム総合病院で帝王切開術にて出産された（荒木・浜崎，2003）。2010年の現代をさかのぼることわずか32年前のことである。世界初の体外受精児が出生してから、翌年、1979年にオーストラリアでロパタによる第2例目が報告されており、アメリカでの第1例目は1981年であった。日本での成功例は、1983年東北大学による。

　図3-2は、体外受精−胚移植の模式図である。女性の卵巣内で成熟した卵子を採卵し、卵子と精子を培養器内で受精させる。受精卵を分割させて胚の段階で子宮に移植し、子宮内での着床を待つ。移植された胚が子宮内に着床すれば妊娠の成立である。

　体外受精−胚移植では、精子・卵子・胚を利用する。精子、卵子、胚の共通点は、ヒトの遺伝的形質を含むことと多様な機能に分化する幹細胞であるということである。これらの特徴をいかして、体外受精−胚移植は、次の三つの目的で用いられている。

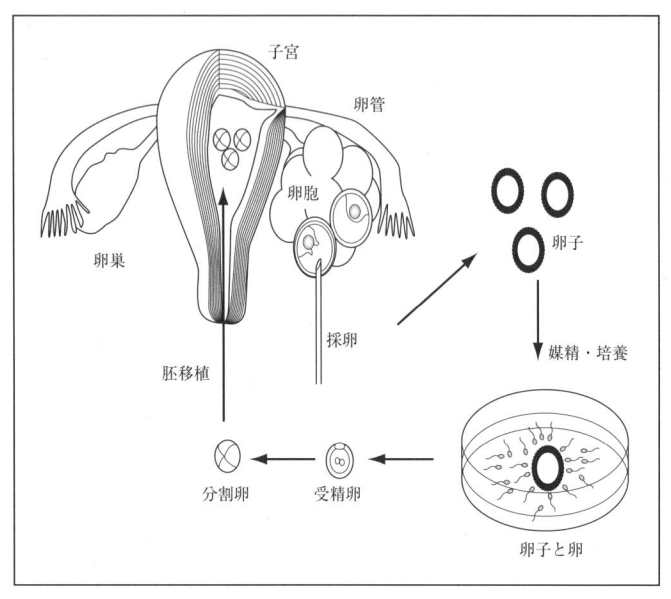

図 3-2　生殖補助医療技術の模式図
出所：菅沼（2008）より引用。

(3) 利用目的別にみた体外受精

(a) 子どもを作る

　第一は、子どもを作るためである。不妊治療は、不妊の原因に応じて、一般的な不妊治療と体外受精−胚移植などの生殖補助医療が段階的に進められる。とくに、体外受精−胚移植による方法は、通常は女性の体内で行われている精子と卵子の受精を人工的に体外で行うため、不妊カップル以外の第三者（ドナーという）の精子、卵子を使用することも可能である。精子、卵子は遺伝的形質を含むため、ドナーの精子、卵子を使用して生まれてきた子どもの遺伝的つながりはドナーにある。

　不妊の原因が女性の子宮にある場合、女性自身で妊娠することはできない。そこで、体外受精による受精卵を第三者の子宮に移植、第三者の子宮を借りて子どもを作ることができる。第三者の子宮を用いて、妊娠、出産を行うことを代理懐胎（代理母）と呼ぶ。非配偶者間における生殖医療の詳細につい

ては第4章に譲るが、子孫を残すためという目的で体外受精は用いられる。

(b) 受精卵の異常の有無を調べる

　第二は、受精卵・胚の異常を子宮に着床させる前に調べることである。体外受精によって得られた受精卵を子宮に移植する前、いわゆる着床前に胎児の遺伝的疾患を診断することから着床前診断、もしくは受精卵診断ともいう。着床前診断については、第2章に触れたとおりであるが、受精卵・胚を診断できるようになったのは、体外受精が可能になったからである。胎児の異常を知って中絶を行うという選択的人工妊娠中絶は、出生前診断の場合より少なくなる。しかし、倫理的には、出生前診断と同様にいのちの選別、異常児の排除、優生思想につながるといわれている。

(c) 再生医療に役立てる

　第三は、再生医療に役立てることである。ES細胞は、受精後5～7日程度経過した胚（胚盤胞）の一部を取り出して、特殊な条件下で培養して得られる。この細胞は、神経細胞や白球細胞などのさまざまな細胞に分化することができる。また、ほとんど無限に増殖するという高い増殖能力を持っている。多様な細胞に分化するもとになるため幹細胞ともいう。ES細胞を使って、神経細胞、心筋細胞、肝臓の細胞、骨を作る細胞、造血細胞などを作り、それを病気や事故によって失われた細胞の再生と機能回復のために用いることを再生医療と呼ぶ。

　ES細胞には不妊治療で余った胚、すなわち余剰胚が用いられる。余剰胚は、子宮に移植すれば胎児になり、やがて人になる存在である。そのような将来、人になる可能性のある細胞に人工的な介入を行って、細胞を死滅させてもよいのかということが倫理的に問題になる。

　ES細胞以外に病気の子どもを助けるために、病気の子どもと同じHLA（白血球の型）をもつ子どもを体外受精-胚移植によって誕生させるという方法が海外で行われている。この方法は、救世主兄弟と呼ばれる[1]。新しく生まれた子どもは、病気の子どもと同じ型の細胞を有しているため、その細胞を病

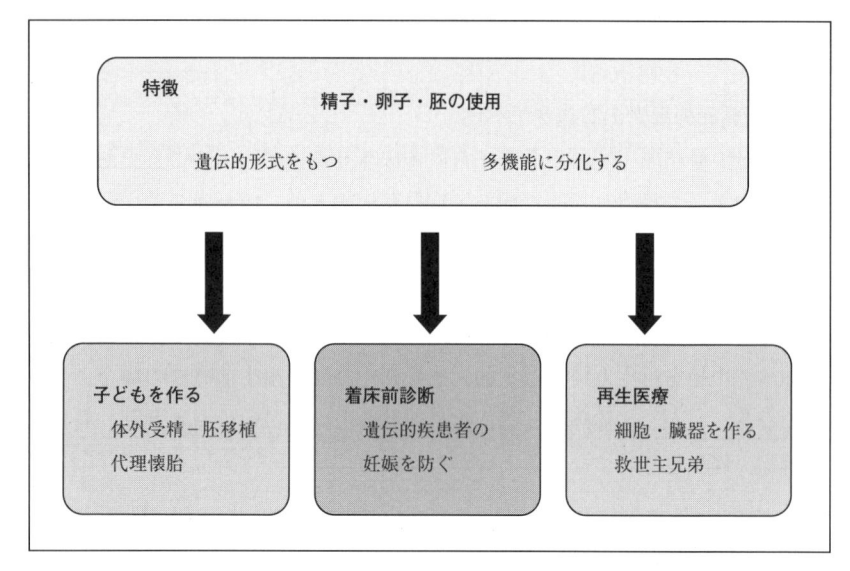

```
┌─────────────────────────────────────────────────────┐
│  特徴      精子・卵子・胚の使用                      │
│      遺伝的形式をもつ      多機能に分化する          │
│           ↓           ↓           ↓                 │
│  ┌─────────┐  ┌─────────┐  ┌─────────┐              │
│  │子どもを作る│  │着床前診断 │  │再生医療  │          │
│  │体外受精－胚移植│遺伝的疾患者の│細胞・臓器を作る│    │
│  │代理懐胎    │  │妊娠を防ぐ │  │救世主兄弟│         │
│  └─────────┘  └─────────┘  └─────────┘              │
└─────────────────────────────────────────────────────┘
```

図3-3 生殖補助医療技術の特徴と利用目的

気の子どもに移植しても拒絶反応が起きることは非常に少ない。さらに、同じ型をもつ兄弟は、将来、どちらかの臓器が悪くなった場合、技術的には互いに臓器移植ができる相手（ドナー）になれる可能性がある。しかし、この方法では、病気の子どもの治療のために生まれた子の人権、福祉を考えると倫理的に問題がある。

　再生医療におけるヒト胚を利用して行われる医療行為に関しては、日本では法制化されているわけではない。技術開発、医療行為をどこまで行ってよいのかについては、倫理的、社会的、法的側面から議論されるとともに、行為の規制に関する整備も重要な課題である。

---

(1) NHKスペシャル【幹細胞生殖医療救世主兄弟】2010年3月28日放送。救世主兄弟は、アメリカを中心にすでに200人以上が生まれているとの放送があった。

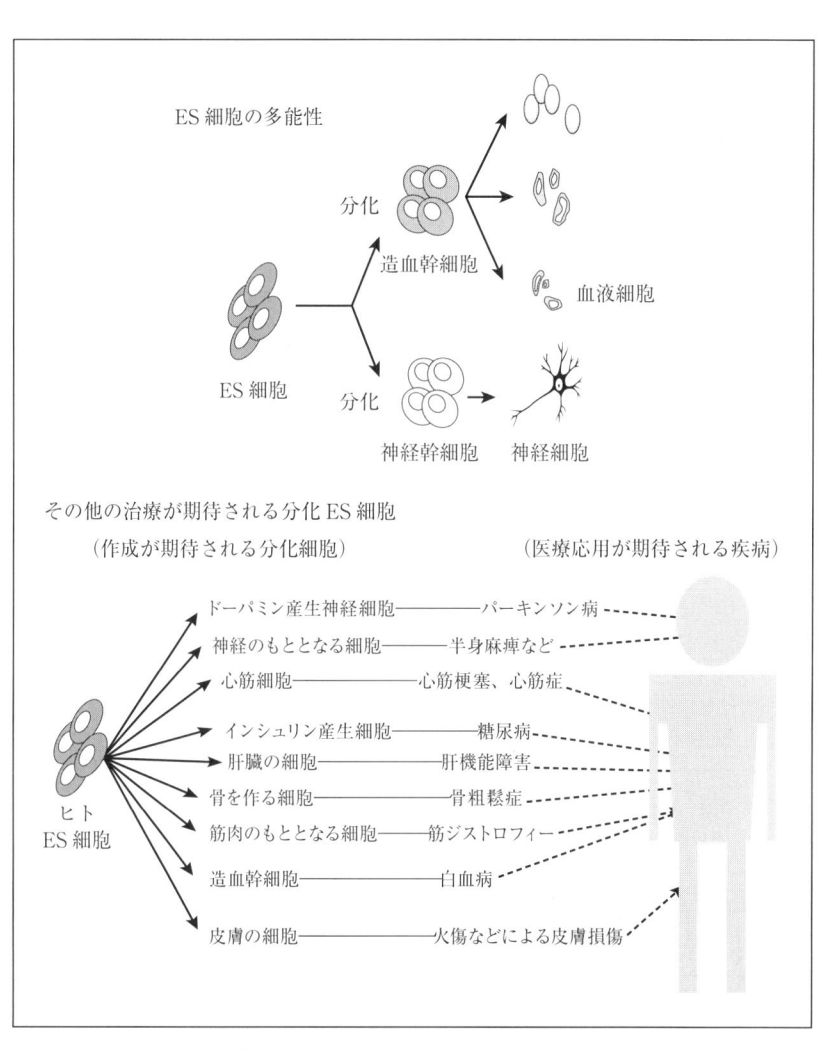

図3-4 ＥＳ細胞の多機性と応用可能な領域
出所：菱山（2002）より引用。

第2節　不妊治療を受ける当事者

(1) 不妊治療の流れ

　精子、卵子、卵管のいずれかが異常をきたし、自然妊娠が不可能になれば不妊という状態になる。日本産婦人科学会によれば、不妊とは、生殖年齢の男女が妊娠を希望して性生活を営んでいるにもかかわらず、2年以上経過しても妊娠の成立をみない状態をさす。

　不妊治療では、段階的に治療が勧められる。

　図3-5は、不妊治療の流れを示している。最初に、不妊症の原因を検査する。検査によって不妊の原因が分かる場合とそうでない場合がある。

　不妊原因の検査を行うのと平行して、基礎体温をつけて経腟超音波断層法

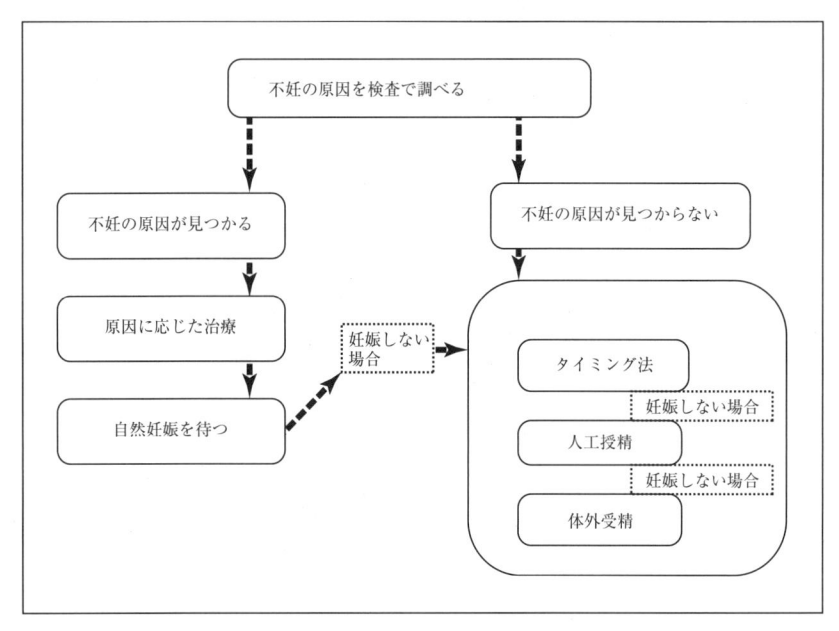

図3-5　不妊治療の流れ
出所：日経メディカル（2005）より引用。

などを使用しながら、生殖のタイミングをはかる。

　不妊の原因がわかれば、原因を補う治療とともに自然妊娠を待つ。しかし、それでも妊娠しない場合は、タイミング治療や人工授精、体外受精という段階の治療に入る。

　他方、不妊の原因がわからない場合には、すぐにタイミング法、人工授精、体外受精という高度生殖医療技術の段階に入ることもある。

　不妊治療は、一般的には、一般的治療を行ってから生殖補助医療技術の方法へと段階的に進められるが、女性の年齢などによって、治療の進め方や進行度について異なり、個人差が大きい。

(2) 生殖補助医療技術(ART)の実施状況

　人工授精、体外受精などの高度生殖補助医療技術はどの程度実施されているのだろうか。

　1978年にイギリスで体外受精児の出生が報告されて以来、生殖補助技術は世界で急速に普及し、めざましい進歩を続けている。国際生殖補助医療技術監視委員会（International Committee for Monitoring Assisted Reproductive Technology：ICMART）の調査報告によれば、2000年の1年間で、生殖補助医療技術による出生児数は、20〜22万人と推測されている。また、同報告では、全世界で年間46万周期以上の採卵が行われており、そのうちの成功率は約20パーセントとある。

　日本では、東北大学で1983年にはじめて体外受精児の出生に成功した。日本でも生殖医学を臨床で実施する施設は日本産科婦人科学会への登録と報告を行っている。

　日本産科婦人科学会によるARTの治療統計を図3-6に示した。登録施設は年々増加しており、体外受精の胚移植数、顕微授精数ともに増加の一途をたどっている。増加の割合は非常に急速である。

　日本産科婦人科学会による2008年末のART実施成績の報告によれば、[2]

---

(2) 斎藤（2010）より引用。

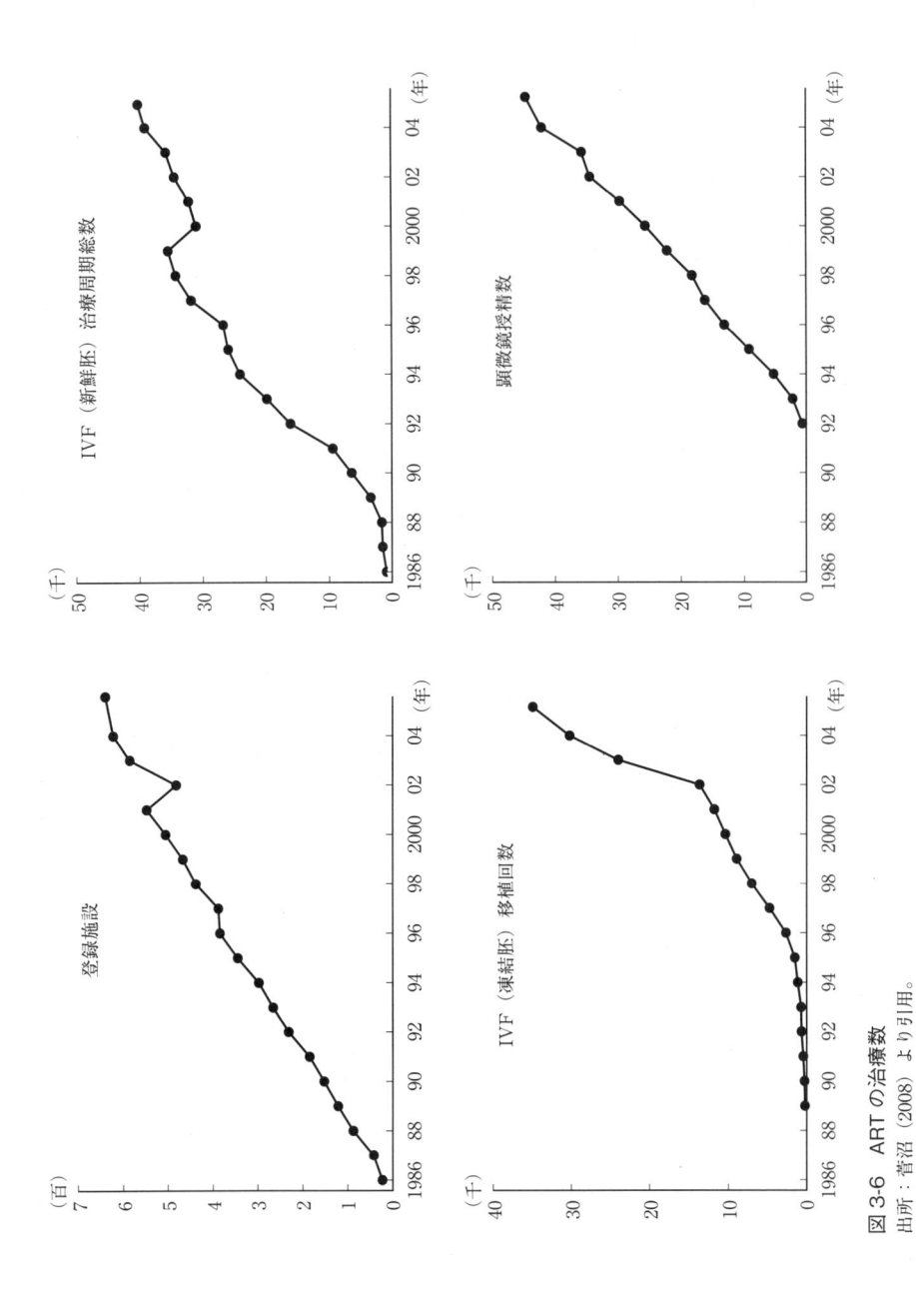

図 3-6 ART の治療数
出所：菅沼（2008）より引用。

2008年末の日本の登録施設数は609であり、そのうち、IVF-ETを実施している施設数は537であった。同報告によると、新鮮胚を用いたIVF-ETの治療成績では、治療周期総数が5万7719、妊娠数6808、移植当たりの妊娠率は23.8パーセント、妊娠当たりの流産率が23.1パーセント、移植当たりの生産率15.0パーセントであった。

IVF-ETなどの体外受精では、1回の胚移植によって必ず妊娠するというわけではない。日本産婦人科学会の報告によれば、移植数に対する妊娠率、流産率は、両方とも2割である。出産に至るのは、さらに割合が低く、移植数に対して15パーセントである。同報告では、子宮外妊娠135、人工妊娠中絶23、死産分娩23、減数手術も7例あったとしている。

要するに、1回の胚移植によって妊娠する確率は2～3割しかなく、妊娠しても流産、子宮外妊娠、多胎妊娠による減数手術を経験する女性もいるということである。菅沼（2008）は、母体の年齢が40歳を過ぎると体外受精による妊娠の流産率が非常に高くなるとも報告している。

図3-7（次頁）は、日本のARTによる出生児数を示している。先述した日本産婦人科学会による2008年の報告でも、2008年のARTによる出生児数は、2万1000人、累積出生児数は21万5000人であった。体外受精児の出生は、増加の一途をたどっている。日本は少子化傾向で全体の出生児数は減少傾向であるにもかかわらず、体外受精児の出生は増加している。今後も体外受精児の出生が増加するとともに、総出生児数に対する体外受精児の割合も増大していくと予測される。

(3) 不妊治療に伴う女性とパートナーの負担

一般的不妊治療と体外受精などのARTを行う場合、女性とそのパートナーはどのような負担を負っているのだろうか。不妊治療は、前述したように、不妊原因を調べる検査を行ったうえで、原因に基づいた一般的治療を実施するが、一般治療で妊娠しない場合にはARTへと段階的に進む。検査、一般的治療、体外受精などのARTにおける女性とその家族の負担について考えよう。

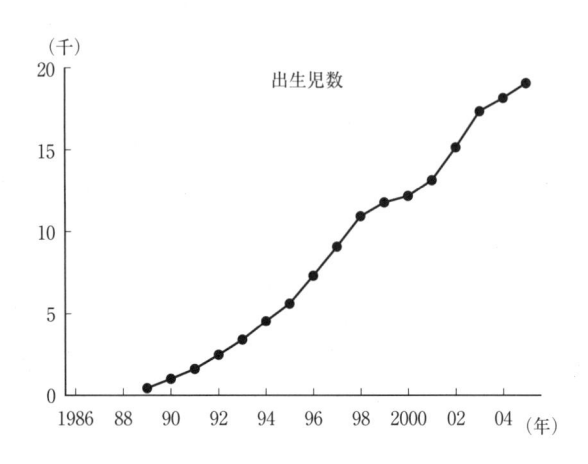

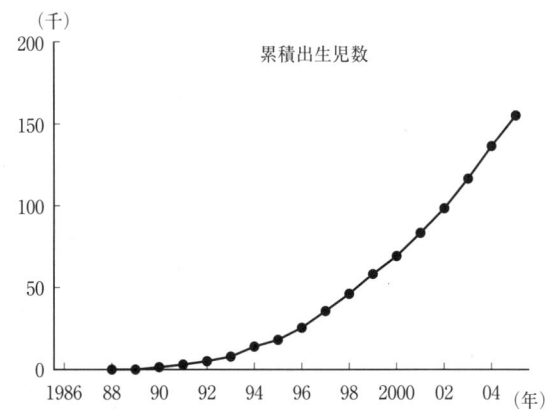

図 3-7　日本における ART による出生児数
出所：菅沼（2008）より引用。

(a) 不妊の原因を調べる検査

不妊原因の主な検査は、

①基礎体温の測定

②精液検査（精子の数・運動率・形態など）

③排卵日が近づいた頃に行う頸管粘液検査

④排卵日が近づいた頃の早朝に性交し、来院後に頸管粘液を採取し、そのなかの精子数を調べるヒューナーテスト

⑤子宮の形と卵管の通過性を調べる子宮卵管造影というX線検査
⑥卵胞、子宮、卵巣の状態をモニターに映し出す経膣超音波診断である。
これらの検査は、女性の月経周期にあわせて行われる。

　検査のなかには、身体的負担を伴うものもある。たとえば、子宮の形と卵管の通過性を調べる子宮卵管造影というレントゲンの検査では、卵管の通りが悪い人の場合、造影剤を注入するときにかなりの痛みを伴う。精液の検査などは、男性が射精した精子を病院に持参して検査を行うため、男性のなかには精神的苦痛を伴う人もいる。

(b) 人工授精・体外受精

　検査によって不妊原因を調べたのち、一般的治療、体外受精などの生殖補助医療が進められていく。

　人工授精では、男性の精子を注射器などで、女性の生殖器に注入する。痛みを伴うわけではないが、精子の検査と同様、射精した精子を持参することに抵抗を感じる人もいるであろう。

　体外受精になると、まず薬剤によって卵巣を刺激し、多くの卵子を排卵させる。複数の卵を採取し体外で受精させる。胚を女性の子宮に移植する場合、流産などによって必ずしも1回の移植で着床するわけではないため複数の胚を用いる。

　体外受精に伴う身体的負担は、①排卵誘発剤の使用に伴う副作用、②多胎妊娠に伴う妊娠・分娩のリスクの増加である。

　排卵誘発剤によって、卵巣が腫れたり、腹水の貯留、ときには胸水などの症状がおきる。また、血漿量が低下することで血液が濃縮し、血液凝固能の亢進、腎機能の低下などがおきる。これらの症状は、卵巣過剰刺激症候群と呼ばれる。

　多胎妊娠では、胎児一人の場合と比べて、早産、妊娠貧血、妊娠高血圧症候群、双胎間輸血症候群（一部の胎児に十分な血液が供給されず発育不良となる）、羊水過多症、双胎のうち一人が死亡するなど、母児の両方にとってリスクの高い妊娠となる。また、分娩期になっても、陣痛が増強しない微弱陣

痛、胎盤が早くに剥がれてしまう常位胎盤早期剥離などのリスクも高まる。

(c)精神的・社会的負担

　女性とパートナーは、不妊治療を受ける際、精神的・社会的側面ではどんな状況にあるのだろうか。

　女性が不妊であることを知ったとき、「どうしてわたしだけできないのか」という悲嘆反応を起こし、自分の子どもをもてないということに不安や焦燥感を抱くといわれている。また、妊娠しないことに対して、欠陥人間である、人間として否定されたような感覚になるともいわれている。子どもを切望する家族内では、妊娠しない女性は、非常なストレスを抱えている。ときには、家族、親戚関係の悪化もきたしかねない。

　子どもを切望している女性とパートナーにとって、不妊治療は子どもを作るための最後の望みとなる。治療に対する期待も大きい。しかし、治療を受けても容易に妊娠するとは限らない。ときには治療に10年以上もの時間を要する人もいる。治療期間中、治療に対する期待と妊娠不成立に伴う落胆という気持ちの変化は大きい。

　図3-8は、不妊治療に伴う女性の心理的変化を示したものである。不安の程度が高くなったり、低くなったりと変化が激しい。不妊治療を開始してから時がたつにつれて、直面する心理的課題も変化する。危機的状態を迎える時期もある。

　不妊治療は日常生活を営みながら多くは外来診療で進められる。職業婦人であれば、仕事の制約、日常生活の支障も生じる。また、治療期間が長引いて体外受精などの生殖補助医療まで治療を行えば、経済的負担も大きい。1回の体外受精で数十万という費用がかかるともいわれている。不妊治療に対する補助金が国から一部支給されているが十分ではない。

　女性とパートナーは、上記のようなさまざまな負担を負って治療をすすめていく。他の疾患の治療と異なって、どこまで治療を行うのか、どの段階で治療を終結するのかは、女性とパートナーの判断に委ねられている。子どもができないことは必ずしも病気ではない。人生には、子どもを望まないライ

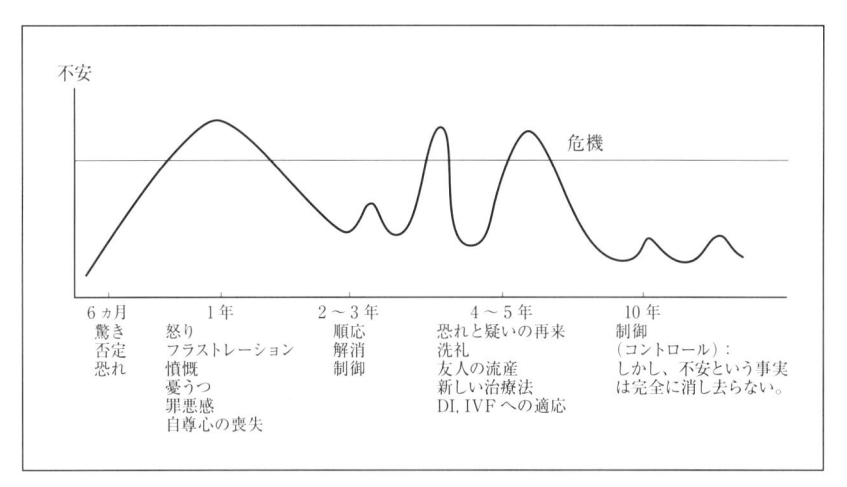

図3-8 不妊治療に伴う女性の心理的変化
出所：Craing（1990）より引用。

```
不安
 6ヵ月        1年         2〜3年      4〜5年          10年
 驚き         怒り        順応        恐れと疑いの再来   制御
 否定         フラストレーション  解消        洗礼            （コントロール）：
 恐れ         憤慨        制御        友人の流産       しかし、不安という事実
              憂うつ                 新しい治療法      は完全に消し去らない。
              罪悪感                 DI, IVFへの適応
              自尊心の喪失
                                                危機
```

フスタイルもある。不妊治療をどこまで行うのかについての判断は、子どもを望む女性とパートナーの価値観、考え方によって異なる。考え方、意見の相違は、女性とパートナー間においてもしばしばみられる。

不妊治療に関する意思決定が女性とパートナーに委ねられるということは、判断に伴う精神的負担も課せられるということである。いつまでどの程度治療を行うのか、女性とパートナーの間で気持ちを合わせること、あるいは二人が納得したうえで治療の終結を決めることも重要な課題になっている。

第3節　減数手術を含む体外受精による倫理的問題

(1) 生殖行為に人が介入すること

人間が子孫を残すために生殖活動を行うことは、自然な営みである。なんらかの理由で妊娠できないのであれば、子どもを望まないという選択をする夫婦もいる。子を持たないという選択は、人生の選択であり、生き方としても捉えることができる。子どもを望まない選択をする夫婦にとって、不妊であることは、病気として捉えられない。

しかし、妊娠しないことを治療の対象と捉える人にとっては、不妊症は病気である。生殖補助医療技術を使い、体外受精させた胚を子宮に移植するという行為は、夫婦以外の第三者（医療者）の介入によって行われる。生殖補助医療技術による医療者の行為は、神聖な生殖領域に人が介入したということもできる。また、同時に、生殖活動を人の管理下に置けるようになったともいいかえることができる。

精子、卵子、胚は、人の姿や形をしていないが、人の体を作るもとになる存在である。人には人権があり、人として尊重されるように、本来、精子、卵子、胚という存在も尊重されなければならない。しかし、体外受精、受精卵の冷凍保存、顕微授精という人工的な作業は、ときに人のもとになるものを扱っているという感覚を鈍らせてしまう。

体外受精ー胚移植による出生児は、国内でも年に２万人近くにのぼる。現代社会において、夫婦間による体外受精、人工授精は社会的に容認されている行為である。

しかし、社会に容認されているから問題がないというわけではなく、精子、卵子、胚を扱う関係者は、自然の生殖行為に人が介在することの意味を十分に認識しなければならない。体外受精における精子のとりちがえなどの医療者のミスによる問題も浮上している。人の介入する生殖医療では、医療者が不適切な行為をとったならば、その結果生まれてくる子と家族の一生を左右することになる。精子、卵子、胚を扱う関係者に課せられる責任は重く、また、同時に行為を規制する法がないからこそ関係者の倫理が強く問われているのである。

(2) 減数手術によるいのちの選別

体外受精ー胚移植では、妊娠率を高めるために複数胚を移植する。その結果、多胎妊娠が増加した。多胎妊娠では、母児の生命の安全を考慮して、一部の胎児のいのちを抹消し、胎児の数を減らす手術が行われることもある。

多胎妊娠の場合、とくに４胎（四つ子）以上になると、母児のリスクは相当なものである。最悪の場合、母児の両方が命を落とすことにもなりかね

い。かりに胎児全員のいのちが助かったとしても障がいを残す可能性も否定できない。そこで母体と一部の胎児の安全を考慮して、妊娠初期から中期のうちに、一部の児を消滅させるのが減数手術である。

　手術の方法としては、妊婦の腹部の上から針を刺して、塩化カリウムという薬剤を注入して行われる。通常、人工妊娠中絶であれば、胎児とその付属物（胎盤など）を胎児が母体外で生存できない時期に母体から排出させる。減数手術は、胎児と胎盤などを母体外に排出させるわけではない点が人工妊娠中絶と異なっている。

　減数手術の実施を日本ではじめて公表したのは、長野の根津医師であった。根津医師の報告によれば、母体と胎児の安全上、やむをえない処置であったとしている（根津・沢見, 2009）。根津医師が減数手術を実施したとき、手術に関する法律や指針などは存在しなかった。日本母性保護医協会（現：日本産婦人科学会）は、根津医師の減数手術の処置に対して、減数手術は胎児とその付属物を母体外に排出させるわけではないため、塩化カリウムを使用する方法は違法であること、医師が多くの胎児のうちどれか一つを選んでいのちの選別をしてもよいのかと異義を唱えた。日本母性保護医協会による見解では、多胎妊娠が大変であるなら、母体保護法による観点から、全員の胎児を中絶させることの方が問題はないというものであった。

　1996年（平成8年）、日本産婦人科学会は、生殖補助医療技術による多胎妊娠については、その防止を図ることでこの問題を根本から解決することを志向すべきとし、体外受精−胚移植においては、移植胚数を原則として3個以内とするという方針を出した。さらに、2008年には、日本産婦人科学会は、移植胚は原則として単一とするという見解を出している。

　厚生労働省は「精子・卵子・胚の提供等による生殖補助技術制度の整備に関する報告書」（2003年〔平成15年〕）のなかで、胎児の扱いおよび減数手術に対して、現在の技術では多胎を完全に防止することはできないので、4胎以上の多胎妊娠は母の合併症が増加し、児の予後が不良であることを踏まえると、減数手術が許容される場合があると考えられる、と示した。

　このように、日本の方針は、多胎妊娠の予防に努めるとともに、4胎以上

第3章　生殖補助医療技術

の多胎妊娠をした場合、母体と胎児の安全面から、減数手術もやむをえないと許容の態度を示している。

　減数手術に関する倫理的問題としては、抹消させる胎児のいのちの選別を医療者が行うことである。減数手術は、妊娠中期に母体の腹部の上から針を刺して薬剤を注入して行われるため、医師が針を刺しやすい部位にいる胎児のいのちが抹消されやすい。

　本来、胎児は法律では人として扱われていなくても、いのちとして尊重されなければならない存在である。まして、子どもが欲しい不妊夫婦にとってみれば、治療の末にやっとできた胎児である。貴重に扱われる存在である。

　しかし、胎児の数が4人以上になると、母体ともにいのちの危険が高まる。そこで、胎児のいのちを助けるために、一部の胎児のいのちを抹消するのである。いいかえると、誰かを助けるために同じ胎児のいのちを犠牲にすることである。

　胎児のいのちは、どれも尊重されなければならない。しかし、減数手術をせずにすべての胎児の妊娠を継続すれば全部のいのちが危険にさらされる。すなわち、いのちの危険というリスクをすべての胎児が同じように負うのか、それとも一部の胎児がすべてのリスクを負うことで、ほかの胎児のいのちを助けるのかということである。誰かを助けるために犠牲になってもいいという胎児のいのちがあるのだろうか。しかも、胎児のいのちの選別を医師が行ってもよいのだろうか。減数手術は、一部の胎児のいのちを助けるために犠牲になる胎児を作ってしまうという倫理的問題を浮上させたのである。

〈引用・参考文献〉

荒木重雄・浜崎京子編（2003）『不妊治療ガイダンス第3版』医学書院.

荒木勤（2001）『最新産科学正常編』文光堂.

Craing, S. (1990), *A Medical Model for Infertility Counseling, Australian Family Physician*, 19 (4), 491-501.

菱山豊（2002）『生命倫理ハンドブック生命科学の倫理的、法的、社会的問題』築地

書館.
International Committee for Monitoring Assisted Reproductive Technology (ICMART) (2009), *World Collaborative Report on in vitro Fertilization 2002*, Human Reproduction, 24, 2310-2320.
厚生労働省厚生科学審議会「精子・卵子・胚の提供等による生殖補助医療制度の整備に関する報告書」(2003) (http://www.mhlw.go.jp/shingi/2003/04/s0428-5a.html#3-3-3).
根津八紘・沢見涼子 (2009)『母と娘の代理出産』はる書房.
日本産婦人科学会会告 (1998)「多胎妊娠に関する見解」(http://www.jsog.or.jp/kaiin/html/H8_2.html).
日本産婦人科学会会告 (2003)「代理懐胎に関する見解」(http://plaza.umin.ac.jp/~jsog-art/jsog_kenkaishu.pdf.).
日本産婦人科学会会告 (2008)「生殖補助医療における多胎妊娠防止に関する見解」(http://plaza.umin.ac.jp/~jsog-art/jsog_kenkaishu.pdf.).
NHKスペシャル「幹細胞生殖医療救世主兄弟」2010年3月28日放送.
日経メディカル編 (2005)『不妊治療ワークブック』日経BP出版.
斎藤秀和ほか (2010)「平成21年度倫理委員会 登録・調査小委員会報告 (2008年分の体外受精・胚移植等の臨床実施成績および2010年7月における登録施設名)」『日本産婦人科学会誌』62 (9), 1821-1849 (http://plaza.umin.ac.jp/~jsog-art/FUJ09-54.pdf.).
菅沼信彦 (2008)『最新生殖医療』名古屋大学出版会.

第4章

非配偶者間における生殖医療
——人工授精・体外受精・代理母をめぐる法的・倫理的問題——

本章のねらい

（1）非配偶者間での生殖補助医療技術（ART）には、人工授精、体外受精、代理懐胎（代理母）などがある。これらの非配偶者間によるARTを受ける当事者は、どのような問題に直面しているのかについて理解する。

（2）非配偶者間によるARTに関して、医療訴訟が起きている。どのような問題が起きているのかを理解するために判例を概観しよう。非配偶者間のARTについて、法整備、規制状況は、日本と海外では異なっている。日本、イギリス、ドイツ、アメリカの規制状況について理解する。

（3）非配偶者間によるARTでは、どのような倫理的問題があるのだろうか。技術的、法的、倫理的、制度的側面から、生殖補助医療技術を用いる際に直面する意思決定の問題について考えよう。

　人工授精、体外受精という生殖補助医療では、パートナー以外の精子、卵子、胚、子宮を使うことも技術的には可能になった。パートナー以外の第三者の提供者のことを**ドナー**と呼ぶ。

　本章は、ドナーによる生殖補助医療の特徴を技術的、法的、倫理的、制度的側面から概観したうえで、意思決定の課題を把握する。

第1節　非配偶者間での生殖補助医療を受ける当事者

(1) 非配偶者間による生殖補助医療の種類

　人工授精、体外受精、代理母という生殖補助医療技術では、ドナーの精子、卵子、胚、子宮を用いて妊娠を促すことができる。

　ドナーを用いた生殖医療技術の方法は、次のとおりである。

(a) 精子の提供

　人工授精と体外受精による二つの方法がある。人工授精では、ドナーの精子を女性の子宮に直接注入する方法である。ドナーによる人工授精を AID（Artificial Insemination by Donor）と呼ぶ。AID は、日本でも 1948 年から慶応大学で実施されている。

　体外受精では、ドナーの精子と妻の卵子を体外受精あるいは顕微授精させて、胚を妻の子宮に戻す。人工授精、体外受精ともに無精子症の場合に行われる。

(b) 卵子の提供

　ドナーの卵子と夫の精子を体外受精させて、妻の子宮に胚を移植する方法である。妻が卵巣機能不全などで卵子ができない場合に適応される。

(c) 胚の提供

　精子と卵子を受精させてできた受精卵は、分割をおこすと胚になる。ドナーによる精子と卵子を用いてできた胚を妻の子宮に移植する方法である。

(d) 子宮の提供

　なんらかの理由で妻の子宮が欠損し、妊娠不可能であるとき、ドナー女性の子宮を借りて妊娠させる方法である。ドナーの子宮を用いる場合、二つの方法がある（図 4-1 参照）。

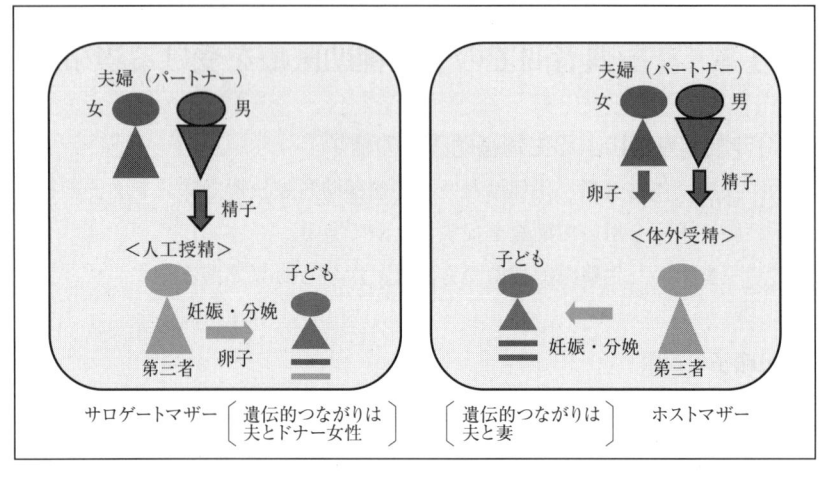

図 4-1　代理母の種類

　一つ目は、夫の精子をドナーの子宮に直接挿入し妊娠し、出産する方法である。人工授精型、あるいは**サロゲートマザー**と呼ぶ。この方法は、妻に子宮はなく、卵巣機能もない場合に用いられる。産まれた子は、夫とドナー女性とのつながりをもつ。
　二つ目は、子宮だけを借りる方法、すなわち夫の精子と妻の卵子を体外受精させた胚をドナーの子宮に移植する方法である。体外受精型、あるいは**ホストマザー**と呼ぶ。ホストマザーは、妻の卵巣機能が残っている場合に実施される。産まれた子は、夫婦と遺伝的つながりをもつことになる。
　子宮の提供を受ける上記の二つの方法を代理懐胎、あるいは代理母と呼ぶ。

(2) ドナーによる妊娠と遺伝的つながり
　ドナーの精子・卵子を用いて体外受精、人工授精を行って妊娠した場合、子を望む依頼者カップルと生まれた子には遺伝的、生物学上のつながりはない。表 4-1 は、非配偶者間における生殖補助医療の種類と親子の遺伝的つながりを示したものである。
　精子提供の場合、人工授精、体外受精のいずれも、依頼者男性と子どもの

表 4-1 非配偶者間による生殖補助医療と遺伝的つながり

種類	卵子由来者 (遺伝上の母)	精子由来者 (遺伝上の父)	生みの親 (懐胎者)	養育者・育ての父母法律上の父母
精子提供 　人工授精 　体外受精	依頼者女性 依頼者女性	ドナーM ドナーM	依頼者女性 依頼者女性	依頼者 男性・女性
卵子提供 　体外受精	ドナーF	依頼者男性	依頼者女性	依頼者 男性・女性
胚提供 　体外受精	ドナーF	ドナーM	依頼者女性	依頼者 男性・女性
子宮提供（代理懐胎） 　サロゲート型 　ホスト型	ドナーF 依頼者女性	依頼者男性 依頼者男性	ドナーF ドナーF	民法ではドナーFが母となる。養子縁組をすることで依頼者男性・女性の子となる

注：ドナーMは精子提供者、ドナーFは卵子提供者、依頼者夫婦を依頼者男性、依頼者女性として示す。

間には遺伝的なつながりはない。遺伝的つながりがあるのは、精子提供者である。また、依頼者女性と子どもの遺伝的つながりも保たれているため、戸籍上では、依頼者男女と子の親子関係に問題は生じない。

　卵子提供の場合、依頼者女性と子どもの間に遺伝的なつながりは生じない。しかし、出産するのは依頼者女性であるため、遺伝的つながりのない子どもを出産することになる。日本では戸籍上、出産した女性が母とみなされるため、遺伝的つながりはなくても、依頼者女性と子の親子関係が認められることになる。

　胚提供の場合は、依頼者男性・女性の両方が子どもと遺伝的つながりをもたない。出産するのは依頼者女性であるが、卵子提供と同様、遺伝的なつながりのない子を出産することになる。

　子宮提供の場合、ドナー提供者の卵子を使用する、いわゆるサロゲート型の代理懐胎では、依頼者女性と子の間には遺伝的なつながりは生じない。他方、依頼者女性の卵子を使用する、いわゆるホスト型では、依頼者女性と子どもには遺伝的つながりが生じることになる。日本の民法では、出産した女性が子どもの母親としてみなされるため、代理懐胎によって生まれた子の母

第4章　非配偶者間における生殖医療

は、子宮提供者のドナー女性であるとみなされる。日本では、代理懐胎で生まれた子は、養子縁組または特別養子縁組によって依頼者男性・女性の戸籍に入ることになる。

(3) 出自を知る権利

非配偶者間による生殖補助医療で生まれた子どもが遺伝的つながりのあるドナー提供者のことを知る権利を「**出自を知る権利**」という。

日本でも早くから非配偶者間人工授精（AID）が実施されているが、ドナー男性の個人情報は秘密にされてきた。AIDによって生まれてきた人による報告（非配偶者間人工授精で生まれた人の自助グループ会員，2010）によれば、親の病気、死亡、離婚、夫婦げんかなどの家庭内の危機的状況がおきたときに、出自について親が子どもにいわざるをえない状況で子どもは告げられる。真実を告げられた子どもは、信頼していた親が出自のことを隠したいと思っていることにショックを受けるとともに、今まで信じていたものが突然崩れてしまう感覚を味わうという。

AIDで生まれた子が出自を知ることは、親子関係の構築とアイデンティティーの確立という点から重要である。「子どもが親を知る権利」は、子どもの権利条約(1)にも明記されている。子どもは出自について、隠された状況では、子どものアイデンティティーが変更されたり、あるいは奪われる危険がある。そこで、子どもはアイデンティティーの権利を有するのである。

他方、出自を知る権利をすべての子どもにかりに認めたならば、精子・卵子・胚の提供者のプライバシーの保持、提供者の匿名性は担保できなくなる。その結果として、精子・卵子の提供者が少なくなれば、ARTを希望する不妊夫婦は、不利益を被ってしまう。

---

(1) 子どもの権利条約は、1989年に採択されており、日本は1994年に批准した。子どもの権利条約7条では、「できる限りその父母を知りかつその父母によって養育される権利を有する」とある。また、8条では、「児童が国籍、氏名及び家族関係を含むその身元関係事項について不法に干渉されることなく保持する権利を尊重することを約束する」とある。

(a) 専門学会および公的機関の見解

では、出自を知る権利について、日本ではどのように議論されてきたのだろうか。

2010年末の時点で、非配偶者間による生殖補助医療で生まれた子の出自を知る権利については、法制化に至っていない。日本産婦人科学会による自主的規制にとどまっている。

日本産婦人科学会による会告「非配偶者間人工授精に関する見解」では、精子提供者のプライバシー保護のため精子提供者は匿名とするが、実施医師は精子提供者の記録を保存するものとする、とされている。出自を知る権利については、とくに言及されていないが、診療録・同意書の保存期間については、子どもの福祉に長期間関係する可能性があるため、より長期の保存が望ましいとされている。精子提供者のプライバシー保護を重視した見解である。

他方、国の審議会による審議は若干異なった見解を示している。2000年、厚生科学審議会先端医療技術評価部会生殖補助医療技術に関する専門委員会は、精子・卵子・胚の提供などによる生殖補助医療のあり方についての報告書を出している。本報告書では、①成人した子は、提供者を特定できないものについて、当該提供者がその子に開示することを承認した範囲内で知ることができる、②提供者は当該個人情報が開示される前であれば、開示を承認する自己の個人情報の範囲を変更できる、③生まれた子は、自己が結婚を希望する人と結婚した場合に近親婚とならないかどうか確認を求めることができる、とした。報告書では、生殖補助医療により生まれた子が、その子に係る精子・卵子・胚を提供した人に関する個人情報を知ることは、アイデンティティーの確立などのために重要であると指摘されている。しかし、それにもかかわらず、精子・卵子・胚の提供者のプライバシーを守ることができなくなるとして、生殖補助医療の実施を確保することにウェイトが置かれるものとなっていた。

さらに、生殖補助医療が着実に広まっていくなか、子の福祉に関わる医療紛争も発生するようになった。夫の同意なしに実施されたAIDで生まれた子について、夫の嫡出否認を認める判決が出された。生殖補助医療で生まれ

た子の福祉の問題が顕在化するようになったのである。

　そこで、厚生科学審議会生殖補助医療部会の下に生殖補助医療技術に関する専門委員会が設置されるとともに、出自を知る権利について議論が行われた。本専門委員会による2003年に出された報告書では、①15歳以上の者は、精子・卵子・胚の提供者に関する情報のうち、開示を受けたい情報について、氏名、住所など、提供者を特定できる内容を含め、その開示を請求することができる、②公的管理運営機関は、開示に関する相談に応じ、予測される影響について説明を行うとともに、開示に関わるカウンセリングの機会が保証されていることを相談者に知らせる、③とくに提供者を特定できる個人情報の開示まで希望した場合には、特段の配慮を行うとした。子どもが提供者の個人情報を知ることは、子の福祉の観点から、アイデンティティーの確立のために重要であるという内容になっている。しかし、本専門委員会による審議は、生殖補助医療の制度づくりのための議論にはなったが、法制化には至らなかった。

(b)法整備に向けて

　精子・卵子・胚の提供者が生殖補助医療に当事者として加わることは、親子関係を複雑にしている。本来、子どもが親のことを知ることは、あたり前のこととして認められる権利である。しかし、精子・卵子・胚の提供者、ARTを希望する依頼者、生まれてくる子というそれぞれの立場で、何がよいかということを考えると、どこまで認めるのか、どこまで情報開示するのかについて、簡単に答えが出せないのが日本の現状であろう。

　イギリス、ニュージーランド、スウェーデンなどの海外では、すでに出自を知る権利保障の法律が制定されている。出自を知る権利を認めている国では、子どもの権利条約の理念を基本としてドナーの情報を開示するようにしている。

　親は、ARTをするかしないかの選択を行うことができても、子どもは、ARTによって生まれるか、そうでないかの選択はできない。法学者の二宮（2010）は、ARTの選択に子どもが含まれていないからこそ、親は子ども

に真実を告知しなければならず、子どもにドナーのことを伝えても子どもが安心できる養育環境を作るという重い責務を果たすことで、子どもの利益を守らなければならないと指摘する。

どのような境遇で生まれようとも子どもの基本的な権利は尊重されなければならない。ドナーによるARTで生まれてきた子に対して、子の福祉を優先し、子の利益を守ることとは、どのような行為を指しているのだろうか。親、子ども、ドナーなど、多様な立場からの議論を重ねるとともに、生殖補助医療の行為を規制する法整備のあり方も重要な課題になっている。

(4) 提供者・子どもたちの負担

非配偶者間による生殖補助医療では、妊娠を望むカップルのために、ドナーが精子、卵子、あるいは子宮の提供を行う。医療行為は、営利を目的としていないため、ドナーによる提供も非営利的な行為となる。そこで、ドナー提供者は、他人の利益のために精子、卵子、子宮を提供していることになる。他人の利益のために行うことを**利他主義**と呼ぶ。

ドナー提供による生殖補助医療のなかでも、とくに代理懐胎では、ドナー女性の負う身体的、精神的、経済的負担は非常に大きい。ドナーの負担について考えてみよう。

図4-2は、代理懐胎におけるドナー女性の負担の内容と生じやすい問題を示したものである。

妊娠、分娩の経過は個人差の大きいものである。妊婦の多くは、出産までの約280日間、つわりや腰痛などのマイナートラブルを経験する。なかには、流産、早産、妊娠高血圧症候群、常位胎盤早期剥離などのリスクを抱える人もいる。また、最悪の場合、妊娠によって死亡することもある。

妊娠自体による身体的リスクに加えて、体外受精型の代理母の場合、依頼者女性の卵子を用いるため、代理母女性と依頼者女性の性周期をあわせなくてはならない。そこで、代理母女性に大量の黄体ホルモンの投与を行う。ホルモン投与による副作用も大きい。

体外受精型の代理母の場合、体外受精に伴う多胎妊娠のリスクも否定でき

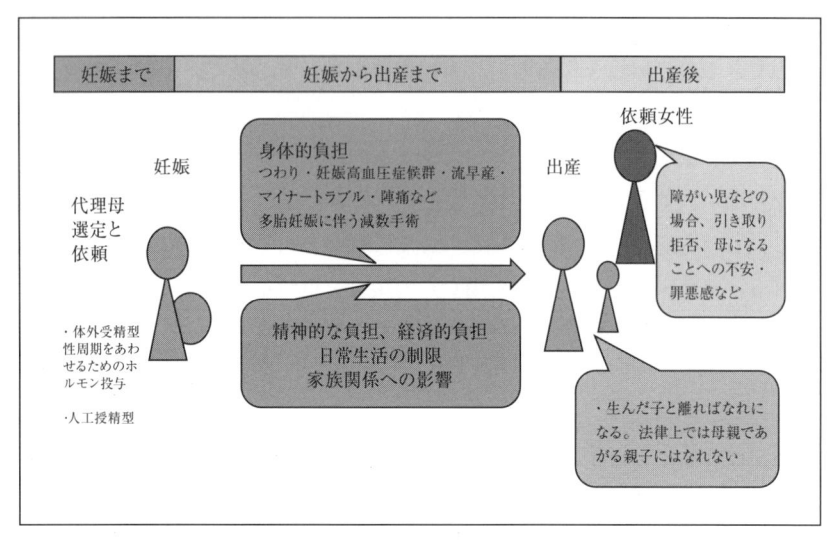

```
┌─────────────┬──────────────────────┬─────────────┐
│  妊娠まで   │   妊娠から出産まで   │   出産後    │
└─────────────┴──────────────────────┴─────────────┘
                                              依頼女性

     妊娠              身体的負担
                  つわり・妊娠高血圧症候群・流早産・     出産
 代理母            マイナートラブル・陣痛など                   ・障がい児などの
 選定と           多胎妊娠に伴う減数手術                          場合、引き取り
 依頼                                                              拒否、母になる
                                                                   ことへの不安・
                                                                   罪悪感など
 ・体外受精型
  性周期をあわ     精神的な負担、経済的負担
  せるためのホ       日常生活の制限
  ルモン投与        家族関係への影響             ・生んだ子と離ればなれに
                                                  なる。法律上では母親であ
 ・人工授精型                                     がる親子にはなれない
```

図 4-2　代理母によるドナー女性の負担と発生しやすい問題

ない。減数手術が行われる可能性も高い。

　就労女性であれば妊娠によって仕事を休職しなければならない。胎児のことを気遣って、遠方の旅行を控えるなど、日常生活も制限される。陣痛、帝王切開術という出産時の身体的負担も大きい。

　代理母の腹部は妊娠すると大きくなるため、妊娠の事実は、周囲の人にも明らかになる。多くの人は、代理で妊娠しているとは思わないため、出産してすぐに、母親が子を手離すとは誰も想像しない。まして、代理母が経産婦ならば、第1子の幼い子は、自分の弟か妹ができたと喜び、出産を楽しみにして待つであろう。

　しかし、代理母は出産後、まもなく、生んだ子を依頼者夫婦に引き渡さなければならない。代理母本人が抱く母性感情によって、子どもの引き渡しを拒否したという事件もアメリカで起きている(2)。代理母本人だけなく、出産を

---

(2) ベビーM事件のこと。1985年アメリカニュージャージー州で起きた事件で、代理母の出産後、子どもの引き渡しを拒否し、本事件を契機に代理母禁止の法律が制定された国もある。詳細は、本章第3節を参照のこと。

楽しみにしていた幼い家族がいたならば、弟あるいは妹がいなくなった事情を理解できないだろう。幼い子どもの心にも傷を残すことになる。

他方、生まれた子の福祉についても問題が起きている。引き取りの拒否である。代理母がHIVウイルスに感染していたため、生まれた子もHIV感染者であったことから、数ヵ月間も引き取り手がないまま放置されていたケースがあるという（大野, 2009）。きちんと引き取られていても、人工授精型の代理母による出産の場合では、依頼者女性と生まれた子に遺伝的なつながりはない。また、依頼者女性が出産したわけでもない。夫の遺伝的つながりのある子を養育していることになる。アメリカでは、同じ依頼者が人工授精型の代理母と体外受精型の代理母によって、子どもを儲けて養育しているという（大野, 2009）。同じ兄弟でありながら、遺伝的つながりのある子とそうでない子が一つ屋根の下に暮らす家族関係は複雑であろう。

代理出産は、ドナー女性とその家族、生まれてきた子と依頼者夫婦とその家族に対して、一生にかかわる重大な影響を及ぼす。代理出産に関わる人の一生残る心の傷、あるいは苦しみを低減させるためには、非配偶者間のARTを希望する人が出産後のことを熟慮のうえで決断することが必要不可欠である。

(5) 複雑な親子関係

非配偶者間における体外受精、人工授精の場合、親子関係が複雑になることも大きな特徴である。どれほど複雑になるか考えてみよう。

図4-3は、従来型の親子関係（婚姻関係にある男女から自然妊娠・出産で生まれた子）と生殖補助医療技術を用いた親子関係のちがいを示している。

当事者は、子を望む依頼者男女、精子提供者、卵子提供者、代理懐胎者、生まれた子である。依頼者女性をA、依頼者男性をX、卵子提供者および精子提供者をD、代理懐胎者をS、生まれた子をCと示し、子の両脇に誰と遺伝的つながりをもつかを示している。

妊娠・出産のタイプは、依頼者女性自身による場合、代理懐胎の場合、性同一性障がいなどで性転換した場合が考えられる。可能な親子関係のケース

従来の親子関係

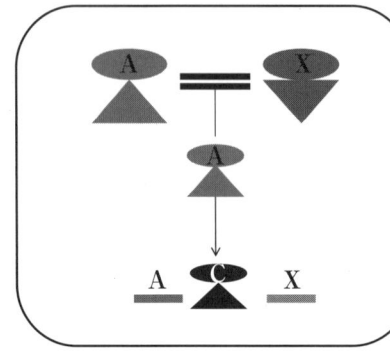

・婚姻関係の男女

・出産女性は
　婚姻女性である

・子どもは婚姻男女
　と遺伝的つながりが
　ある

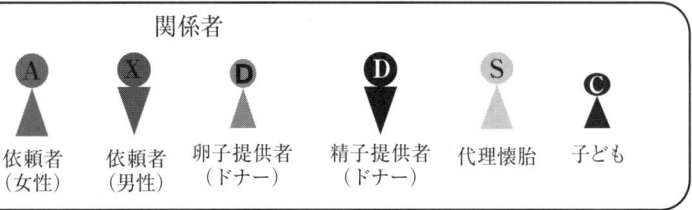

関係者

A　　　X　　　D　　　D　　　S　　　C
依頼者　依頼者　卵子提供者　精子提供者　代理懐胎　子ども
(女性)　(男性)　(ドナー)　　(ドナー)

は、多数存在する。

　図4-3の一段目は、依頼者女性自身による妊娠・出産の場合である。精子提供、卵子提供によって体外受精・人工授精を行うことが可能である。左にドナーのない従来型を示している。ドナーによる精子・卵子の提供で、親子関係は三つのパターンが存在する。

　二段目は、代理懐胎の場合である。6パターンがある。一番左のケースは、依頼男女の精子・卵子を体外受精させて代理母に出産してもらった場合である。日本でも依頼者女性の実母が代理懐胎をしたケースが報告されているが（根津・沢見, 2009）、Sの代理懐胎者が依頼女性Aの実母だったということである。図では、二段目の一番左に相当する。左から3番目と5番目が人工授精型の代理懐胎である。他は体外受精型である。

　三段目は、性同一性障がいなどで性転換した場合である。親子のつながりは、さらに複雑になり、10パターンが考えられる。図4-3では、性転換したケースを〔　〕として示している。性転換者の精子・卵子は使用できないた

従来型

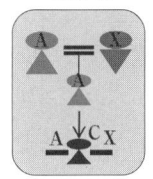

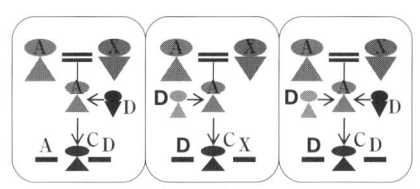

体外受精・人工授精を使用するが、依頼者女性自身による妊娠・出産の場合

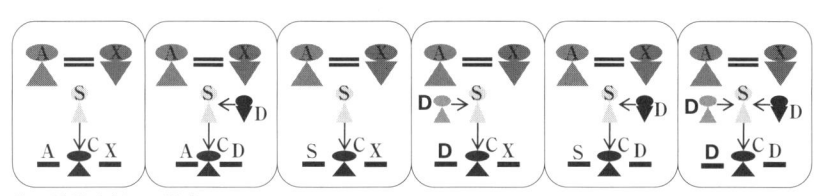

代理懐胎を行った場合

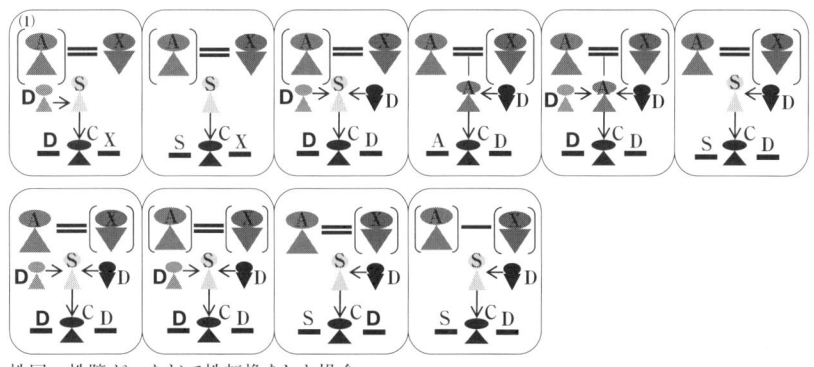

性同一性障がいなどで性転換をした場合

図4-3　生殖補助医療技術による多様な親子関係
注1：〔　〕は性転換をしたことを示す。
　　　たとえば〔▲〕は生まれた性は男性であるが女性に性転換したことを示す。

第4章　非配偶者間における生殖医療　　*093*

め、代理母の卵子か別のドナーのものを使用するかで、親子関係が複雑になっている。

非配偶者間によるARTが可能となったことで、図4-3のように多様な親子関係が存在するようになった。しかし、すべての親子関係が法律上で親子として認められているわけではない。日本の民法では生んだ女性が母とみなされている。体外受精型の代理懐胎の場合では、遺伝的なつながりのある親子が法律上では母と子としては認められない。出産した女性と子どもには遺伝的つながりが存在するという従来の規範は、必ずしも成立しなくなった。婚姻した夫婦でなくても、同性愛者のどちらかの配偶子を使って、代理懐胎を行うことで、遺伝的つながりのある子どもを儲けることも技術的には可能であろう。

生殖補助医療技術の発達によって、親子、家族のあり方が大きく変わってきている。多様な親子関係、家族関係が存在するなか、私たちは、社会、法、制度、倫理というそれぞれの点から、どこまで認めるのか、あるいは法整備をどのようにすすめるかという問題に直面している。

第2節　訴訟問題と各国の規制

(1) 訴訟問題

生殖補助医療技術に関して、どのような医療訴訟や事件が起きているのだろうか。いくつかの事例を概観してみよう。

(a) 日本で起きた判例
〈AIDによって生まれた子どもの嫡出と親権者の問題〉

AIDによって子どもを出産したあと、夫婦が離婚し、子の親権をめぐって問題が起きている。

本事例は、夫婦が調停離婚した際、子の親権は審判によって夫と定められ

---

(3) 詳細は神里・成澤（2008）, pp.53-55を参照のこと。

ていた。ところが、子の母親が親権をめぐって裁判所に不服を申し立てた。
　東京高裁（1998年判決）は、原審判取り消しとしている。その主な理由は以下のとおりである。本件の子どもは、父親が無精子症であったため、父親と母親が合意の上で、母親が第三者から精子の提供を受けて出産した人工授精子である。母親は、このような場合、子どもと父親との間には真実の親子関係が存在しないから、法律上父親が親権者に指定される余地はないと主張する。しかし、夫の同意を得て人工授精が行われた場合、人工授精子は嫡出推定の及ぶ嫡出子であるとするのが相当である。母親も、父親と子どもとの間に親子関係が存在しない旨の主張をすることは許されない。もっとも、人工授精子の親権を定めるについては、子どもが人工授精子であることを考慮する必要がある。夫は子どもとの間に自然的血縁関係がないことは否定することはできない事実であり、このことが場合によっては子の福祉になんらかの影響を与えることがありうると考えられる。ただし、当然に母が親権者に指定されるべきとまではいうことはできない。子どもが人工授精子であるということは、考慮すべき事情の一つであって、基本的には子の福祉の観点から、監護意思、監護能力、監護補助者の有無やその状況、監護の継続性等、他の事情も総合的に考慮、検討して、あくまでも子の福祉にかなうように親権者を決めるべきであるとされた。
　本判決では、親権者は母親になった。判決内容は、人工授精による子ということは考慮されるべきことではあるが、真実の親子関係がないからという理由で親権者にふさわしくないとするのではない。あくまでも、子の福祉のために総合的に考慮して親権者を決めた結果になっている。

〈亡父の凍結精子を用いた体外受精によって出生した子どもの認知の問題〉
　自然妊娠の場合、妊娠時、精子は、射精によって女性の体内に挿入されるため、射精時は誰の精子であるか明らかであり、また男性は必ず生存している。しかし、現代の医療技術では、精子、卵子あるいは体外で受精させた受精卵（胚）を凍結保存することが可能であり、また同時に、凍結保存後、必要に応じて融解させて受精卵（胚）を女性の子宮へ移植することができる。

本事例[4]は、そのような技術を用いて、夫が死亡後に凍結保存した精子を用いて生殖補助医療（死後生殖）を行い、その結果子どもが生まれたが、その子の認知を求めた裁判である（高松高裁平成16年判決、最高裁平成18年判決）。不妊治療を受けていた夫が骨髄移植のため精子を凍結保存していた。骨髄移植は成功し不妊治療を再開したが、不妊治療の途中で夫は死亡した。夫の死後、妻は凍結保存していた精子を用いて、死後生殖を行い出産した。出生後、夫の嫡出子として生まれた子を届出たところ、「出生子は婚姻解消の日から300日後に生まれた子であり、嫡出性は推定されない」として、届出は受理されなかった。そこで、妻は子どもに代わって、死後認知の訴えを起こした。

松山地裁1審では、原告の認知請求は、認知の要件を満たさないとして、棄却された。

しかし、高松高等裁判所（2004年）は、原判決を取り消し容認した。認知請求が認められるための要件については、次のようになっている。自然の妊娠・出産による場合は、子と事実上の父との間に自然血縁的な親子関係が存在する。しかし、人工授精による妊娠・出産の場合、認知請求が認められるためには、認知を認めることを不相当とする特段の事情が存在することに加えて、事実上の父の同意があるという要件が必要である。と同時に、認知を認めるのは、それだけで十分である。

さらに、現行の法律は、体外受精等の生殖補助医療技術の問題を想定しておらず、自然懐胎のみが問題とされていた時代に制定されたものである。しかし、認知の訴えが認められる趣旨からすれば、自然懐胎以外の方法による妊娠・出産が想定されていなかったからといって、人工授精によって生まれた子が、認知請求ができないとする理由にはならないとした。

ところが、2006年最高裁判所は、高裁の判決を破棄し、新たに判決をいい渡した。最高裁の判決の内容は次のようになっている。民法の実親子に関する法制は、血縁上の親子関係を基礎に置いて、嫡出子については出生により親と子の間に法律上の親子関係を形成するものである。この関係にある親

---

(4) 詳細は神里・成澤（2008），pp.57-62を参照のこと。

子について民法の定める親子、親族等の法律関係を認めている。現在では、生殖補助医療技術を用いた人工生殖は、自然生殖の過程の一部を代替するものにとどまらず、自然生殖では不可能な妊娠・出産も可能とするまでになっている。死後懐胎子はこのような人工生殖により出生した子に相当するが、現在の法律は、少なくとも死後懐胎子と死亡した父との間の親子関係を想定していない。すなわち、死後懐胎子については、その父は懐胎前に死亡しているため、親権に関しては、父が死後懐胎子の親権者になりうる余地はない。また、扶養等についても、死後懐胎子が父から監護、養育、扶養を受けることはありえない。相続についても、死後懐胎子は父の相続人になりえない。

本事例での最高裁は、父の死亡後に人工授精で生まれた子と父の親子関係を認めなかった。現在の法では、生殖補助医療技術による子と親の関係を想定していたものではないから現法律が改正されないかぎり、基本的な法律関係は成立しないということである。

〈海外で代理懐胎した子どもの法的地位の問題〉

海外では、代理懐胎が容認されている国もあるため、日本人の不妊夫婦のなかには海外で代理懐胎を行う人もいる。民法では、子の母親は出産した人とみなされているため、代理懐胎によって生まれた子の母親は、出産した女性、すなわち子宮を提供したドナー女性である。そこで、代理懐胎の依頼者は、代理懐胎した子を養子縁組によって戸籍に入れることになる。しかし、海外では、代理懐胎によって生まれた子について、親子関係確定の申し立てをすれば、裁判所は代理懐胎の依頼者（血縁上の夫婦）を法律上の実父母であることを確認し、出生証明書を発行することがある。

本事例(5)は、海外で代理懐胎した子の法的地位について争ったケースである。子宮頸がんによって子宮を摘出し、自身では出産できない体となった日本人女性が夫婦の子を儲けるために、アメリカ在住の夫婦と代理出産の契約を結んだ。契約したアメリカ女性は、依頼者夫婦（日本人夫婦）の精子と卵子を

---

(5) 詳細は、神里・成澤（2008）, pp.62-71 を参照のこと。

用いた体外受精による代理懐胎で双子を出産した。アメリカのネバタ州において、依頼者夫婦は、ネバタ州裁判所に対して、親子関係確定の申し立てをした。その結果、同裁判所は、依頼者夫婦を血縁上および法律上の実父母であることを確認し、出生証明書の発行を命じた。

依頼者の日本人夫婦および代理懐胎して生まれた子が日本に帰国し、東京都品川区長に依頼者夫婦を父母とする出生証明書を提出した。しかし、区長は、依頼者女性による分娩の事実が認められず、嫡出親子関係が認められないことから、出生届を受理しないとした。

そこで、依頼者夫婦が、出生届の受理をするよう申し立てた。第1審判決では、申し立てを棄却した。

しかし、東京高等裁判所（2006年）は、原審判を取り消した。その主な理由は、次のとおりである。①ネバタ州における親子関係確定の裁判の効力は、当事者および代理懐胎した夫婦だけなく、出生証明書の発行権限者、および出生証明書の受理権限者を含む第三者に対しても及ぶものである。②外国裁判所の確定判決に該当している。③公序良俗に反しないと認めることができる。

ところが、最高裁判所（2007年）は、高裁の判決を破棄し、新たに判決をいい渡した。判決内容は次のとおりである。子を産んでいない人が子の母親になることは、民法が実親子関係の成立を認めていない者の間にその成立を認める内容であるから、現在の我が国の身分法秩序の基本原則ないし基本理念と相容れないものである。本件は、民訴法118条3号にいう公の秩序に反することになるので、我が国においてネバタ州の親子関係確定裁判の効力を認められない。依頼者夫婦と代理懐胎によって生まれた子との間における嫡出親子関係の成立は、日本法が準拠法になる。日本民法の解釈上、依頼者女性と本件子らとの間には母子関係は認められない。その結果、依頼者夫婦と代理懐胎によって生まれた子らとの間に嫡出親子関係があるとはいえないとした。

最高裁では、依頼者夫婦と子の親子関係成立は、日本の法に準じなければならないという理由で、依頼者申し立てを棄却した。日本の民法制定時には、

想定されていなかった新しい親子関係が生殖医療技術によって生まれている。まさに新しい技術に対応する新しい法の制備が急務の課題になっている。

(b) 海外の事件
〈ベビーM事件——代理母が出産後子どもの引き渡しを拒んだ事件(アメリカニュージャージー州：1985年〉

代理母による事件として、アメリカ国内で賛否をめぐって激しい論争が起きただけなく、本ケースを受けて代理母を禁止する法律が制定された国も多い。

1985年代理母となるメリー・ベス・ホワイトヘッドと夫ビル・スターンとの間で代理母契約が結ばれた。(6)契約では、ビルの精子を用いて人工授精をメリーが受けて妊娠、出産すること、養子契約書に署名して、ビルに子どもを引き渡すこと、その報酬に1万ドルが支払われることになっていた。

ビルの精子をメリーの子宮に注入（人工授精）し、メリーは妊娠した。人工授精は成功した。その後、メリーはベビーMを出産した。ところが、メリーは生んだベビーMに対し、愛情が芽生えたことで、代理母契約を拒否し、自分で養育しはじめた。そこで、スターン夫妻は子どもの引き渡しを求めて裁判を起こした。下級審はスターン夫妻にベビーMを引き渡すように命じたが、最高裁判決では、金銭の授受を伴う代理母契約は乳幼児売買を禁止した法律に違反しているため無効であるとし、ベビーMの父はビル・スターン、母はメリー・ベス・ホワイトヘッドであるとした。しかし、子どもの養育権は、スターン夫妻にあるとした。

本ケースは、代理母を行う女性の身体的、精神的な負担をどのように考慮すべきかという点において問題を提起した。もちろん、代理母の精神的負担を考慮すれば、代理母そのものを禁止すべきだという意見も成立する。女性は、代理母であるとわかっていても、胎児に対して母性が芽生えることもある。メリーとスターンは契約をとりかわし、両者の同意のもとで代理母を行っ

---

(6) 詳細は、内山（2002），pp.235-236を参照。

たとはいえ、メリーに芽ばえた母性までは契約時には予測できなかったと考えられる。

〈離婚後の凍結保存胚の取り扱いをめぐる事件(アメリカテネシー州：1992年)〉
　不妊治療を行う夫婦が、それぞれの精子と卵子を用いて受精させて胚を凍結保存することは、治療の一ステップとして行われている。また、凍結保存胚は、治療のために一定の期間保存されている。では、不妊治療の途中で離婚した場合、凍結保存胚はどのような扱いになるのだろうか。
　アメリカテネシー州でおきた裁判[7]では、離婚夫婦の凍結保存胚の取り扱いをめぐって争われた。デービス夫妻は、1980年に結婚した。妻マリーは、卵管妊娠によって卵管結紮を行った結果、自然妊娠できない体となった。夫妻は6回もの体外受精を行ったが、妊娠に至らなかったため、一時不妊治療を休止することにした。不妊治療再開後、七つの受精卵が凍結保存されたが、移植前に、夫ジュニアから離婚の申し立てがなされた。そこで、凍結胚の扱いについて争われた。
　夫ジュニアは、凍結胚については、共同親権を夫妻に与えること、自分がそれらの胚をどうするかを決定するまで、妻マリーその他の女性に移植することを禁止することなどを要求した。他方、マリーは、凍結胚を移植して出産することを希望し、受精卵を自分に与える裁定を裁判所に求めた。
　第1審では、マリーに七つの凍結受精卵の養育権を与える判決が下されたが、控訴院判決は、夫妻にこれらの共同監護権を与える判決を下した。

〈精子の取り違えのケース(イギリス：2003年)〉
　体外受精は、自然妊娠と異なり、第三者(医療者)の介入によって、人工的に精子と卵子を受精させる。その際、受精させる精子を取り違えてしまえば、生まれてくる子の人生、親子関係に大きな影響を及ぼしてしまう。

---

(7) 詳細は、神里・成澤（2008），pp.304-308 を参照。

本事例は、体外受精を行う二組の精子を取り違えたというものである。A夫妻（白人）とB夫妻（黒人）は、それぞれの精子、卵子を使って、顕微授精（ICSI）を行った。妻Aも妻Bもそれぞれの夫の精子と体外受精を行うことは同意していたが、他者の精子によって体外受精を行うことを拒否していた。また、夫Aも夫Bも、それぞれの妻の治療に同意し、治療の結果、生まれた子の父親になることも理解していた。

妻Aは顕微授精によって妊娠し、双子を出産した。しかし、生まれた子は混血であり、検査の結果、子の生物学的親は妻Aと夫Bであることがわかった。子は、A夫妻の愛情に包まれて育てられており、出生証明書もA夫妻が親として提出されていた。

A夫妻、B夫妻ともに、子はA夫妻のもとで暮らすべきだということについては合意したが、親権については争われた。

2003年高等法院判決では、夫Bを子の法的父親とするが、非婚の父と同じ法的地位で親権を自由に行使することはできないとし、A夫妻には養育権を与えるという判決を下した。

(2) 生殖補助医療に対する規制

(a) 日本

日本では、生殖補助医療に関する法律は制定されていない。また、政府指針による公的規制もない。1983年に日本で夫婦間による体外受精児が出生して以来、専門家集団による会告、関係省に設置された生殖関係部会で生殖医療のあり方等について審議された内容は、報告書として発表されている。

これらの会告や報告書の作成の背景には、法や規制がない状況のなか、すでに臨床現場で非配偶者間による体外受精や代理懐胎を実施しているという事態が社会的問題になったということがある。1983年に出された日本産婦人科学会の見解（初版：「体外受精・胚移植に関する見解」）は、非配偶者間による体外受精を認めないという指針であった。しかし、この指針に反し、長

---

(8) 詳細は、神里・成澤（2008），pp.121-123を参照。

野県のN医師は、1995年に早期卵巣不全の妻の妹から提供された卵子と夫の精子を体外受精させて、子どもを誕生させたことを公表した。日本産婦人科学会は、公表した医師を除名したが、除名された医師は、医業遂行上、法的不利益を受けるわけではなかった。すなわち、日本産婦人科学会の会告は医師の行為を規制する効力をもたなかったのである。

そのような事態を受けて、厚生省も、生殖補助医療問題を集中的に審議するための委員会を設けて報告書(「精子・卵子・胚の提供等による生殖補助医療のあり方についての報告書」2000)を発表した。また、制度設計に向けての審議と審議結果をまとめた報告書(「精子・卵子・胚の提供等による生殖補助医療制度の整備に関する報告書」2003)も厚生労働省生殖補助医療部会から発表された。

生殖補助医療の制度整備に関する報告書によれば、基本的な考え方として、①生まれてくる子の福祉を優先する、②人をもっぱら生殖の手段として扱ってはならない、③安全性に十分配慮する、④優生思想を排除する、⑤商業主義を排除する、⑥人間の尊厳を重視する、とされている。同報告書では、代理懐胎を禁止し、出自を知る権利については、15歳以上の者で開示を受けたい子は請求できるとしている。

さらに、法務省法制審議会でも「生殖補助医療関連親子法制部会」が設置されて審議が行われた。

このように関係省を中心に審議が行われることで、日本でも生殖補助医療の規制に関する議論は高まってきた。しかし、法制化に至らなかった。

他方で、国内外での代理母による妊娠・出産の実施、ドナー卵子を用いた体外受精による出産など、既成事実はあとをたたない。国内で生殖補助医療を実施する医療施設のなかには、独自のガイドラインを作成して実施するようになった医師たちもいる。

そこで、法務相と厚労相の要請を受けて日本学術会議は、「生殖補助医療の在り方検討委員会」を設置し代理懐胎を中心に審議を行った。審議をまとめた報告書(2008)では代理懐胎は原則的には禁止としているが、先天的、後天的に子宮のない女性に限定し試行実験を認めるとしている。

今後、生殖補助医療に関する法制化が急務であるとともに、その手続きをいかに踏んだらよいのかということが重要な課題となっている。

(b) イギリス

イギリスでは、1978年、世界初の体外受精児が誕生した。ルイーズ・ブラウンと名付けられたこの体外受精児は、不妊夫婦にとって希望の光となったが、他方で、神聖な生殖領域に人工介入をしたとして倫理的、社会的議論を引き起こす契機になった。

イギリスでは、1982年に「人の受精及び胚研究に関する調査委員会[9]」が設置され、人の生殖と発生学に関する医学的および科学的発展について、そして、その発展についての社会的、倫理的、法的な影響を考慮し、とるべき政策や防御措置について検討が行われた。本委員会は「ウォークノック委員会」とも呼ばれており、64の勧告を含む報告書を発表した。

1990年11月に「人受精及び胚研究に関する法律：HFE法」が制定される。本法は、ウォークノック委員会報告書の勧告が反映された内容になっており、イギリスの生殖補助技術規制の基礎となっている。

1991年には、HFE法に基づいて「**人受精および胚研究認可庁（HFEA）**」が設置された。また、代理懐胎については、1985年7月「**代理出産取り決め法**」が制定されて、営利目的での代理懐胎契約が禁止されている。

イギリスではHFE法、代理出産取り決め法を基盤に、柔軟な規制体制がとられている。HFE法で倫理上、普遍的に禁止すべき行為については、①ヒト胚以外の生きた胚、そしてヒト配偶子以外の生きた配偶子を女性の体内へ移植すること、②原始線条（中枢神経系の原基）出現後の胚の保管・利用、③ヒト胚の動物への移植、④規制によって禁じられている状況での胚の保管・利用、⑤胚の細胞核と人体、胚又は胚がその後発育したものから取り除かれた核と置きかえること、である。これらに違反した場合、10年以下の

---

(9) イギリスの生殖補助医療に関する規制状況は、神里・成澤（2008）の文献（pp.74-114）を参照のこと。

第4章　非配偶者間における生殖医療　　*103*

禁固又は罰金、もしくはそれらの併科の刑に処される。

　HFE法では、治療、保管、研究を行う際の、認可制度を設けているため、生殖補助医療の実施を行う場合、HFEAの認可を取得しなければならない。さらに、2004年3月欧州連合（EU）で採択された「組織及び細胞指令」により、AIH（パートナーによる人工授精）やパートナー間の体外受精を行う施設についても、HFEAの許可取得が義務づけられることになった。

　HFE法とHFEAには、実施規定が定められている。この規定には、医療スタッフ、施設の基準、提供者の条件および検査、提供されるべき情報などが明記されている。許可施設はこの実施規定を遵守しなければならない。また、HFE法は法的親子関係についても規定している。この法によれば、懐胎した女性が母親となり、また、懐胎した女性の夫は当該生殖補助医療に同意していないことが立証されないかぎり父親となる、としている。

　(c) フランス

　フランスでは、先端医療技術に対して、法律による規制が行われている。関連法規は、**1994年7月**に公布された「**人体の尊重に関する法律（人体尊重法）**、**1994年**「**人体の要素と産物の提供と利用、生殖補助医療と出生前診断に関する法律**」（移植生殖法）、「**記名データ法**」、「**研究対象者保護法**」である。[10]　これら4つの法は、「**生命倫理法**」と総称されている。その後、移植生殖法は、**2004年**に「**生命倫理に関する法律**」に改正された。

　1994年以降、法律および細則を定める執行政令が、生殖補助とはどのような技術をさすか、目的、受けられるカップルの要件、胚の保存の終了方法、第三者の配偶子や胚を必要とする生殖補助、胚の国境を越える移転など、細かく規定している。

　2004年に改正された「生命倫理に関する法律」では、余剰胚の扱いに関する事項、生殖補助医療技術を受けるカップルの適用拡大、胚の国境を越え

---

(10) フランスの生殖補助医療に関する法規制状況については、神里・成澤（2008）,
　　 pp.124-162を参照のこと。

る移転および生殖組織の保存などについての規定が新設されている。さらに、2004年の改正によって、生殖補助技術に関して、先端医療庁という先端医療技術の管理を行う機関が創設された。この機関は配偶子の輸出入および移転に関する許可などを担当している。

(d) ドイツ

ドイツでは、生殖補助医療について包括した法制定はないが、胚の移植については、**1991年「胚移植保護法」**によって規制されている。また、**1989年「代理出産・代理母斡旋禁止法」**の制定によって、代理出産および代理母の斡旋を禁止している[11]。

上記の法規制の基盤となったものが、1985年に提出された「ベンダ委員会報告」である。本委員会報告では、①体外受精は配偶者間のみで実施することとし、独身女性に対する実施は認められない、②第三者から提供された精子または卵細胞による体外受精および胚提供の原則禁止、③代理母禁止という規制が示されていた。

生殖補助医療による複雑な親子関係を勘案して、ドイツでは親子関係に関する法について改正が行われている。1998年親子法の改正によって、分娩した女性を母と定める法律上の母の定義規定が導入された。さらに2002年「親子法改善のための法律」では、精子提供に同意した夫婦から生まれた子どもについては、夫および子の母は、子と遺伝的つながりのない夫の父性を否定することはできないという規定を導入した。

法規制ではないが、ドイツ連邦医師会は、生殖補助医療に関するガイドラインを策定している。1985年医師会の諮問委員会によって作成された「ヒトの不妊治療としての体外受精および胚移植実施に関する指針」は、職務規程の一部になった。この指針でも、代理母禁止、事実婚カップルに対する施術や第三者の配偶子の利用を原則的に禁止することなどの規制が設けられて

---

(11) ドイツの生殖補助医療に関する法規制状況は、神里・成澤（2008），pp.163-172を参照のこと。

いた。以後、連邦医師会による指針は改正が行われている。

(e)アメリカ

アメリカは、人工妊娠中絶の是非をめぐって一大論争になるほど、生殖補助医療に関する問題は、社会的、政治的に敏感な問題として捉えられている。

生殖補助医療に関する連邦レベルの法律は、**1992年に制定された「不妊クリニックの成功率及び認証に関する法律」**である[12]。また、連邦レベルの規制としては、生殖補助医療に特化したものではないが、精子・卵子・胚という細胞は感染症の拡大の防止を目的とした「人の細胞、組織、並びに細胞及び組織からの製造物」という規則で規制される。

生殖補助医療の実施条件、生殖補助医療技術によって生まれた子どもの法的親子関係などについては、各州法、あるいは裁判所判決に委ねられている。

州統一をはかるために、「統一州法委員会全国会議」(NCCUSL)が1988年に「補助生殖で生まれた子どもの地位に関する統一法」を作成し、その後、2000年には、これまで作成してきた親子関係に関する統一法を一本化する「統一親子関係法」を策定した。しかし、NCCUSLによる統一親子関係法を採用するか否かは、各州の議会に委ねられている。

したがって、代理懐胎に関する規制については、州法規定を持たない州も多く、州法規定を持っている州でも、内容、形式は異なっている。たとえば、代理懐胎を法的に禁止しているコロンビア特別区、一定の条件のもとで認めているネバタ州など、規制状況が異なっている。

第3節　生殖医療に関する倫理的課題

(1)生殖医療の倫理的課題

本節は、出生前診断、人工授精、体外受精などの生殖にかかわる法的・倫

---

(12) アメリカにおける生殖補助医療に関する法律制の状況について、詳細は、神里・成澤（2008），pp.285-304 を参照のこと。

理的問題を整理し、意思決定の課題について論じる。

次頁の表4-2は、生殖医療に関わる技術ごとにみた法的・倫理的問題をまとめたものである。技術の特徴あるいは、技術を用いることで生じる現象の特徴と法的・倫理的問題を示している。

(2) 生殖医療に関わる意思決定の諸相

生殖医療に関わる技術を用いることで、人びとはさまざまな恩恵を受けるようになった。不妊夫婦とその家族は、子どもを儲けることができた。また、再生医療として病気治療に役立てることも可能にした。しかし、生殖医療をどこまで、どの程度利用するのかについて決めることは容易なことではない。というのも、意思決定に伴うさまざまな問題が生じているからである。

そこで、生殖医療に関する意思決定の特徴と決定に伴う問題を整理することで、意思決定の複雑さについて理解を深めていこう。

(a) 生殖医療に関する意思決定の特徴
〈当事者は女性だけではない〉

生殖という行為は、女性一人で行うことではない。パートナー、配偶者という相手の関与が必要不可欠である。子どもをいつ、何人くらい望むのかという計画は、女性とそのパートナーがともに互いの希望を確認したうえで決めることである。女性が妊娠・出産をすれば子どもという新しい家族が増えることになる。

生殖補助医療技術では、女性とそのパートナーだけなく、ドナーという第三者も当事者として加わることになる。ドナーの精子、卵子による体外受精で生まれた子、あるいは、体外受精による受精卵、胚も自然生殖では考えられなかった新たな存在である。

生殖医療による妊娠、出産というプロセスには、上記のような当事者が存在する。胎児、胚という存在は、民法上では人とはみなされないが、人のもとになる存在である。けっして、モノのように扱われてはならないが、どのように扱うべきなのかは不明確である。

第4章　非配偶者間における生殖医療

表4-2 生殖医療にかかわる技術と法的・倫理的問題

生殖に関わる医療技術	特　徴	法的・倫理的問題
出生前診断	●胎児の異常が妊娠期にわかることで人工妊娠中絶を行う（選択的人工妊娠中絶）人がいる。 ●検査のなかには確定診断ではなく、罹患の確率を示すものもある。 ●母体保護法では、人工妊娠中絶の要件に胎児の異常を理由にする「胎児条項」は含まれていない。海外では、胎児条項を含むものもある。 ●海外では出生前診断の検査について妊婦に情報提供しないことが訴訟問題にまでつながっている。	●選択的人工妊娠中絶は、異常児と健常児を差別し、異常児を排除することになるため、優生思想につながる。 ●人工妊娠中絶の選択では、「女性が自己決定する権利」と「胎児のいのちを尊重すること」が対立を起こす。
着床前診断	●受精卵を検査し、異常のない胚だけを子宮に移植する。	●疾患をもつ児を選別することで、優生思想になる。
配偶者間による人工授精・体外受精	●妊娠という神聖な領域に人的操作が介入する。 ●医療者による精子の取り違えも起きている。 ●体外受精させた胚を凍結保存することで、夫の死亡後も凍結保存した胚を使用して妊娠すること（死後生殖）ができる。 ●胚の扱いが難しい。	●人のはじまり、いのちの誕生という神聖な領域を侵すことになる。 ●精子、卵子は、人ではないが人のもとになる存在である。施術者（医療者）としての倫理が問われる。 ●死後生殖を行った場合、夫死亡後300日以上経過して出産したら、児は嫡出子として認められない。子の法的地位が不安定となる。
減数手術	●体外受精-胚移植を行う際、移植胚の妊娠率を上げるために複数の移植胚を戻すことで多胎妊娠が増加している。その結果、妊娠初期に、妊婦の腹部に針を刺して、胎児の数を減らす処置が行われている。	●複数児のなかからどの児を犠牲にするかは、医療者の手に委ねられている。医療者がいのちの選別をすることになりかねない。
非配偶者間による人工授精・体外受精	●精子・卵子・子宮が商業目的で利用される危険がある。 ●生まれた子が、遺伝的につながりのある親のことについて知らされずに精神的に苦しむことがある。 ●親子関係が複雑になる。遺伝的親が必ずしも育ての親にならないこと	●配偶子の売買は、営利を目的とする行為になる。 ●AIDによって生まれた子の出自を知る権利が提唱されているものの、精子提供者の減少などの懸念から、日本ではまだ法制化されていない。生まれてくる子の福祉をいかに

	もある。 ●男女のカップルでなくても技術的にはドナーの配偶子を使って妊娠することが可能である。	尊重するかが問われる。 ●複雑な親子関係をどこまで認めるのか個々によって異なる。
代理懐胎	●代理母の身体的、精神的負担が大きい。 ●女性の体が道具としてみなされる危険がある。 ●民法では分娩した女性が母とみなされるため、法律上では代理母が母親となる。依頼者夫婦と代理懐胎による子は、養子縁組される。 ●国によって代理懐胎の規制が異なり、親子の扱いも異なる。 ●代理懐胎による子の引き渡し、引き取りをめぐって問題が起きている。 ●日本では代理懐胎についての法制度が整備されていないため、専門職団体あるいは産科医などが独自でガイドラインなどを作成して規制している。	●ドナーの負担の大きい行為を他者のためにどこまで負わせてよいのかが問題になる（利他主義をどこまで許せるのか）。 ●金銭目的で代理母を行う場合、女性の体を人ではなく道具として扱う斡旋業者もいる。 ●日本では代理懐胎に関する法整備（禁止、条件付き認可を含む）が不十分であるため、子の法的地位が不安定である。また、代理懐胎による子の引き渡し、引き取りについて問題が起きた場合に法制度に従って十分に対処できない。 ●法規制が不十分であるため、産科医の個々の倫理に委ねられていることが大きい。
再生医療 ・ＥＳ細胞 ・治療のための幹細胞利用	●不妊治療で残った余剰胚を使用し、胚の一部を破壊してＥＳ細胞を作る。 ●子どもの病気を治すため、病気の子と遺伝子の適合する兄弟、姉妹を体外受精によって選別して、妊娠・出産する（救世主兄弟）。	●胚は人のもとになる存在であり、多機能性を有している。胚の一部を破壊することに問題がある。 ●子どもの病気を治すために生まれた子は人として尊重されているのかが問題である。

　さらに、日本の法律では、代理懐胎の場合、生んだ女性が子の母親とされるため、依頼者女性は母として認められていない。代理懐胎によって生まれた子の地位の扱いは不安定である。

　生殖医療技術を用いる場合、妊娠・出産は、女性とそのパートナーの二人だけの問題というわけではない。どの程度生殖医療技術を用いるかで関わる当事者も異なる。また、法的、制度的に不明確である胎児、胚という存在をいかに扱うのかも大きな課題となる。

〈当事者の価値観に左右される〉

　妊娠・出産というプロセスは、本来病気ではない。不妊症である女性とそのパートナーも子どもを望まない人生を選択すれば、不妊治療を選択することはない。また、不妊治療の一環として、人工授精、体外受精という技術をどこまで用いるかは、身体的な適用基準はあるものの、女性とそのパートナーの価値観に大きく左右される。同時に、生殖医療をどこで終わらせるのかも当事者の判断に委ねるところが大きい。

　生殖医療に関わる方法の選択、治療の終結、あるいは検査の選択が当事者の判断に委ねられているということは、当事者に意思決定に伴う困難を負わせるということである。選択のあとには必ず結果が生じる。AIDによって妊娠・出産すれば、父親とは遺伝的にはつながりのない子が生まれる。出生前診断を受けて胎児に障がいのあることがわかるかもしれない。その場合、当事者たちは、選択後の結果に対する新たな選択を迫られる。AIDを用いて生まれてきた子が父親と似ていなければ、父親は親として子どもに愛情を注げないかもしれない。あるいは、障がいがあるとわかり選択的人工妊娠中絶を行う人もいる。

　したがって、意思決定の際にどんな結果が待っているのか、どんな問題が起きそうであるのかということを十分に検討しないまま、子どもが欲しいからという気持ちだけで選択をすると選択後の結果に対処できない事態を招く。当事者同士の意思を確認して、選択後のことも十分考慮し、思案したうえでの決定が必要となる領域である。

〈生殖に関することは人生のはじまりに関わる事柄である〉

　人が妊娠して出産することは、新しいいのちをこの世に生み出すことである。生まれてくる子は、どんな親でどんな生殖医療技術を用いて、どんな方法で生まれてくるのか、選択することはできない。非配偶者間による体外受精では、遺伝的つながりのある親と育ての親が異なるが、それは、子が生まれたときにすでに定められたことである。子は親と置かれた境遇を選択することはできないが、その境遇を一生背負って生きていかなくてはならない。

もちろん、人がこの世に生を受けるときは、どの子も自分の親を選ぶことはできない。しかし、自然妊娠による出産では、よほどの事情がないかぎり、遺伝的つながりのある親と育ての親は同じである。
　したがって、生殖にかかわる決定は、生まれてくる子の一生に関わる事柄であるから、また、個人の意思をもたない胚や胎児、新生児であるからこそ、どこまで配慮して決定できるかが問われる。

〈新しい生殖医療の決定は社会に影響を及ぼす〉
　生殖医療の決定で特徴的なことは、生殖という非常に個人的な決定であるにもかかわらず、決定の結果が、社会、地域に大きな影響力をもつということである。国内で代理懐胎の実施をしたと公表した医師と当事者は、社会に大きな影響を及ぼした。また、海外でおきた代理懐胎事例で子どもの引き渡しを拒否したベビーM事件は、一部の国では代理懐胎禁止の方向に向かわせた。
　新しい生殖医療の実施は、当事者だけでなく、地域、社会、関係機関にまで、親子関係や生殖のあり方に対する価値の変容を迫る事態を招く。だからこそ、社会に与える影響が大きい。そこで、新しい技術を利用する人たちの価値の変容に対応する法制度、システム、倫理が要請される。

(b) 発生しやすい問題
　図4-4に、生殖医療に伴う意思決定をめぐる諸相について示した。技術的、制度的、法的、倫理的観点から、どのような問題が起きているのかを整理しよう。

〈技術的側面〉
　生殖に関わる医療技術は、開発されて数十年である。技術を受ける対象者にとって、危害を与えることはないのだろうか。不妊治療に伴う排卵誘発剤の副作用などについては報告されているが、卵子提供などによる身体への影響は、十分に明らかにされていない。また、生殖医療によって生まれた子へ

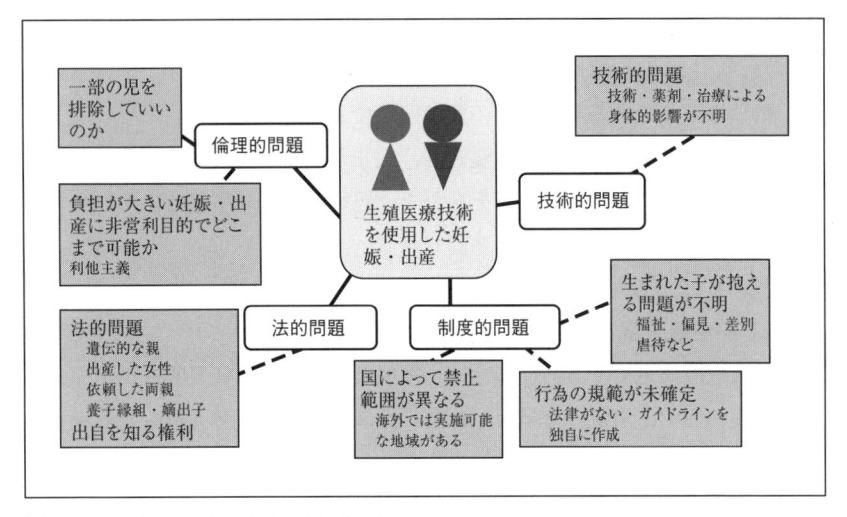

```
┌─────────────────────────────────────────────────────────────┐
│  一部の児を                          技術的問題              │
│  排除していい                        技術・薬剤・治療による  │
│  のか           倫理的問題           身体的影響が不明         │
│                                                              │
│  負担が大きい妊                生殖医療技術                   │
│  産・出産に非営利目的でどこ   を使用した妊  技術的問題       │
│  まで可能か                   娠・出産                       │
│  利他主義                                                    │
│                                                生まれた子が抱え │
│  法的問題       法的問題       制度的問題      る問題が不明     │
│  遺伝的な親                                    福祉・偏見・差別 │
│  出産した女性                                  虐待など         │
│  依頼した両親                 国によって禁止                    │
│  養子縁組・嫡出子             範囲が異なる    行為の規範が未確定 │
│  出自を知る権利               海外では実施可能 法律がない・ガイドラインを │
│                               な地域がある    独自に作成         │
└─────────────────────────────────────────────────────────────┘
```

図4-4　生殖医療の意思決定問題の諸相

の身体的、精神的影響についても検討されなければならない課題である。

〈制度的側面〉

　代理懐胎、非配偶者間による体外受精などの新しい生殖医療技術を支える制度は不十分である。生まれてきた子の福祉、偏見、差別、虐待などの問題の把握は今後の課題である。生殖補助医療技術をどこまで実施してよいのか、実施してもよい基準、禁止すべき行為など、具体的な行為に対する法整備が日本では行われていない。専門職団体によるガイドラインなどの基準に従うことも一つの方法ではあるが、法的規制ではないため、専門家たちが独自で実施しているという現状である。

　規制状況が国により異なるため、海外で代理懐胎を実施して帰国する日本人もいる。また、代理懐胎を容認している国でも、インドとアメリカでは費用が異なる。代理懐胎の希望者が安い費用で実施できる国に渡航するという生殖ツーリズムも起きている。

　商業化しつつある生殖医療技術が悪用されないためにも、ローカルな視点とグローバルな視点の両方から制度整備を検討することが急務の課題である。

〈法的側面〉

 生殖医療に関する法整備は、生殖技術の運用そのものに関する法だけなく、親子関係に関する法整備も重要である。非配偶者間による人工授精、体外受精においては、生まれた子の出自を知る権利を認めることの法制化が検討課題である。新しい生殖医療技術をどこまで認めるのか、あるいは親子関係をどこまで認めるのか、社会的合意を形成したうえでの法制化が急務の課題である。

〈倫理的側面〉

 宗教や信条によっては、生殖領域に人工介入がなされること自体、倫理的に問題であると捉える人もいる。生殖医療に関わる技術は、先述したようにさまざまな倫理的課題を伴う。それらの課題をすべて解決するのは困難である。しかし、医療現場では今も生殖補助医療技術が用いられており、医療提供をめぐる意思決定が日々行われている。当事者たちのなかには、倫理的問題に対して明確な答えを出せずに悩みながら決定している人もいる。あるいは、倫理的問題が存在することにすら気づいていない人もいる。

 新しい技術が開発されて、既存の法、規範、ルールでは対応できないとき、新しい理念が求められる。新しい理念や規範がない状況で、当事者たちは、いかにふるまうべきかという倫理が問われる。生殖医療における意思決定は、技術に呼応した規範整備が不十分であるなかで、しかも選択肢の是非をめぐって多様な価値が存在する状況で行われる。どのような理念でどのような手続きのもとで決定するのかという決定のあり方が要請されているのである。

〈引用・参考文献〉

非配偶者間人工授精で生まれた人の自助グループ会員（2010）「子どもの出自を知る権利について――AID で生まれた子どもの立場から」『学術の動向』15（5），46-52．

神里彩子・成澤光編（2008）『生殖補助医療――生命倫理と法・基本資料集 3』信山社．

厚生科学審議会先端医療技術評価部会「生殖補助医療に関する専門委員会」『精子・

卵子・胚の提供等による生殖補助医療のあり方についての報告書」(2000)(http://www1.mhlw.go.jp/shingi/s0012/s1228-1_18.html).

厚生労働省厚生科学審議会「精子・卵子・胚の提供等による生殖補助医療制度の整備に関する報告書」(2003)(http://www.mhlw.go.jp/shingi/2003/04/s0428-5a.html#3-3-3).

根津八紘・沢見涼子(2009)『母と娘の代理出産』はる書房.

日本学術会議　生殖補助医療の在り方検討委員会(2008)「代理懐胎を中心とする生殖補助医療の課題——社会的合意に向けて」(http://www.scj.go.jp/ja/info/kohyo/pdf/kohyo-20-t56-1.pdf).

日本産婦人科学会会告(1997, 2006改訂)「非配偶者間人工授精に関する見解」(http://plaza.umin.ac.jp/~jsog-art/jsog_kenkaishu.pdf).

二宮周平(2010)「子どもの知る権利について」『学術の動向』15(5), 40-45.

大野和基(2009)『代理出産　生殖ビジネスの命の尊厳』集英社.

才村眞理編(2008)『生殖補助医療で生まれた子どもの出自を知る権利』福村出版.

内山雄一編(2002)『資料集　生命倫理と法』太陽出版.

第5章

産科医療制度

——産科医不足の改善と医療訴訟を減らすための制度とは——

本章のねらい

(1) 「健やか親子21」国民運動計画の概要を理解し、母子保健に関する健康問題を改善するための取り組みについて把握する。

(2) 日本の産科、小児科領域では、医師の偏在化が重大な問題になっている。国は、医師の偏在化の対策として、医療の集約化と重点化を行った。産科医療の集約化がもたらした妊婦、医療者への影響について考えよう。

(3) 産科医療で起きる医療裁判では、医療者の過失を認めることは、困難であるため、裁判に頼らない方法で医療紛争の解決が求められている。国は、重度の脳性麻痺児を出産した場合、患者への補償と原因究明を目的として、医療者の過失にかかわりなく補償する制度を2009年に創設した。産科医療補償制度の概要を理解したうえで、意思決定の課題について考察しよう。

　日本の産科医療では、産科医・助産師不足、少子化に伴う分娩数の減少と分娩施設の閉鎖、医療訴訟の増加などが社会的問題になっている。そのような社会情勢に呼応して、どのような制度整備が行われているのだろうか。本章は、産科医療における三つの制度、母子保健「健やか親子21」、「産科医療の集約化」、「産科医療補償制度」を取り上げて、その概要を理解したうえで、意思決定への影響について考えてみよう。

第1節　母子保健「健やか親子21」

(1) 政策の概要

　日本の母子保健水準は、世界でも最高水準にあるものの、思春期における健康問題、親子の心の問題、周産期・小児救急医療の確保の問題など新たな課題が浮上している。そのような課題に対して、2000年、国は「健やか親子21」という国民運動計画によって、21世紀の母子保健の取り組みへの方向性および指標、目標を示すとともに、関係機関、団体も一体となって、2001年から10年計画で目標を達成できるように取り組んでいる。

　「健やか親子21」の推進の基本理念は、1986年オタワで開催されたWHO国際会議で提唱されたヘルスプロモーション（公衆衛生戦略）である。

　「健やか親子21」は、国民運動計画であるから、課題達成のためには、一人ひとりの国民だけでなく、保健・医療・福祉・教育・労働などの関係者、関係機関・団体がそれぞれの立場から寄与することが必要不可欠である。国や地方公共団体は、国民が主体となった取り組みを最優先するとともに、地域では、国民がそれぞれの課題を地域や個々人の課題として取り組めるように支援しなければならない。

　「健やか親子21」が策定された2000年、国は、10年計画の中間年である2005年に実施状況を評価し、必要な見直しを行うこととした。

(2) 四つの課題

　「健やか親子21」国民運動計画には、四つの主要課題と指標が設定されている。表5-1は、「健やか親子21」の四つの課題と主な目標を示し、それらを達成させるため、住民（親子）が主体となって取り組めるよう国、地域、関係機関が連携し、また、協動していくことを示している。

(3) 中間評価と今後の方針

　2005年、厚生労働省は、学識経験者・関係団体代表者からなる「健やか

表 5-1　21 世紀初頭の母子保健の国民運動計画の課題と目標（2001～2014 年）

課題	①思春期の保健対策の強化と健康教育の推進	②妊娠・出産に関する安全性と快適さの確保と不妊への支援	③小児保健医療水準を維持・向上させるための環境整備	④子供の心の安らかな発達の促進と育児不安の軽減
主な目標（2014 年）	十代の自殺率（減少傾向へ） 十代の人工妊娠中絶実施率（減少傾向へ） 十代の性感染症罹患率（減少傾向へ）	妊産婦死亡率（半減） 産後うつ病発生率（減少傾向へ） 産婦人科医、助産師の数（増加傾向へ）	全出生数中の低出生体重児の割合（減少割合へ） 不慮の事故死亡率（半減） 妊娠中の喫煙率、育児期間中の両親の自宅での喫煙率（なくす）	虐待による死亡数（減少傾向へ） 出産後 1 ヵ月時の母乳育児の割合（増加傾向へ） 親子の心の問題に対応できる技術をもった小児科医の割合（増加傾向）

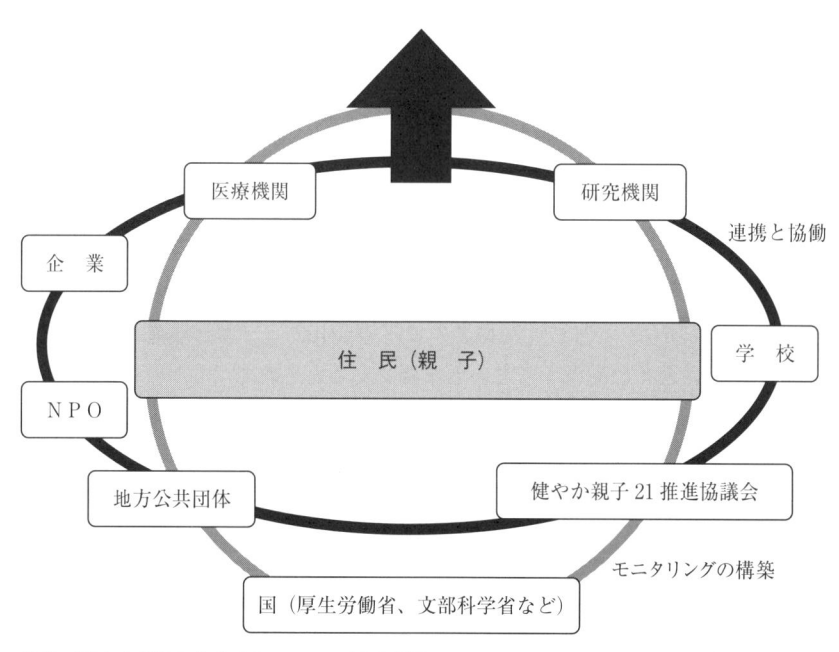

出所：「健やか親子 21」公式ホームページより引用。

第5章　産科医療制度

親子21」推進検討会（以下、「推進検討会」）を設置した。推進検討会は、実施状況の評価、指標そのものの意義や妥当性、新たに追加すべき指標等について検討し、2006年3月に「健やか親子21」中間評価報告書を取りまとめた。

「中間評価報告書」によれば、策定当初に設定された61の指標の達成状況は、直近値が出ていた58の指標を分析した結果、41（70.7パーセント）の指標が目標に向けてよくなっていたが、13（22.4パーセント）は悪くなっており、現状値が目標値からかけ離れている指標は4（6.9パーセント）であった。悪くなっていた指標、目標値からかけ離れている指標については、見直しが必要とされた。

中間評価で施策の充実をはかるために、新たに追加された指標は、以下のとおりである。

①思春期保健対策に取り組んでいる地方公共団体の割合（100パーセント）
②乳児健診未受診児等生後4ヵ月までに全乳児の状況把握に取り組んでいる市町村の割合（100パーセント）
③児童・生徒における肥満児の割合（減少傾向へ）
④食育の取り組みを推進している地方公共団体の割合（100パーセント）
⑤むし歯のない3歳児の割合（80パーセント以上）

さらに、中間評価の結果を受けて、以下の課題は、2006年度以降、重点的に取り組んでいくこととされた項目である。また、これらの項目は、取り組みの推進にあたっては、「関係者の連携の強化」と「母子保健情報の収集と利活用」にとくに配慮することが重要であるとされた。

①思春期の自殺と性感染症罹患の防止
②産婦人科医師、助産師等の産科医療を担う人材の確保
③小児の事故防止をはじめとする安全な子育て環境の確保
④子ども虐待防止対策の取り組みの強化
⑤食育の推進

中間評価で新たに追加された指標の再評価は、2009年3月に厚生労働省において「健やか親子21」の評価等に関する検討会（以下「検討会」）のなかで、学識経験者・関係団体代表者によって行われた。

第1回検討会では、「次世代育成支援対策推進法に基づく都道府県行動計画及び市町村行動計画」（以下「行動計画」という）は、母子保健分野の課題も含めて計画が策定されるなど「健やか親子21」との関連が深く、両者を一体的に推進することが、目標の達成に効果があるとされた。そこで、「健やか親子21」の計画期間を2014年まで延長し、行動計画と計画期間をあわせることとした。さらに、2009年度内に、これまでの実施状況の評価、新たに追加すべき指標等についての検討を行い、「健やか親子21」の計画終了までの今後5年間のあり方について報告書を取りまとめた（第2回中間評価）。

(4) 妊娠・出産に関する重点課題

第2回中間評価で、妊娠・出産に関する課題、すなわち「妊娠・出産に関する安全性と快適さの確保と不妊への支援」は、どの程度達成されたのだろうか（「健やか親子21」の評価等に関する検討会，2010）。

(a) 妊娠・出産の安全性

妊産婦死亡率は、策定時の現状値から直近値まで減少し続けていた。目標の策定時の現状値からの半減の目標達成までわずかである。「妊娠11週以下での妊娠の届出率」、「母性健康管理指導事項連携カードを知っている就労している妊婦の割合」、「周産期医療ネットワークの整備をしている都道府県数」「助産師数」は増加し続けている。また、「正常分娩緊急時対応のためのガイドライン作成」については、目標を達成していた。

第1回中間評価以降の重点取り組みとして設定されていた産婦人科医師・助産師などの産科医療を担う人材の確保については、産婦人科医師数は策定時の現状値から減少しているが、2008年（平成20年）の報告では2006年（平成18年）に比べて増加していた。

産婦人科医師数が増加傾向を示していると判断するには、今後の推移次第であるとされている。助産師数は増加していた。厚生労働省の第6次看護職需給見通しによれば、2010年（平成22年）の需給と供給の見通しの差はわずかマイナス900人となっていた。しかし関係学会・団体などが考えている

必要な助産師数は満たされていない。

　医師、助産師確保対策は、効果を上げてきていると推察されるが、短期間に不足を解消するだけの医師・助産師数の増加が見込めないことや地域偏在があることから、国民が安心して妊娠・出産に臨める医療環境の実現に向けて、引き続き産科医療を担う人材確保の取り組みを推進していく必要がある。とくに産科医療に従事する産婦人科医師の確保、医療機関内でのハイリスク分娩を担当する産科医などの処遇改善、地域偏在、助産師の施設偏在の是正、助産師業務に従事する助産師の確保の取り組みおよび質の向上に努める必要がある。

(b) 妊娠・出産に関する快適さ

　「妊娠・出産について満足している者の割合」は、策定時の現状値から直近値まで増加しているものの、第1回中間評価時から直近値までの増加幅は、策定時の現状値から第1回中間評価時までの数値と比べて小さくなっている。とくに、「出産体験を助産師等と振り返ること」や、「産後1ヵ月の助産師や保健師からの指導・ケアがあること」という項目で満足が得られていないという結果であった。

　助産師や保健師による産後のきめ細やかな関わりは、産後うつや虐待の予防につながるとともに、育児への前向きな気持ちを高め、継続的な支援のスタートになるとの指摘もあることから重要である。

(c) 不妊治療への支援

　「不妊専門相談センターの整備」は、策定時の現状値から直近値まで増加し続けており、不妊専門相談センターはすでに全都道府県に整備されて目標値を達成している。また、「不妊治療を受ける際に、患者が専門家によるカウンセリングが受けられる割合」も策定時の現状より増加している。

　しかし、不妊治療を受ける患者が専門家によるカウンセリングが受けられる割合の目標は100パーセントであるため、目標達成には至っていない。目標達成するために、たとえば不妊治療の経済的負担の軽減を図る特定不妊治

療管理助成事業の実施医療機関の指定要件に、いわゆる不妊カウンセラーや不妊コーディネーターの配置を加えることを検討する必要がある。

(5) まとめ

国は、母子保健に関する健康問題を改善するために、妊娠、出産に関わる女性とその家族を対象にした国民運動計画を 2000 年に策定し目標値を定め、目標達成にむけて現在も取り組んでいる。「健やか親子 21」は、国、都道府県、市町村、関係団体など母子保健に関わる多様な立場の関係者が連携し、「次世代育成支援対策推進法に基づく都道府県行動計画及び市町村行動計画」とあわせて、2014 年まで延長された。

妊娠、出産に関わる領域では、産科医数、助産師数の確保という医療提供者側の改善、不妊治療を利用する女性を支えるカウンセリングなどができる人材配置など質の充実が今後の重点項目に掲げられている。

このような取り組みは、子どもを生みたい人が安心して安全に妊娠出産できるための環境整備を行っていることにつながる。しかも、産科医療の課題に対して、国民運動計画として、国、都道府県、市町村、関係団体が連携して取り組むということは、国全体で目標値を達成させるために、地域の実情に合わせていかに取り組むかということが問われている。人と物、資金の配置をどこに重点を置くのか、重点配分にあわせて、実際にどこにどのように配置すればよいのかなどの課題に応えるための理念と方略が要請されている。

第 2 節　周産期医療の集約化

(1) 制度成立の背景と概要

日本では、産科医不足が深刻化している。研修医制度の改正、出生数の低下、医療訴訟の増加によって、産科医師は減少し、分娩の扱いを中止する施設もあとをたたない。その結果、妊産婦が希望する施設で分娩できないという出産難民を招いている。

そのような社会状況をかんがみて、国も産科医師数を増加させるための対

策をとるようになった。厚生労働省は、母子保健の国民運動計画として掲げた「健やか親子21」の第1回中間評価報告書（2006年〔平成18年〕3月）で、次のように言及している。妊産婦人口に対する産婦人科医師・助産師の人数は増加しているが、①産婦人科医師の減少、地域偏在・施設間偏在・高齢化、②産科診療を休止する病院の増加、③助産師の就業施設の偏在などにより、産婦人科医は減少傾向にあり、これを増加傾向に転じることが2010年（平成22年）度までの目標として挙げられていた。

　産科医、小児科医という診療科における医師の偏在問題について、国がとった対策の一つは、医療の集約化、重点化であった。2005年（平成17年）厚生労働省、総務省および文部科学省からなる「地域医療に関する関係省庁連絡会議」は、「医師確保総合対策」を策定し、そのなかで「小児科・産科医師確保が困難な地域における当面の対応について」（報告書）を取りまとめ、医療資源の集約化・重点化の推進を積極的に取り組んでいくことを通知した。本報告書によれば、都道府県が主体となり、地域医療対策連絡協議会を活用し、公立病院を中心に小児科・産科医師の確保が困難な地域について圏域を設定したうえで、「連携強化病院」と「連携病院」を設定し、診療所を含めた地域の連携体制の構築を行うこととしている。

　厚生労働省等の方針は、小児科、産科医師の地域偏在化を是正するために、患者のリスクの程度や重症度にあわせて医師を集約化させて、施設ごとに役割分担を行うというものである。「連携強化病院」となる三次医療機関には医師を集めて、ハイリスク妊産婦、新生児の高度医療の提供を重点的に行う。二次医療機関のほか、診療所、助産所などの一次医療機関を含む「連携病院」には、比較的リスクの低い妊産婦を対象とした医療提供を行うようにした。また、「連携強化病院」と「連携病院」の連携体制として、外来診療などへの医師の派遣、母体搬送車の提供、遠隔診療支援、オープン病院システムによる分娩室、手術室の提供などの診療支援も整備することとした。

　要するに、国は、患者の重症度にあわせて診療する施設の住み分けを行った。と同時に、人、技術、施設という資源の交流支援によって、施設間連携の強化を図ったのである。

産科・小児科の医療の集約化と重点化対策は、産科医師の減少に一部歯止めをかけた。2010 年（平成 22 年）度に出された「健やか親子 21」第 2 回中間評価によれば、2008 年（平成 20 年）に産婦人科医師は増加に転じたと報告されている。

(2)集約化がもたらした産科の医療環境
　では、産科医療の集約化対策は、医療者、妊産婦という関係者にどのような影響を及ぼしたのだろうか。

(a)基幹病院での激務
　三次医療機関は、基幹病院となり医師を集中して配置する。そこでハイリスク妊産婦の医療を提供する。基幹病院の一施設における医師数は増えるが、同時に分娩件数も増加する。計画分娩を除く経腟分娩では、分娩日時が偏っている。分娩は、毎日一定の件数があるのではなく、生まれないときと生まれるときの差が激しい。深夜、朝方に集中して生まれると、昼間は分娩がまったくないということもしばしばである。そのような分娩を扱う施設に妊産婦を集約化させると、分娩が集中したときの激務は相当なものである。医師が基幹病院に集められたとしても、同時に患者数も増えるのであるから、医師、助産師、看護師などの医療者が一人ひとりの妊産婦にかけられるケアの時間は限られてしまう。
　分娩が集中した場合、ハイリスク患者に医療処置など多くの手が必要になると、リスクの比較的低い妊産婦への医療・ケアには手がかけられなくなる。さらに、医療者が激務のために入院患者に対して、十分に目が届かなかったとしたら、患者の急変に気づかない事態を招く。急変時の対処に遅れるだけでなく、患者あるいは薬剤などのとりちがえという人的ミス、事故を起こす危険性も高くなる。

(b)分娩閉鎖に追いこまれる施設
　集約化によって産科医が減少する施設ではどのような変化が起きているの

第5章　産科医療制度　123

だろうか。連携病院は産科を閉鎖するか、もしくは外来診療に専念し、分娩は基幹病院の一施設を借りて行うというどちらかの選択を迫られる。分娩を扱わなくなった施設で分娩に携わっていた助産師は、分娩以外の業務、たとえば妊婦健診などの外来業務に専念するか、もしくは、看護師として産科以外の領域に配置換えされることもある。なかには、別の施設に助産師の仕事を求めて転職する人もいる。助産師の資格をもっているにもかかわらず、助産業務についていない助産師を潜在助産師(1)という。

「健やか親子21」の第2回中間報告書では、助産師は増加傾向にあるものの、関係学会あるいは専門職団体が必要と考える数まで足りないことから、潜在助産師あるいは他科に勤務する助産師を産科に呼び戻すことが、重点項目に挙げられている。

潜在助産師を産科に呼びもどすことが、国の重点項目になっているにもかかわらず、産科医療の集約化は、逆に潜在助産師を生む結果を招いている。

(c) 妊産婦の医療環境

産科医療の集約化は、妊産婦にどのような影響を及ぼすことになるだろうか。基礎疾患をもたないリスクの低い妊産婦は、基幹病院ではない病院、診療所、助産所などの施設で受診する。集約化によって分娩を扱う施設が減少することで、妊婦のなかには、自宅から遠く離れた施設まで行かなければ受診できない人もいる。日本の医療は、患者が自由に選べる自由診療である。妊産婦は、元来、基礎疾患の有無、受診までの距離、分娩スタイルなどの好み、嗜好などによって分娩施設を選ぶことができる。分娩スタイルなどの好みにあった施設が近くになければ、妊婦は好みの施設の受診をあきらめざるをえない。医療の集約化は、妊婦が限られた施設でしか受診できないという地域を生むことになった。

妊婦は、妊娠中、定期的に妊婦健康診査を受けなくてはならない。受診施

---

(1) 日本の助産師は、助産師だけでなく看護師の資格も必ず持っている。助産師のなかには、看護師として産科以外で働く女性もいる。また、家庭の事情や子育てなどで医療に従事していない助産師もいる。

設が遠方になると、妊婦の負担は、精神的、身体的、経済的にも増大する。妊婦の負担の増大によって、妊婦健康診査の受診率が低下すれば、医療者も妊婦もリスクを見落としてしまう。妊婦健康診査の未受診問題は、母子の生死にかかわる事態を招く危険を含んでいる。

　さらに、医療の集約化は、分娩時の医療介入の増大にもつながる。自然の陣痛はいつ始まるかわからない。分娩所要時間が短い人は、分娩が間に合わずに自宅や車の中で分娩に至る人もいる。そこで、分娩が間にあわないことを懸念して、早めに入院して人工的に誘発分娩などの医療介入を行う人もいる。産科医療の集約化によって、ローリスク妊婦で自然分娩が行える人も、自宅から施設まで長時間かかるという理由で、医療介入を行う機会が増えることになる。その結果、陣痛促進剤などの分娩時の医療介入に伴うリスクもまた増大する。

　分娩施設を受診する妊婦にとって、医療の集約化は、分娩施設の選択の幅を狭めただけでなく、遠方という理由による医療介入を増大させる可能性を高めた。

(3) 産科医療と多施設をつなぐ連携体制の構築

　産科医療の集約化は、患者の重症度に即した医療資源の配分を差別化することである。しかし、ハイリスク患者に対応するために基幹病院に医療資源を集約させれば、他方で、ローリスク患者に対応する連携施設などでは、医療資源が不足する。そこで、国は、基幹病院と連携施設間での外来診療などへの医師の派遣、母体搬送車の提供など医療資源の共有支援という連携体制を整備しようとしている。

　2007年には、脳出血を起こした妊婦の診察を拒否し、たらい回しになった事件が社会的問題になった。この事件は、産科医療の救急時の多施設連携体制の整備が解決しなければならない急務の課題であることを社会に認識させた結果になったといえよう。

　そこで、必要になるのは、多施設連携のためのシステム整備である。一口に多施設の連携といっても、どのような理念で、どの領域を含めて、何を重

視して検討すべきかについては、十分に明らかにされていない。医療システム整備は、医療者、患者、施設近隣に居住する住民などの医療にかかわる人、機器類などの物、資金という資源配分の問題である。産科医療の集約化は、資源配分の一つのモデルとしてみることもできよう。

では、産科医療提供の適切な資源配分という大きな課題に、基幹病院、連携病院という産科医療施設間内だけの連携の枠組みで応えられるだろうか。分娩を扱う施設は減少し、産科医師がいまだ十分に充足されているとはいいがたい。地域による偏りも大きい。生殖は、胎児が娩出される分娩期だけの問題ではなく、妊娠管理も含めて女性とその家族の健康にも深く関わっている。人の生活と深くかかわることともいってよい。

産科医療の問題を医療施設間だけのものとして捉えるのではなく、地域に暮らす人の生活を中心に連携させる資源を改めて見直す必要があると考える。生まれた子を扱う小児科、妊娠期の急変時対応のための救急医療、受診時の安全に関わる交通整備、子どもの世話や育児を支援する保育施設、介護施設などさまざまである。地域にある健康にかかわる医療以外の資源も活用できることはないだろうか。施設のある地域の地形、環境という空間的視点も考慮した連携のあり方が求められている。

第3節　産科医療補償制度

(1) 制度創設の背景と目的

産科医療は、医療訴訟の多い領域の一つである。分娩時の医療行為によって、児に障害をもたらす事件が医療訴訟として挙がることも少なくない。しかし、医療訴訟によって事件の詳細が明らかになったとしても、分娩時の医療行為と児の異常発生との因果関係を証明することは難しく、医療者の行為に過失があることを結論づけるのは容易ではない。また、医療裁判によって長時間の審議が行われても、事件の原因究明に至らないこともある。そのような状況で産科医療訴訟の増加は、産科医師不足にも拍車をかけている。

そこで、国は、医療紛争の防止と早期解決をめざして、医療者側の医療行

為の過失の有無に関係なく、一定基準を満たした重度脳性麻痺児を出産した場合、児とその家族の経済的負担を速やかに補償するという機能と、脳性麻痺児の原因分析、再発防止という機能をもつ産科医療補償制度を2009年に創設した。

　本制度創設の目的は、大きく三つある。第一は、分娩に関連して発症した重度脳性麻痺児およびその家族の経済的負担を速やかに補償することである。第二は、脳性麻痺発症の原因分析を行い、将来の脳性麻痺の発症の防止に資する情報を提供することである。第三に上記二つより、紛争の防止・早期解決および産科医療の質の向上を図ることである。

(2) 補償の仕組み

　補償は、分娩機関と妊産婦との間で取り交わした契約にもとづいて、当該分娩機関から当該児に対する補償金の支払いによって行われる。また、分娩機関は、補償金の支払いによる損害を担保するために、運営組織が契約者となる損害保険に加入する。

　本制度の基本的な考え方は、産科医療の崩壊を一刻も早く阻止する観点から、①民間保険を活用し、現行法制下にて早期の創設を図ること、②掛金は、分娩を扱う病院、診療所、助産所等の分娩機関が負担すること、③本制度への加入に伴う分娩費用の増額が想定される妊産婦の負担軽減を目的として出産育児一時金を引き上げていることである。

　図5-1は、産科医療補償制度の仕組みを表している。財団法人日本医療機能評価機構が制度の運営組織として、分娩機関の制度加入手続き、保険加入手続き、掛金集金、補償対象の認定、原因分析および長期の補償金支払い手続きなどの制度運営業務を担っている。以下、運営組織とは財団法人日本医療機能評価機構のことを示す。

　分娩機関は、制度に加入すると、自ら運営するすべての分娩の対象となる児については、補償を提供することができる。分娩機関は、運営組織に取り扱い分娩数を申告し、これに応じた掛金を支払うとともに、補償対象となる脳性麻痺児の分娩に至った場合、分娩機関は運営組織へ補償申請を行う。

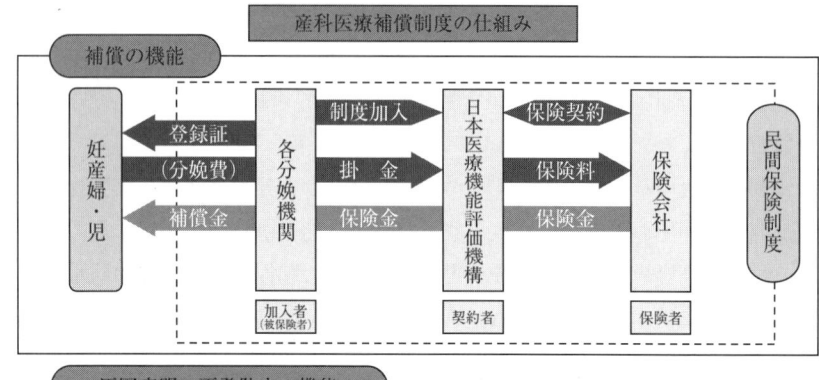

図 5-1　産科医療補償制度の仕組み
出所：厚生労働省ホームページ産科医療補償制度についてより抜粋。

(3) 補償の対象者の範囲と補償の水準

　補償は、分娩に関連して発症した脳性麻痺の児を対象としている。具体的には、出生体重 2000 グラム以上かつ在胎週数 33 週以上で、身体障害者等級の 1 級および 2 級に相当する児である。また、在胎週数 28 週以上の児については、個別審査が行われる。

　本制度は、分娩に係る医療事故に該当する症例を対象としているため、先天性要因や分娩後、いわゆる新生児期の要因によって、脳性麻痺となった場合は、対象から除外されている。

　補償の水準は、対象児の看護や介護を行うための基盤整備に必要な準備一時金として 600 万円の給付をするとともに、総額 2400 万円を分割して 20 年定期的に給付することになっている。

　補償申請については、脳性麻痺となった児およびその家族からの依頼に基づき分娩機関が申請者となる。申請期間は、原則として、児の満 1 歳の誕生日以降、満 5 歳の誕生日までとなっている。ただし、きわめて重症の場合は 6 ヵ月以降でも申請が可能である。

(4)審査、原因分析、再発防止について

　補償の対象であるかどうかの審査は、一元的に運営組織が行っている。分娩機関が運営組織に対して、補償を申請すると、運営組織では、書類審査と審査委員会による審議を経て、補償対象の可否を審査する。その後、審査に通った場合、補償金の支払いが行われる。

　運営組織は、原因分析と再発防止のために、事例情報の整理と蓄積を行っている。重症脳性麻痺児の発生原因については、十分な情報収集に基づく、医学的な観点で事例を検証し分析が行われる。また分析の結果については、児とその家族、および分娩機関へフィードバックされる。そのような過程を経ることで、紛争の防止、早期解決を図ろうとしている。

　さらに、再発防止のために、原因分析が行われた事例情報を体系的に整理し、蓄積するとともに、広く社会に情報を公開することで、産科医療の質の向上に努めている。

(5)原因究明の機能

　運営組織が補償対象とした重度脳性麻痺の全事例については、原因分析の対象事例となる。

　対象事例の原因分析を行った結果は、報告書としてまとめられて、社会に公表される。原因分析報告書（以下報告書）では、分娩機関から提出された診療録などに記載されている情報および保護者からの意見に基づき、医学的な観点から原因分析が行われるとともに、今後の産科医療の質の向上のために、同じような事例の再発防止策などの提言を行う。報告書は、運営組織の責任のもとに、原因分析委員会（以下委員会）および原因分析委員会部会（以下部会）によって作成される。

　委員会は、分娩による重症脳性麻痺児の発生原因を公平で中立な立場で適正に判断するために、第三者委員会として設置されたものである。本委員会の委員は、産科医、小児科医（新生児科医を含む）、助産師だけなく、法律家、医療を受ける立場の有識者をも含んだ構成になっている。

　委員会は、審議を十分かつ効率的に行うために、内部組織として六つの部

会を設けている。各部会は、産科医3名、小児科医（新生児科医を含む）1名、助産師1名、弁護士2名の計7名の委員で構成されている。弁護士の部会委員は、論点整理や報告書を児、保護者にとって分かりやすい内容にするという役割を担っている。なお、助産所や院内助産所の事例については、各部会に所属する助産師の委員に加えて、2名の助産師が審議に加わることになっている。

(6)原因分析の基本的な考え方

報告書の作成は、次の考え方に基づいて行われる。

原因分析は、責任追及を目的とするのではなく、「なぜ起こったのか」などの原因を明らかにするとともに、同じような事例の再発防止を提言するためのものである。

報告書は、児、家族、国民、法律家等から見ても、分かりやすく、かつ信頼できる内容となるようにする。

原因分析にあたっては、分娩経過中の要因とともに、既往歴や今回の妊娠経過など、分娩以外の要因についても検討する。

医学的評価にあたっては、検討すべき事象の発生時に視点を置き、その時点で行う妥当な分娩管理などは何かという観点で事例分析を行う。

報告書は、産科医療の質の向上に資するものであることが求められている。そこで、報告書では既知の結果から振り返る事後的検討も行って、再発防止に向けて改善につながると考えられる課題も指摘する。

(7)原因分析報告書作成の流れ

報告書の作成は、分娩機関および児・家族からの情報収集と原因分析報告書の作成の二つの段階に分かれている。

運営組織は、分娩機関から提出された診療録、助産録、検査データ、診療体制などに関する情報などを基に「事例の概要」をまとめる。まとめられた事例の概要は、分娩機関と児・家族の双方に確認してもらうとともに、児の保護者には、原因分析のための保護者の意見を提出してもらう。保護者は、

分娩機関によって確認ずみの事例の概要を確認し、記憶と異なる点や意見などをまとめて、運営組織に提出する。

医療機関、児の保護者によって確認された事例の概要を基に、原因分析委員会が報告書を作成する。

報告書の作成は、部会および委員会によって行われる。各部会は、分娩機関から提出された診療録などに記録されている情報および保護者からの意見などにもとづき、産科医の部会委員が作成した報告書案について、医学的観点で審議を行ったうえで報告書を作成する。委員会は、各部会より提出された報告書について審議し、承認の可否の決定を行う。

上記のような経過を経て作成された報告書の完成には、補償対象となって原因分析を開始してから、概ね6ヵ月から1年を要する。

さらに、委員会によって承認を得た報告書は、運営組織による機関決定後、分娩機関および児・保護者に届けられる。

(8) 報告書の内容

原因分析報告書の内容には、事例の概要として、妊産婦などの基本情報、妊娠経過、入院経過、分娩経過、新生児、産褥期の経過、診療体制などによる情報、児・家族からの情報が含まれている。さらに、脳性麻痺発症の原因、臨床経過に関する評価が言及されており、最後に、分娩機関における診療行為、設備、診療体制について検討すべき事項、わが国における産科医療体制について検討すべき事項などの今後の産科医療向上のために検討すべき内容が提案されている。

(9) 本制度の特徴と意思決定の課題

(a) 補償の対象

本制度は、分娩における重度脳性麻痺児に限って、児とその家族の支援を目的として経済的補償を行う。ただし、重度の脳性麻痺児のなかでも、補償対象には、先天性の脳性麻痺児は含まれていない。また、脳性麻痺児以外の分娩による事故、たとえば感染症、妊産婦死亡なども対象外である。

分娩における被害者の救済目的であるにもかかわらず、重度の脳性麻痺児に限定することは、対象の不公平感を招きかねない。とくに、脳性麻痺の発症が先天性のものかどうかの鑑別は難しい。かりに、先天性かそうでないかの鑑定が難しいケースで、補償対象と認定されなかった場合、児とその家族は制度に対する不満を抱くであろう。

(b) 訴訟軽減への期待

本制度は、産科医療訴訟のリスクを低減させて、産科医師の法的責任の重荷を減らすことをねらいとしている。補償対象になったケースは、原因分析委員会によって、事例の概要、脳性麻痺の原因、分娩機関での診療行為、設備、診療体制などの検討事項を報告書として社会に公表される。脳性麻痺の発生原因がどこにあるのかを詳細にまとめることは、疫学的調査への応用と医学の発展という観点からすると、貴重なデータを収集することになり意義深いことである。

しかし、本制度による補償と民事訴権の問題は切り離されている。補償を受けるか受けないかにかかわらず、補償を受けた人も訴訟を起こすことができる。すなわち、補償対象者で訴訟を起こすケースと、補償対象外で訴訟を起こすケースがあるということになる。

補償対象者が補償を起こすケースは、原因の分析などの補償に満足しないために起こすことが考えられる。なかには、補償金を医療訴訟のための資金にあてることも起こしかねない。

他方、補償金をもらえずに訴訟を起こすケースは、補償金支払いの履行を求めて訴訟を起こす場合、あるいは分娩機関に過誤があったこととして民事訴訟を起こす場合が考えられる。補償対象を限定しすぎると、対象外の人は不公平感を増し、それが契機となって医療訴訟を起こす事態を招きかねない。補償対象にならなかったケースが、逆に訴訟で損害賠償請求が容認されれば、制度の目的そのものが問われる。

さらに、補償対象となったケースで原因分析を行った結果、故意、あるいは重大な過失が認められた場合に対する対処は本制度では問えない。報告書

では、そもそも医療者の過失の有無を分析するわけでもなく、障がいを回避できたかどうかも分析内容に含まれていない。報告書は、あくまでも原因分析を医学的観点から行うものである。すると、明らかに医療者の過失があるケースでも、補償対象として補償金を支払うことで、訴訟を起こされないようにしているともとられかねない。本来、医療訴訟の多い産科医療領域で、訴訟リスクの負担軽減と再発防止のために、本制度は創設されている。明らかに故意があり、また過失のあるケースでは、本制度が制裁などを検討する契機にならなければ、原因分析が再発防止につながるのか疑問の残るところである。

(c) 民間保険を使用することの懸念

本制度は、産科医療での医療訴訟問題に迅速に対応するため、民間保険システムを利用して制度の創設を行った。また、制度の運用は、財団法人の機関が担っている。

掛金には、分娩手当一時金という公的資金が当てられているにもかかわらず、民間の保険会社が支払いなどを行うため、国の監視が届かず、資金の透明性が担保できないのではないかという点も危惧される。掛金に対して、補償対象者は500人から800人とも推定されている。掛金に対して余剰金がでたときにどのように資金が使われているのかなどの詳細については、説明責任が問われるところである。

(d) 分娩施設の選択

産科医療補償制度が創設されたことで、産科医療に関わる人は、どのような意思決定の場面に直面することになるだろうか。

分娩機関は、制度に加入するかどうかという選択に迫られる。制度に加入することは、制度の趣旨に賛同し、自分の施設でもその制度を取り入れることを社会にも公言することになる。加入すれば、分娩件数に応じた掛金を納めなければならない。ただし、掛金分は、国から支払われる分娩手当一時金の一部が当てられるので、実質的には分娩機関が負担する分はない。しかし、

2010年9月現在、加入率は100パーセントではない。分娩機関によって、制度に加入できない理由があるということであろう。掛金として使用されるのは、分娩手当金という税金であるにもかかわらず、加入施設という一部の機関に限って支払われることは、公平性に欠けることになる。

他方、妊産婦は出産する場所を選択する。その際、本制度に加入している施設であるかどうかも選択の理由の一つに含まれる。妊産婦は、重度の脳性麻痺児を出産するかもしれないという心配を抱いていれば、より強く制度に加入している施設を選ぼうとする。

さらに、補償対象の認定、原因分析報告書作成における委員の合議もまた、意思決定の課題である。補償対象の認定には一定の条件が設けられているが、先天性とそうでない場合との判別は難しい。判断に困る事例がでたときの意思決定はどのようにおこなわれるかが課題になる。また、報告書作成においても、委員の意見が分かれることも容易に考えられる。報告書として、どこまで含めるのか、報告書の内容によっては、制度創設の目的を達成できないこともありうるであろう。

本制度の目的は、重度脳性麻痺児の出産に対する経済的補償と事例発症の原因分析による紛争防止と早期解決である。産科医療現場でおきる重度脳性麻痺児の発症原因を分析し断定することは難しい。また、医療者の行為による過失を証明することも容易ではない。かりに、原因分析によって、医療者の過失ともとれる結果であった場合、訴訟の契機になる。すると、分娩機関は、逆に医療者の過失を証明する資料になりかねないとして、加入を取り消す事態も起きる。医療者の行為が予見可能であったものであるのかを明確に示さないまま報告書が作成されても、本当の意味での原因解明にはつながらない。

厚生労働省は、制度創設5年後を目処に制度内容の検証と必要な見直しを行うことを提言している。次回の見直しまでに、意思決定の課題も含めて、事例分析、報告書の作成などの問題も検討すべき事柄になるであろう。

〈引用・参考文献〉

厚生労働省（2005）「第10回医師の需給に関する検討資料　小児科・産科における医療資源の集約化・重点化に関するワーキング取りまとめ」(http://www.mhlw.go.jp/shingi/2005/12/s1212-10g.html).

厚生労働省医政局総務課長事務連絡（2008.07.10）「産科医療補償制度の普及・啓発に関する協力依頼について」.

「厚生労働省産科医療補償制度について」(http://www.mhlw.go.jp/topics/bukyoku/isei/i-anzen/sanka-iryou/index.html).

厚生労働省医政局長発第1222007号通知（2005.12.22）「小児科・産科における医療資源の集約化・重点化の推進について」(http://wwwhourei.mhlw.go.jp/hourei/doc/tsuchi/180125-a.pdf).

「健やか親子21」公式ホームページ(http://rhino.med.yamanashi.ac.jp/sukoyaka/index.html).

「健やか親子21」の評価等に関する検討会「「健やか親子21」第2回中間評価報告書」(2010)(http://rhino.med.yamanashi.ac.jp/sukoyaka/pdf/s_tyuukann_all.pdf).

第II部

医療の法・倫理と意思決定

第6章

医療の倫理と法

本章のねらい

(1) 医療行為の意思決定を行うとき、人の行為は、法・ルールなどの外的規制または、内的規制によって規制されている。人の行為と規範の関係、行為の責任について理解する。

(2) 倫理とは内面化された規範である。すなわち、心のなかにあるこうすべきだという規範であり、善い、悪いの価値判断を含んでいる。医療・看護領域において、どのような基準で善い、悪いと判断する考え方があるのだろうか。医療・看護にかかわる倫理理論とその特徴について理解する。

(3) 医療・看護行為は、法的責任を伴っている。医療行為の外的規制、すなわち法、倫理綱領の特徴について理解する。

医療行為の意思決定を行うとき、人の行為は、なんらかの規範に規制される。生殖医療の意思決定をめぐって、法やルールがあれば、当事者はそれらの規範を遵守しようとする。他方、法やルールと関係なく、各個人の心のなかにあるこうすべきだという規範によって行為を選択する場合もある。

医療行為の意思決定を行うとき、人は、どのような規範によって規制されているのだろうか。本章は、法、倫理、倫理綱領等の行為を規制する規範の特徴を理解しよう。

第1節　行為と倫理・法の関係

(1)行為と規範

　治療法を選択するとき、人は、どのような行為を行っているのだろうか。意思決定を行う行為者は、自分の意思に従おうとする。行為者の意思のなかに法律やガイドライン、ルールなどがあれば、それに従おうとするであろう。人は法治国家のなかで生活しているため、法律に反すれば罰という責めを負わなければならない。国や専門職団体などが定めるガイドラインやルールは、法律のような厳しい罰はないが、専門家は遵守しようとする。法律、ガイドライン、ルールという規範は、社会全体に対して向けられているものであり、行為者の外にあることから「外的規制」という。

　他方、行為者、個人の「内面化されている規範」は、倫理と呼ぶ。行為をしようとするとき、何が善いのか、悪いのかという捉え方は、人によって異なる。たとえば、「どんな場合も生命の尊重が大事である」と捉える人と、「やむをえない事情があるときは中絶してもよい」と捉える人がいる。何がよいのか悪いのかという規範は、人が生まれてから育ってきた環境のなかで形成されていく。その環境には、家庭内での経験、あるいは専門職として働く職場での経験のなかで培ってきた文化、風土、宗教、風習、習慣が含まれる。また、学習したことも含まれるであろう。

　倫理には、倫理理論、倫理思想がある。これは、選択をしようとするときに、何を大事にするのが善いのかについての考え方である。たとえば、患者にとって最善の利益になることを行うことは善行の原則である。また、患者の自己決定を大事にすることは、患者の自律を尊重することに相当する。倫理理論、原則主義は、行為者にとって、善いか悪いかの判断基準の一つになる。そのような理論や原則を学ぶことは、倫理的問題が起きているかどうかについての意識を養うのに役立つ。

　図6-1は行為と規範の関係を示したものである。行為者が行為をしようとするとき、法などの外的規制と倫理による内的規制を受けている。行為者は、

何かの選択をするとき、関係者との議論などを通して、最終的に行為者の意思に基づいて選択する。もちろん、関係者との関わりをもたずに決定する場合もある。

では、行為者は外的規制となる法、ルール、あるいは倫理理論や原則を理解すれば、問題に直面したとき最適な意思決定ができるだろうか。臨床に生じる問題は、しばしば複雑で多様である。ときには、倫理原則の異なる二つの立場を擁護する価値の対立が起きる。たとえば、望まない妊娠をした妊婦が経済的理由で中絶の選択をする場合、「女性の自律を尊重する」という価値が大事に扱われる。しかし、どんないのちも尊重されなければならないとする価値を尊重すれば胎児のいのちも尊重されなければならない。そこで、「女性の自律尊重」と「胎児の生命尊重」という二つの価値が対立する。異なる二つの命題が対立し、どれを選択するか優劣つけがたく板挟みの状態をディレンマと呼ぶ。個人の内面において、倫理的ディレンマが生じている場合、人はどれを優先するかを悩み、葛藤を起こす。そのような状況では、人は、何が最適な意思決定であるのかに対して容易に答えが見いだせない。

さらに、選択時、臨床では、問題に関わる関係者が複数存在している。治

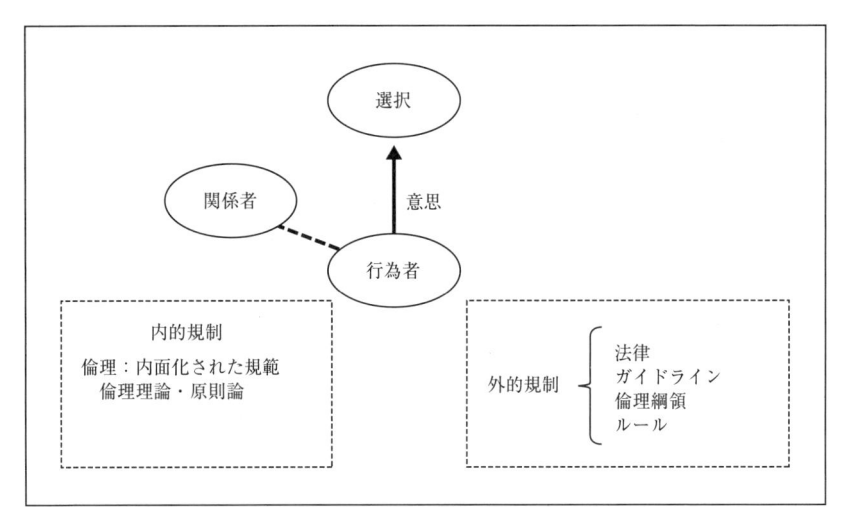

図6-1　行為と規範の関係

療法の選択をめぐっては、医療者、患者、家族という関係者のお互いが、同じ価値観や同じ意見を持っているというわけではない。妊婦は、異常のある子どもであっても妊娠を継続したいと考えていても、家族は妊娠の継続に反対という場合もある。そのような場合、関係者が異なる意見を互いに理解することなく、治療法の選択を行うことは適切だとはいえない。ときには、関係者の間で対立や不信を招くことにつながる。

さらに医療現場で決定を複雑にしているのは、新しい医療技術を使って治療が行われる場合、新しい技術に関する法律、ガイドライン、ルールという外的規範が明確に示されていないことである。生殖補助医療技術に関する法整備は、日本ではまだ不十分である。そのような状況で新しい医療技術を使って行為を行おうとするとき、医療者、患者、家族はいかに行為すべきであろうか。この課題に対して、既存の外的規範、倫理理論を理解するだけでは、十分に答えられない。

要するに、行為に関する外的規範、内面化された規範について、理論、原則などを理解することは、関係者が問題の状況を知るとともに、倫理的意識を養うことには役立つ。しかし、現実の問題に直面したとき、どのように決定するかということは、原則や理論を理解するだけは不十分である。また、既存の法や規範では対応できない問題には、新たな規範策定が必要となる。現実問題に対して、関係者の間でいかにふるまうべきかについての考え方、また規範策定に必要な考え方と手続きを理解したうえで、決め方の技法を習得することが求められている。

(2) 医療・看護行為と責任

医療・看護行為には、行為者による責任が伴う。医療者は、患者に対して、治療、看護行為を行うとき、さまざまな規制をうけながら、行為を選択する。行為の選択のプロセスでは、行為を決定するときと行為の結果が生じたときの二つの場面において責任が発生する。たとえば、ヨナス(1997/2000)は、「将来なされるべき行為の決定に関する責任」と「すでに行われた行為に対する事後的な責任」(pp.162-166)があるという。

図6-2は、行為の責任範囲を示している。行為者が行為を行うとき、その行為を決定するまでのプロセスと行為によって生じる結果の両方に対して責任を負う。

　行為を選択しようとするとき、行為の内容と手続きは、さまざまな観点から考慮されたものでなければならない。専門職としてやるべき行為であるのか、あるいはやるべきことを怠っていないのかを吟味したうえで行うこと、これが責任につながる。さらに、行為のあとに生じる結果は、しばしば医療者の予測に反することもある。そのようなときにも、医療者の行為によっておきた結果であれば、それに責任をもたなければならない。

　責任は、行為の決定と行為の結果からだけでなく、法的、倫理的な側面からも分けることができる。法律は、やってはいけない医療者の行為について、罰をもって規制している。そのために、医療者は、法律を遵守しようとする。しかし、法律に触れる行為を行ったときには、責任を負うことになる。たとえば、医療者が誤って薬剤を注入し、その結果、患者が死亡したら業務上過失致死という罪を負う。行為に過失が認められたならば、業務停止などの行政処分を受けることになる。この場合、行為の結果に対する責任ということになる。

　倫理的側面からの責任については、専門職として規定されている「倫理綱

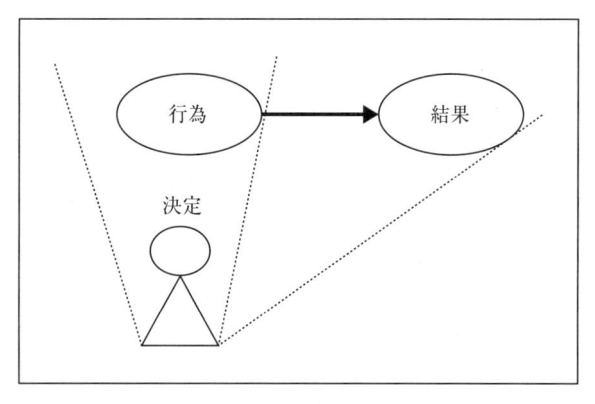

図6-2　行為の責任範囲

領」が重要な役割を果たす。倫理綱領とは、専門職としてもつ価値観、行動の指針を示し、社会に公言しているものである。つまり、社会に対して、私たちはこのような価値観のもとで行為を行う集団であるということを宣言すると同時に、その責任も引き受けている。

　たとえば、看護職の専門職集団の一つ、ICN（国際看護師協会）による倫理綱領では、看護師の果たすべき四つの基本的責任として、①健康の増進、②疾病の予防、③健康の回復、④苦痛の緩和、を挙げている。これは、看護職が、患者、医療提供をうける対象に対して、上記の四つの項目に対する行為について責任をもつということである。入院患者が痛み苦しんでいる場合、特段の理由もないのに放置する、何もしないということは、看護職として責任を果たしてないということになる。ただし倫理的責務においては、法律と異なり、責任を果たさなかったとき罰という制裁を受けることはない。

　しかし、対象とその家族から非難をうけたり、あるいは、どうしてそのような行為をとったのかについて説明を求められることもある。これは、説明責任（アカウンタビリティ）と呼ばれる責任である。説明責任は、医療者の行為の決定とその結果について、説明を行うということだけなく、行為の一連のプロセスにも責任をもつという広い意味でも使われるようになってきている。すなわち、医療者が行為の理由を尋ねられたとき、その説明をできなければならないということである。行為の理由の説明として、倫理理論、原則論という善悪について考え方、倫理綱領などが用いられることもある。

第2節　倫理理論と原則論

　行為の理由の説明に用いられる現代の倫理理論は、主として西洋からもたらされた考え方である。アリストテレスの論じた「徳」の理論やイギリス経験論の伝統にたつベンサムやミルの功利主義、カントの義務論などは、このような倫理理論である。

　西洋の倫理思想は、明治維新以後、近代化の過程でもたらされた考え方であり、それ以前には、伝統的な倫理思想・倫理理論が文化的伝統のうちに根

づいていたことにも注目しなければならない。というのは、現代の日本社会での医療の意思決定を考えるときには、関係者の意見の背後には、伝統的な身体観や死生観がいまなお強く存在すると考えられるからである。脳死臓器移植でのドナーの少なさは、精神と身体を別々のものとしない伝統的な日本の考え方にもとづくとも考えられるのである。そこで、意思決定の際の多様な意見の対立を克服するためには、さまざまな意見の背後にある身体観や死生観を理解しておくことも必要である。

東洋と西洋の倫理思想・倫理理論を理解しておくことは、医療領域でときには対立する人びとの意見の背後にある価値観を知るために必要である。さらに、対立を克服するための考え方として用いることができるという点でも重要である。

(1) 伝統的な倫理思想・倫理理論

明治維新以前まで、日本の文化の根幹にあった倫理思想・倫理理論として知っておくべきなのは、さまざまな思想の影響下に形成された日本の伝統的な身体観、死生観、医療観である。そのような思想としては、神道、仏教、儒教などをあげることができる。

(a) 神道・仏教の倫理

神道は、古くからの自然信仰にもとづいて形成されたものであるが、7世紀ごろから仏教と習合し、19世紀まで力をもった。しかし、神仏を一体とする考えは、明治維新の際に神仏分離令により否定された。しかし、現代においても二つの宗教思想は、対立することなく伝統的な文化として、その生命観、身体観、死生観に大きな力をもっている。たとえば、神道の自然信仰においても、あるいは、仏教の思想においても、すべての存在は深くつながっており、とくに生きとし生けるものは、みな深くつながっていると考えられている。このような「縁起」の思想は、どのようなものも独立の存在ではなく、また、心や身体を所有する主体となる自我というものは、本来存在しないという無我の思想として表現される。さらに、この考え方は、心と身体は

別々のものではないという「色心一如」の思想にも結びつく。すべてのものはつながっているという考え方から、だれもが「生命に対する深い共感をもつべきである」という「慈悲」の思想にもつながっている。

(b) 儒教倫理

儒教倫理は、孔子・孟子・朱子などの思想から発展した倫理思想である。紀元前6世紀の孔子や紀元前4世紀の孟子は、「五常」といわれる「仁義礼智信」の徳の重要性を説いた。たとえば、親子、兄弟のような血のつながりが重要であるとする「礼」の思想や、生命に対する共感、とくに生命が失われようとすることに対する痛みの感情が人間の本質に属しているという「仁」が重要な徳である。また、12世紀の朱子の思想（朱子学）は、13世紀から日本に渡り、とくに17世紀から19世紀まで大きな力をもった。朱子学では、五常の徳思想とともに、気の思想と陰陽五行説を基礎として、身体観、死生観を展開した。身体観では、「心と身体とは別々のものではない」と考え、さらに、人間は天と地の間に両親から生まれ、支えられている存在であるから、心身を自己の所有物とみなすことはできないと考えた。こうした思想は、身体と精神を別の存在と考え、身体を自己の所有物と考える西洋近代の思想とは対照的である。

(c) アリストテレスの「徳」の理論

徳の理論は、古代ギリシャの哲学者、アリストテレスによる『ニコマコス倫理学』にみることができる。アリストテレスの倫理学によれば、人間の営みのすべてに目的が存在し、その目的の頂点には幸福という最高善があるとした。また、最高善は徳をもつことで実現されるとした。

徳は、ギリシャ語で"aretê"、ラテン語で"virtus"、英語で"virtue"という。アリストテレスは、徳には、二つの種類があると捉えた。その一つは、人柄（エートス）に関わる優れた性向、すなわち人柄の徳である。もう一つは、知性的な徳である。

人柄の徳には、勇気、正義、節制などが含まれる。人柄の性向の特徴は、

たとえば、善い人とは善い行為を行う人であり、悪い行為を行うことはないので、善いという一方向にしか関わらない。

他方、知性的な徳には、知識、分別、思慮深さなどの能力がある。たとえば、医術は、知識の一つであるが、これは使い方によっては、病気を治すこともできるし、病気を引き起こすこともできる。

アリストテレスによれば、善い性向を持つ人は善いことを願望するのであるが、これを実現するためには、実行可能な選択肢を手にしなければならない。目的を実現する手段を見いだす徳が思慮深さである。善い性向の持ち主は、善いことをしたいと願望し、これを実現する手段を推論し、その手段が目の前に現れると、それを選択する。

アリストテレスは、優れた人柄は、教育、しつけ、自己訓練による行為の反復によって習慣づけられて、やがて身につくものであると捉えた。したがって、どのような人柄の人間になるかは、最終的にはその人自身の責任であるとした。

目的を実現する手段を見いだす能力としての思慮深さは、行為に関わる理性的能力である。この思慮深さが西洋哲学の歴史において後のカントの実践理性へとつながるのであるが、アリストテレスによれば、思慮深さは、個別的で複雑な状況に対応した最適な行為を選択する能力である。この考え方は、後述するカントの捉える理性、すなわち、善意志をもつ理性的な人間は、どんな状況にも左右されずに普遍的な道徳原理にもとづいて行為するというものとは大きく異なっている。

(d) 目的論――ベンサム・ミルによる功利主義

功利主義の考え方は、行為そのものより行為の結果を重視する倫理理論である。善い結果とは、利益や快楽、健康、正義、満足感などの幸福が最大多数の人たちにもたらされることである。利益や快楽をもたらす行為は有益な行為とみなされる。また、同時に、苦しみや害を全体的に減少させることでもある。功利主義は、効用をより多くもたらす結果を善とする考え方である。

最大の幸福をもたらす選択や行為には道徳的価値が含まれる。道徳的価値

とは、ある目的を達成させる手段として役立つものである。

　功利主義者にとって、行為を選択する動機は、その行為の道徳性と関係をもたない。全体的に最善の結果が生み出されれば、その行為を選択する動機はとくには問わないのである。この点は義務論と大きく異なる。行為の道徳性の基準となるのは、客観的な結果である。すなわち、善の行為は、最大の快楽と幸福がもたらされるものであり、苦しみや悲しみが減ることである。溺れる人を助けることは、どんな動機であれ善の行為である。また、飢えている人に食べものを与えるのも善の行為とみなされる。その動機が、だれかに謝礼をもらうことを望んでいるからでも、名誉ある賞を受賞したいという願望によるものであったとしても、とくに関係ない。多くの人を助けるためという目的のためであれば、罪のない人を拷問することも善とみなされるのである。功利主義において、目的や結果が、その目的を達成する手段を正当化している。

　功利主義者は、行為の決定までのプロセスに、三つの段階を設けている。第一は、さまざまな知識や情報に基づいて、それぞれの選択肢を選んだ場合の結果を予測することである。第二は、それぞれの作為あるいは不作為がもたらすはずの幸福と不幸の割合を測る。第三は、最大多数の人びとに最大の幸福をもたらす行為を選ぶ。そのような手順と最大多数の最大幸福という簡単な原則を示していることは、抽象論に終わらず具体的に考えることができ、状況に対応しやすいという利点がある。

　しかし、功利主義論の欠点は、何をもって幸福か、あるいは快楽かという善になることが明確ではないということである。幸福や快楽の考え方は人によって異なる。幸福、快楽を測ることも困難である。また、最大利益をもたらすために、一般的に非道徳とみなされている行為を認めてしまう可能性も否定できない。もっとも効果的な方法が、たとえば人を拷問するような非道徳な行為であったとしたら、非道徳な行為も認める理論になりかねない。最善の結果を得るために、大事な人間関係や人生計画を犠牲にすることもありうる。

(e) 義務論――カント

ドイツの哲学者イマヌエル・カントは、ある行為の正しさを決めるのは、結果ではなく、行為そのものの正しさであるとした。行為には、行為によってもたらされる結果とは関係なく、絶対的に存在する道徳的義務があるのである。義務論は、行為の結果を重視する功利主義論と対極を示す考え方である。

カントは、絶対主義者であると同時に、合理主義者でもあった。義務論の道徳原理は妥協の余地がないもの、説得や反論によって論破することができないものである。義務論では、人間の行為に内在的な価値を見出しているため、行為が善を生み出すかどうかについては、その倫理性とは関係がないとされる。

カントが示す「人倫の形而上学の基礎」では、道徳に関する基本的なことが記されており、その究極的な目的は、道徳の究極的原理の確立であった。カントはその究極的原理を「定言的命令」と呼んだ。定言的命令とは、例外なく、すべて理性的存在を規制する命令あるいは原則である。

カントの示す定言的命令は、どんな犠牲を払っても守らなければならない四つの義務を課している。それらの四つの命令とは、以下のとおりである。

①自分がしてもらいたいことを他人に対して行う
②人々を目的として扱い、決して自分の目的のための手段や道具にしない
③他人の自律性の尊重：あらゆる理性的存在の意思を普遍的法則として扱う
④普遍性の原理：他のすべての人にそうして欲しいと望むことを行う

上記③の自律性の尊重については、カントはその出発点を善意志に求めている。カントは、意志には、行為をするためのある種の法則の表象に従って自分自身を規定する能力があると理解し、この能力は理性的な人間のみに見いだされるとした。カントのいう理性とは、道徳的法則を生み出すものであるため、人の理性は、道徳的法則をみずから創造してこれを自分自身に課すとして、このことを意志の自律という。さらに、カントは、理性的な人間は、絶対的価値を有していると同時に、理性的人間は、それ自身が目的として存在しているため、自分の存在のみならず他人に対しても、いかなるときも目

的として扱い、単なる手段として扱わないように行動しなければならないと指摘する。すなわち、カントの自律には、理性的な人間であれば、善意志に従って善行為をおこなうために、自分だけでなく他人にも手段として、たとえば自分の目標に従属させたり、他人の目標を考慮せずに扱うような行為をしてはならないという意味が含まれている。

義務論では、行為の倫理性は、意図や動機がどうであったのかによって判断される。正しい行為は、賞賛や名誉、報酬、永遠の生命を得るためではなく、単にそうするのが正しいという理由のもとで行われることをさす。倫理的な動機は、上記の四つの義務に示されている道徳法則を尊重するものである。

(f) 原則論

原則論は、倫理原則に基づいて問題点を整理し、推論を行う方法である。原則とは、具体的内容を含まず抽象的で規範的な命題のことをいう。他方、規則は、具体的な内容を含む規範的な命題のことをいう。

欧米の生命倫理で用いられてきた道徳理論は、「原則主義」として知られている。ビーチャムとチルドレスが記した『生命医学倫理』は、生命倫理の書物としては有名であり、原則主義の規範とされている。また本書は、日本でも広く普及している。

『生命医学倫理』で示されている原則主義は、
①自律尊重の原則：患者の考え、選択、行動を尊重すること
②無危害の原則：患者に害を与えないようにすること
③仁恵の原則：患者の幸福や利益になるようにすること
④正義の原則：患者を平等に扱うこと、資源を公平に配分することである。

これらの四つの基本原則に基づいて設けられた規則として、真実の告知、秘密の保持、インフォームド・コンセントに関するものも含まれている。

ビーチャムとチルドレスによれば、これらの原則でとくに重視するのは、原則の普遍性と客観性である。四原則は、伝統や個人的な文化を超えた共通道徳から導かれたもので、あらゆる道徳的人間が共有する一連の基準である。

また、ビーチャムとチルドレスは、四原則は、伝統的な道徳理論や古くからの倫理綱領の前提として扱われていたものだとする。
　原則主義のモデルにおいて、ある行為の価値を決定する直接的な方法は、行為が四原則にもとづいた倫理規則にかなうものであるかどうかを判断することである。たとえば、医療者が患者に情報を提供するのは、「自律の尊重」という原則にもとづく「真実の告知」という倫理規則に従っているということである。原則主義は、倫理的意思決定を行う際、明確でわかりやすい枠組みを示している。医療者にも簡単に用いることができる。
　しかし、現実の臨床では、上記四つの原則や判断が衝突することもある。そのようなとき、優先される原則があるわけではない。状況にあわせてそれぞれの原則を検討し、背景にある共通道徳をもとに、諸原則や判断の間の妥当な均衡を考えなければならない。ビーチャムとチルドレスは、原則や価値観の衝突を解消し、それらを整合的な集合にまとめることを目指しているという。
　そこで、原則が衝突するような複雑な問題に対しては、状況に応じた判断の均衡、修正を行わなければならない。だが、原則主義は、状況にあわせて、いかに関係者との間で判断を修正するのか、対立する価値をいかに解消するのかについての具体的な決め方を示しているわけではない。

　(g)ナラティブを用いた倫理
　1990年代以降、原則主義とは異なる倫理的問題に対する取り組みが行われている。原則主義は、医療者の文脈によって、いかに行為することがよいかと推論することに焦点がおかれている。すなわち、原則主義には、患者の人生や文脈による視点が欠けている。そこで、患者の視点、ナラティブ（語り）を重視するのが、ナラティブを用いた倫理である。
　ナラティブの概念は、人類学、哲学、心理学などの他領域で注目されてきたものであるが、医療研究にも個人のナラティブ（語り）が個々人の生活に関する質的データを豊富に与える手段として考えられるようになった。
　また、倫理的に困難な決定を行わなければならないとき、ナラティブの方

法論には問題を解決する力があるとも指摘されている。すなわち、患者、医療者のそれぞれに個々のナラティブがあり、それらの意味を読み解くことで、お互いのナラティブが不調和として異なるところがみつかる。不調和の部分は、互いの対話によって同化、解消することができる（宮坂, 2006）。

いわゆるナラティブ倫理は、特定の状況がもつ意味の多様性を認めることを重視している。人によって異なる見解を一つにまとめることをめざすのではない（Jones, 1998）。いいかえると、原則主義のように不一致、不統一、相違などを解消することを目的とするのではなく、多様性を認める相対主義的なアプローチである。

ただし、ナラティブを用いる立場については、既存の道徳理論、原則主義とあわせて利用するのか、あるいは既存の理論にとって代わる新しい倫理理論とするのかは、研究者によって異なっている。

(h) ケアの倫理

ケアの倫理は、個別性、人との関係性、相互依存、感情を中心に置く理論である。義務論、功利主義、原則主義の考え方は、客観的、普遍的な倫理原則を用いる理性的な行為であるとされる。しかし、ケアの倫理では、文脈を重視し、倫理的問題の独自性、個別性、関係性に関心をおく。

ケアの倫理の礎を築いた人の一人、ギリガン（Gilligan, 1982）は、師であるコールバーグ（1987）の広く受け入れられていた道徳性の発達に関する理論を批判した。コールバーグによる理論は、人間の道徳性は段階を経て発達するとともに、普遍的正義の規則と結びつけて捉えられたものであった。すなわち、人がどの発達段階にあるかということは、正義の概念をどれだけ身につけて理解したのか、またどれだけ用いることができるかによって測れるとする考え方であった。

道徳性の発達に関するコールバーグの理論に対して、ギリガンは、女性と男性を対象にした実証研究にもとづき、このモデルは男性のみを対象とした結果から導かれているため限界があるとした。すなわち、道徳的推論を正義の観点からのみ行うことを批判し、正義の倫理とは異なる女性特有の「もう

表6-1 医療・看護倫理のまとめ

伝統的な倫理理論	日本の文化の根幹にある思想（神道・仏教・儒教）	神道の自然信仰、生きとし生けるものはみな深くつながっている（縁起）、誰もが生命に対する深い共感をもつべきだ（慈悲）。仁義礼智心。人間は天と地の間に両親から生まれ、支えられている存在であるから、心身を自己の所有物とみなすことはできない。
	徳の理論（アリストテレス）	善い性向をもつ人、すなわち徳をもつ人は、最高善である幸福を達成することができる。善い性向を持つ人は、善いことをしたいと願望し、行為の目的として善いことを実現する手段があるとそれを選択する。目的を実現する手段を見いだす能力が思慮深さであり、これを行為の理性と呼ぶ。この理性は、状況によって左右される。
	功利主義（ベンサム・ミル）	行為の結果を重視する。利益や快楽、健康、正義、満足感などの幸福が最大多数の人たちにもたらされることが善い結果である。
	義務論（カント）	ある行為の正しさは、善意志にもとづく行為自体の正しさであり、結果によるのではない。善意志をもつ理性的人間に対して、他者が手段として扱ってはならない。
原則主義	無危害の原則、自律の原則、仁恵の原則、正義の原則	ある行為の価値を決定する最も直接的な方法は、四原則にもとづく倫理規則にかなうものであるかどうかで判断する。
新しい倫理理論	ナラティブ倫理	医療現場での行為は、患者の語り（ナラティブ）を重視し、患者の個人的物語にあるものであれば正当化される。医療者、患者という関係者間で物語の不調和が生じたときは、対話によって意味の変換などが行われる。
	ケアの倫理	倫理的問題を客観性、普遍的な原則に依拠するのではなく、個別性、人間関係、文脈、相互依存、感情を中心におく。女性の経験にも重視する。

ひとつの声」を取り入れる必要があると指摘した（Gilligan, 1982）。

　正義の倫理とケアの倫理の違いは、自己と他者の相反する主張を平等と公正さの基準に照らし合わせて考える正義論に対して、ケアの倫理は、人間関係の文脈のなかで問題を捉えるという点である。ケアの倫理では、道徳的主体としての自己は自他のニーズを認識してそれに応えるものであり、道徳問題は、何が正しいかではなく、ニーズにどう応えるかである（Gilligan, 1982）。すなわち、ケアの倫理で重視されるのは、第三者の見解ではなく、当事者たちの見解であり、同時に親子関係にみられるような相互依存関係によって価値が形成される人間関係である。

　ケアの倫理は看護倫理学者によって、ケアを中心におく看護倫理として、重視されている（Fry and Johnstone, 2002）。しかし、他方で、普遍的な原則をもたずに問題を解決するための十分な根拠に欠けるとして、ケアの倫理を看護倫理の中心に置くことに批判的態度を示すものもいる（クーゼ, 2000）。

　表6-1は、これまで述べてきた医療、看護倫理理論をまとめたものである。

第3節　外的規制となる法・倫理綱領

(1) 臨床行為に関わる法律

　医療者は、国民の生命維持や健康増進に寄与する職業である。同時に、医療行為には危険を伴うものがある。そこで、医療職は、医療提供のあり方、医療の担い手について、法律による規制を受けている。

　医療提供のあり方を規制する法律には、医療法がある。この法律では、医療を受ける者の利益を保護するとともに、良質かつ適切な医療を公正に提供する体制をはかるように、医療提供のあり方について定められている。また、医療者は、医療提供の重要な担い手であると位置づけられている

　医療者による医療提供の特徴の一つは、医師、看護師、保健師、助産師という資格が設けられていることである。各医療資格を規定する法律には、医師法、保健師助産師看護師法などの医療関連法規がある。資格について規定する法律では、専門職としての資質、条件、免許によって行える行為とその

範囲、義務などが定められている。

医師と看護職の間で行われる医療行為は、行為の種類について規制されている。たとえば、看護師本来の業務で、その裁量において行うことが認められている「絶対的看護行為」、原則として医師の指示などがなければ行うことができないとする「相対的医行為」、医師のみが行うことができるもので看護師には行うことができない「絶対的医行為」がある。さらに、看護職に対して課せられている特別の義務には、業務上知り得た秘密をもらしてはならないという「守秘義務」と「届出義務」がある。

医療者は、法律に規定されている範疇で医療者としての要件を満たしていないとき、あるいは逸脱した行為や義務を怠った場合には、業務停止、免許取り消し、刑罰などの制裁を受けることになる。

(2) 医療事故の発生に関わる法律

日常の臨床行為をめぐって、医療事故がしばしば発生する。医療事故などの紛争が発生した場合、どのような法的責任をとらなければならないのだろうか。

民事責任とは、事故による被害者の損失を賠償すべき責任のことである。患者が医療事故によって死亡、あるいは障がいなどを被った場合、治療費が発生する。その結果、患者は仕事ができなくなることで収入が減り、精神的苦痛を負ったとする。そのような場合、次の二つの方法で責任が問われる。

一つは、債務不履行責任である。すなわち、契約関係にある当事者が相手方当事者に対して負担する責任のことである。病院で雇われている医療者が患者に対して過失による被害を与えた場合、病院と患者は診療契約を結んでいるため、患者に対して責務を負うのは病院の設置主体者になる。

他方、契約関係にかかわらず、民法所定の要件を満たしている場合、加害者が被害者に対して負う責任が、不法行為責任である。加害者による故意、過失、権利侵害、損害の発生、因果関係の要件がみたされた場合、加害者は被害者に対して不法行為責任を負うことになる。また、不法行為責任は、加害者だけでなく、使用者（監督者など）にも課せられる。

医療事故によって人身被害が発生したとき、行為者は、行為の内容が刑罰の対象となる犯罪であるかどうかについて問われる。刑法は、犯罪となる行為を一般的に定めているものである。医療事故で問題となる犯罪は、業務上過失致死罪である。この場合、犯罪として問われるのは、行為者、すなわち医療者個人である。

　さらに、医療事故を起こして刑事責任を問われる場合、行政処分として、医療提供者としてふさわしい者であるかどうかも問われる。不適格者と認められる者には、監督行政機関による処分が行政処分として下される。

　要するに、医療者による臨床行為が事故になった場合、行為者個人は、三つの責任を負う。すなわち、被害者の損失を賠償する民事的責任、犯罪としての刑事的責任、医療従事者として不適切であるとされる行政処分である。

(3)行為の規制と法律

　人が法律を犯した行為をすれば、それに伴う責任を問われることから、法律による行為の拘束力は強い。そこで、行為者は、自分の行為が法に触れることがないように、法に則った行為を選択しようとする。たとえば、守秘義務を犯さないように、患者の情報を第三者に教えないという行為をとる。

　しかし、法に規制される行為のなかでも、具体的な行為が法に触れるかどうか曖昧な場合もある。医療行為のなかでも、「相対的医行為」は、原則としては医師の指示などがなければ行うことができない。具体的な状況で患者の状態などによって衛生上の危害が生じるおそれがある場合、医師の指示が必要である。しかし、「絶対的医行為」と「相対的医行為」の区別は絶対ではない。むしろ、両者の区別は、看護職の知識、技術、施設の状況、医療環境の変化によって変わることもある。そこで、状況によっては、医師の指示のもとで看護職が行為を行ってよいものか、あるいは医師の絶対的行為としてみなされる行為か判断が難しい場合もある。

　社会の状況に応じて法律の改正あるいは新たな法の成立が必要である。とくに、医療関連法規は、臨床現場に生じる問題に応じて随時改正されなければならない。また、同時に、ある程度柔軟に適用されなければならない。具

体的な規定内容は、省令、通知で随時決められることもある。

　産科医療でいえば、生殖医療技術の進歩はめざましく、ドナー卵子、精子による体外受精、代理懐胎などの治療行為については、日本ではまだ法整備されていない。そのような状況であるにもかかわらず、臨床現場では、日本でもドナーによる体外受精、代理懐胎が行われている。法整備が臨床現場の状況に追いついていない。外的規制となる既存の法律を遵守することが難しい状況、あるいは遵守するだけは対応できない複雑で多様な状況で、現場では医療者、患者という関係者が意思決定を迫られることもある。

(4) 倫理綱領・ガイドライン

　倫理綱領・ガイドラインは、行為者にとっては外的規制となる規範の一つである。倫理綱領は、専門職およびそれに従事する人たちの共通した信念など、行動規範を社会に向けて言明したものである。ガイドラインは、指針、規範などと訳されるが、守るべき規範や目指すべき目標などを明文化しているものである。人が行為するとき、これらの規範、指針を遵守しようとすれば、外的に行為が規制されたということになる。

　倫理綱領、ガイドラインの共通点は、法的拘束力を持たないということである。たとえ、ガイドラインに反する行為を行ったとしても免許取り消しなどの処分を受けることはない。

　医療領域では、医師、看護師などの医療職が、患者という弱い立場の人を対象に、医療の実践、研究という行為を行うという特徴がある。そこで、医療に関する倫理綱領には、①医療者に関する職業倫理、②医療を受ける患者の人権に関する倫理綱領、③患者の権利を保証するもの、がある。

　医療者の職業倫理としては、日本では、日本医師会による医の倫理綱領（2000年）、日本看護協会による看護者の倫理綱領（2003年）、日本助産師会による助産師の声明（2006年）などがある。これらは、専門職団体が独自に作成したものであり、行動規範、専門家として大事にする価値などを社会に公言している。

　患者の人権については、たとえば、医学研究に関するニュールンベルグ綱

領（1947年）は、太平洋戦争が終結する直前、1945年8月8日に、ヨーロッパ連合軍による戦争犯罪の国際軍事裁判で人体実験の犯罪を裁いたときに用いられた「生体実験に関する10ヵ条の規範」である。この規範は、医学の発展のためには人体実験は必要であるという立場で、一定の条件内で医学実験を行うことを明記している。すなわち、医学研究で医療者が人体実験を行うときの行為について、インフォームド・コンセントなどの患者の人権を尊重するなどの縛りを設けている。

さらに、患者の権利については、1960年代の人権意識の高まり、公民権運動の活発化によって、アメリカ病院協会は、理事会で「患者の権利に関する宣言」を採択し、1973年に声明を出した。この声明では、医師と患者間の人間関係は適切な医療に必須な前提となる、と唱われている。これは、従来の医師と患者関係、すなわち医師によるパターナリズム的態度にもとづく関係を見なおさなければならなかったという背景があったからである。本権利章典では、医療者が患者の尊厳を守ることが患者の権利を守ることにつながると捉えられており、現代医療でも遵守されている。

さて、専門職独自の倫理規範として示されている職業倫理について、話をもどそう。医師、看護師の職業倫理となる倫理綱領には、どのような特徴があるのであろうか。倫理綱領は、専門職およびそれに従事する者たちの共通した信念、価値観などの行動規範を社会に向けて言明したものである。倫理綱領は、行動規範、行動指針であるから、専門職として行為しようとするときの選択の方向性を示しているだけなく、個々人が自身の実践を振り返るとき、善い悪いという価値判断になる基盤を提供している。行動指針の範囲は、同時に専門職として引き受ける責任の範囲でもある。倫理綱領は、専門職としてふるまうべき行為の内容と範囲を社会に明示しているのである。

倫理綱領の一つの特徴は、社会の情勢、価値観の変容によって改変されるということである。医療、看護行為に関わる人の価値観は、社会の情勢に応じて変化する。1960年代、アメリカの公民権運動の高まり、患者の人権の獲得という社会の流れは、患者の自律を尊重するという価値観の変容をもたらした。その後、自律を尊重するという価値観の変化は、医療者の倫理綱領

にも改変を迫ることになった。アメリカ医師会、日本医師会、日本看護協会という専門職団体は、倫理綱領に患者の自律の尊重を明記している。倫理綱領は、社会の流れに呼応して改変されていく。

　もう一つの特徴は、行動の規範、指針であるということである。行動の規範は、善い行動の指針を与えることはできる。しかし、個々の場面において、善い判断を示すものではない。倫理綱領で示される行動指針は、行為の方向性を示すものであると同時に、普遍的でどの場面でも共通するものでなければならない。

　しかし、現場の状況は複雑で多様であり、施設、関わる人によって大きく異なる。医療者が目の前にする患者に対して、何が最善になる行為かという判断は、個々によって異なる。個別的な場面は、ときには、二つの異なる価値が対立する。そのようなとき、患者にとって何が最善であるのかという倫理的判断は、必ずしも倫理綱領に示されているわけではない。さらに、既存の規範では対応できない新しい医療技術を伴う行為については、当然ではあるが、医療者の行為は、倫理綱領では対応不可能ということになる。

〈引用・参考文献〉

荒井俊之・井上智子・高瀬浩造ほか（2010）『看護師の法的責任』日本看護協会出版会.
アリストテレス（高田三郎訳）（1973）『ニコマコス倫理学』岩波文庫.
ビーチャム、T・L／J・F・チルドレス（永安幸正・立木教夫訳）（1997）『生命医学倫理』成文堂.
コールバーグ、L（永野重史訳）（1987）『道徳性の形成——認知的発達的アプローチ』新曜社.
Dooley, Dolores and Joan McCarthy (2005), *Nursing Ethics Irish Case and Concerns*, Gill & Macmillan.
ドゥーリー、D／J・マッカシー（坂川雅子訳）（2007）『看護倫理3』みすず書房.
Fry, Sara T. and Megan-Jane Johnstone (2002), *Ethics in Nursing Practice* (*2nd edition*), Oxford: Blackwell.
Gilligan, Carol (1982), *In a Different Voice: Psychological Theory and Women's*

Development, Cambridge, Massachussets: Harvard University Press.

石井トク・野口恭子編（2007）『看護の倫理資料集第2版』丸善.

Jones, Hudson A.（1998）Narrative in Medical Ethics in T. Greenhalgh and B. Hurwitz（eds.）, *Narrative Based Medicine*, London: BMJ Books.

カント、イマニエル（野田又夫訳）（1979）「人倫の形而上学の基礎付け」『カント（世界の名著）』中央公論社.

角田幸彦編（1991）『21世紀への哲学的挑戦』東信堂.

クーゼ、ヘルガ（竹内徹・村上弥生訳）（2000）『ケアリング——看護婦・女性・倫理』メディカ出版.

ミル、ジョン・スチュアート（塩尻公明・木村健康訳）（1971）『自由論』岩波書店.

宮坂道夫（2006）『医療倫理学の方法——原則・手順・ナラティブ』医学書院.

ロールズ、ジョン（矢島鈞次訳）（1979）『正義論』紀伊国屋書店.

関根透（2008）『医療倫理の系譜——患者を思いやる先人の知恵』北樹出版.

ヨナス、ハンス（加藤尚武訳）（2000）『責任という原理——科学技術のための倫理学の試み』東信堂.

第7章

生殖医療と患者の自律

....

本章のねらい

（1）インフォームド・コンセントによる治療法の決定とは、どのような考え方であるのか。その成立背景と考え方を理解する。

（2）医療者と患者の関係はどのように捉えられているのか。医師と患者、看護師と患者のモデルを理解する。

（3）生殖にかかわる意思決定では、「リプロダクティブ・ヘルス／ライツ」、すなわち「性と生殖にかかわる健康と権利」という考え方が尊重されている。これは、生殖に関する事柄には女性が決定権を有するという考え方である。「リプロダクティブ・ヘルス／ライツ」は、「インフォームド・コンセント」と同様に、患者の自律尊重という倫理原則を基盤としている。「患者の自律」とはどのような考え方であるのか、また「リプロダクティブ・ヘルス／ライツ」はどのような特徴をもつのかを理解する。

....

　生殖医療にかかわる意思決定に至るプロセスは、患者と医療者によって進められている。治療法の決定方法として、日本ではインフォームド・コンセントによる方法が重視されている。日本の臨床現場で用いられているインフォームド・コンセントの考え方は、どのような背景のもとで成立し、また、どのような要素を含んでいるのだろうか。さらに、治療法の決定や研究参加の決定をとおして、医療者と患者との関係はどのように捉えられるだろうか。生殖医療を受ける女性、家族、医療者が直面する意思決定の問題を考えよう。

第1節　インフォームド・コンセントの考え方

(1) インフォームド・コンセントの成立背景

　インフォームド・コンセントの成立には、二つの流れがある。一つは、アメリカの判例から成立した法理としての流れである。診療行為の場面で、医師は患者によいと思われる治療法を選択していた。しかし、患者の権利が尊重されるようになり、治療法の決定の主体が医師から患者へ移ったのである。もう一つの流れは、研究の倫理である。これは被験者の同意を得ることなく人体実験を行ってきた反省からうまれた。いわゆる「ニュールンベルク綱領」「ヘルシンキ宣言」などのヒトを対象とした研究の行為のあり方である。

　アメリカの法理から生まれたインフォームド・コンセントの骨格は、1905年から1914年にかけて行われた四つの暴行裁判の判例によって形成された。そのうちの一つが「シュレンドルフ対ニューヨーク病院協力判決」である。患者が子宮筋腫の手術はしないと意思表明したにもかかわらず、医師は検査後に筋腫の手術を行い裁判となった。この判決では、患者の同意なしで手術が行われたことに対し「暴行罪」が適用された。また、1957年、インフォームド・コンセントの成立のきっかけとなった「サルゴ事件」では、大動脈造影剤による検査のリスクを十分に説明していなかったことに対し、医師に過失が認められた。このような経過で「インフォームド・コンセント」という用語は、アメリカの法理から生まれたのである。

　インフォームド・コンセントの基盤となっているのは、患者の「自律の尊重」という考え方である。患者は善意志をもつ理性的な人間として、人格をもつ存在として扱われなければならない。理性的な人間とは、自分の善意志に従って意思決定を行う能力をもつとされる。

　患者は一人の人間として尊重されなければならない。患者が医療に関する知識をもたないからといって、医師が患者のかわりにすべての治療法を決めていいというわけではない。また、患者に何も知らせず、また患者の意思を尊重することなく、医師が治療法を決定することはパターナリズム的態度と

呼ばれ、現在では批判されている行為である。医師のパターナリズム的態度に対する批判は、生命倫理学の誕生に大きく関与した。

患者は、自分に対する治療行為について、十分な説明を受け、それを理解したうえで自ら決定し、治療の権限を医師に委譲する。そのような決定のあり方がアメリカから日本へ輸入されたのである。インフォームド・コンセントは、日本医師会によって1990年に「説明と同意」と訳語を与えられた。また、1995年には、当時の厚生省は医療現場にはなくてはならない医療者と患者との信頼関係を築く医療のあり方としてインフォームド・コンセントを位置づけた。

1997年に医療法は改正され、「医師、歯科医師、薬剤師、看護師その他の医療の担い手は、医療を提供するにあたり、適切な説明を行い、医療を受ける者の理解を得るよう努力しなければならない」という条文が追加された。さらに、2006年の医療法改正では、病院管理者は、入院中に行う検査、手術、投薬、入院中の療養に必要な保健医療サービスや福祉サービスに関する事項について書面を作成し、患者または家族に適切な説明を行うことが義務づけられた。すなわち、日本の医療制度のなかに、インフォームド・コンセントは重要な決定のあり方として位置づけられているのである。

(2) インフォームド・コンセントの要素

インフォームド・コンセントは、どのような考え方であるのか。インフォームド・コンセントは、診療行為の場面とヒトを対象とした研究の場面の両方で用いられる。研究では、薬剤や治療の効果などをみるために、患者が研究の被験者（試験や実験の対象となる人）となる。インフォームド・コンセントが必要となるのは、診療行為場面では、治療法などを決めるとき、研究では研究の参加を依頼するときである。では、インフォームド・コンセントに必要な要素について述べよう。

生命倫理学者のビーチャムとチルドレスによれば、インフォームド・コンセントの要素として次の七つを挙げる。

(1)　限界要素（前提条件）

(a) 有能
  (b) 自発性
(2) 情報要素
  (c) 開示
  (d) 勧告
  (e) 理解
(3) 同意要素
  (f) 決定
  (g) 権限の委譲

(a) 患者の有能

「患者の有能」とは、患者が病院での治療法、あるいは病院で治療を伴う研究方法について適切に説明を受け、これを理解し、また意思決定できる能力をもつことである。インフォームド・コンセントによる決定では、患者は医師の説明を理解し、自己決定できる能力をもつとされる。患者が意思決定できる能力を有していることは、インフォームド・コンセントを行う前提条件である。

では、意思決定する能力をもつのは、どのような患者だろうか。

一般には成人は自己決定の能力があるとみなされる。対して、小児や意識障がいなどがある人は能力がないとみなされる。ただし、意識障がいのない人であっても自分の意思や意向を明確に表現できない人もいる。あるいは、対照的に15歳でも自分の意思をしっかりもっている小児もいる。

そこで、新生児、脳血管疾患など、患者本人の意思が明らかにわからない人の場合には、誰が代わりに意思決定を行うのかということが問題になる。いわゆる代諾の問題である。

患者のなかには自分の意向がわからない人や医師に決定を任せたいという人もいる。そのような場合、医療者としてどのような決定プロセスを踏むかということが課題となる。

(b) 自発性

患者は治療法に関する意思決定を行う際に周囲から干渉を受けることなく、自発的な決定を行わなければならない。人を対象にした研究の場合でも被験者は研究の参加について、研究者からの説明を聞いたあと同意を行う。その際、誰かに強制されることなく自発的に行うことが必要不可欠である。患者は理性的な人間であれば、自らの意思に従って行為を選択するのであるから周囲は干渉したり、強制してはならないという患者の自律を尊重した考え方になっている。

(c) 情報開示

インフォームド・コンセントでは、情報の開示は民事訴訟を防ぐための重要な要素である。情報を与えられなければ患者あるいは研究の被験者は、意思決定に対する基盤を持てない。すなわち、治療をするかしないか、あるいは研究の参加をするかどうか判断するために十分な材料が開示されなければならない。

専門家が患者または被験者に提示する内容は、以下のとおりである。
①提案された医療介入や研究を拒否するか、あるいは同意するかを決めるうえで、患者や被験者に必要と考えられる事実や説明
②専門家が本質的と考える情報
③専門家の勧告
④同意を求める目的
⑤権限委任の一行為としての同意の性質と限界

研究の場合であれば、開示は、一般的に研究の目的、方法、予測される利益とリスク、予測される不便あるいは不快、または何の処罰なしに研究から身を引くことができる被験者の権利を含んでいなければならない。

では、医師が患者に対して、どこまで情報開示をしたらよいのだろうか。情報を開示する基準についてビーチャムとチルドレスは次の三つを挙げている。

①専門的慣行基準:医療専門家が慣習的に実践で妥当だと考える基準である。

②合理的人間基準：理性的人間であれば意思にもとづいて決定できるとされる。かりに、患者が理性的人間であったとして、処置を受けるか否かを決められるかどうかという基準である。どの程度の情報が必要かは、医師でなく患者に基準がおかれている。
③主観的基準：個々の患者に合わせた基準である。患者が知りたいと思う内容を医師が知っており、根拠もあるなら、医師は、特定の患者が知る必要のある情報を開示しなければならない。

(d) 権限委譲
　患者への情報開示に関する基準は、あくまでも患者が治療法について十分に理解するためのものである。患者が治療法のことを十分に理解したうえで、自発的に決定し、患者になされる行為の権限を医師に委譲することがインフォームド・コンセントである。

(3) まとめ
　インフォームド・コンセントは、日本医師会によって「説明と同意」と訳されたが、重要なことは、医療者が必要な情報を提示し、患者が十分に理解したうえで自らの自由意思のもとで、自発的に決定を行えるようにすることである。
　日本のインフォームド・コンセントの捉え方は、正確で適切な情報の提供と情報の開示を重視し、患者による医療行為の権限委譲という意味を見逃しがちである。患者への説明と情報の提供を強調した法改正は、医療者を患者に説明する役、患者を同意する役として両者の役割分担の構造を強調することになった。
　患者の意思決定能力がない場合は、さらに問題が複雑である。誰が代わりに決定するのか、本人の意思を確認できるものはないか、誰の意見を尊重すればよいのかなどが重要な課題になる。

第2節　患者と医療者の関係

(1) 医師と患者の関係

治療法の意思決定が行われるとき、医師と患者の関係は、どのように捉えられているだろうか。

E. J. エマニュエルとL. L. エマニュエル（Emanuel, 1992）は、医師と患者の関係について、四つのモデルを提示した。それぞれのモデルをみてみよう。

(a) パターナリステックモデル

このモデルは、「親」または「聖職者のモデル」とも言われる。医師は患者の健康および福祉が最善となるように働きかける。このモデルでは、患者と医師が同じ価値観や選択を共有していることが前提である。医師は、医師の利益よりも患者の利益に重きをおいているので、患者は医師に対して同意することが期待されている。このモデルが正当化されるのは、緊急時である。

(b) 情報提供型モデル（もしくは科学・技術・消費モデルと呼ばれる）

このモデルでは、医師はあらゆる情報を患者に提供するように求められる。医師が提示する情報には、患者の病状、診断、検査の方法やその結果、治療法と既知の、あるいは未知の危険性や利益も含まれる。

このモデルでは、患者は自分の価値観にあうような診療行為を判断しながら、事実と価値観を区別する。ここでは、患者の価値観、あるいは患者が何を重視しているかに対して、医師が関わることはない。というのも、医師は、患者のもつ価値観などに必要以上にアドバイスすることを自制するからである。すなわち、医師は、技術の専門家として捉えられているのである。

(c) 解釈モデル

このモデルは、患者が自分の価値観や希望を明確にするのを助け、それらを実現するために必要な医学的介入を見分けられるようにするものである。

医師は、必要とされる医学関連情報を患者に提供し、患者の目的や希望、関心、性格を理解する。そのうえで、患者が自分の価値観や実際に必要な医療介入について表現できるように医師が支援を行う。医師が重視しなければならないことは、患者の人生をそのまま物語り（ナラティブ）として捉えることである。この患者の物語りは、患者のことを理解するプロセスで確認されたものであり、また医学的状況に関連するもので、患者の価値観や優先度にあわせて構成されている。

　(d)討論型モデル
　討論型モデルは、患者が健康に関連した最善の価値を実現できるように、医師が患者を支援することを目指す。
　医師は、患者にどのようなことを求めているのかに関して提案を行いながら、有用な情報を提供する。また、医師は患者の病気や治療に影響する価値、あるいは患者の病気や治療によって影響を受ける価値について考え、患者とともに大切にしなければならない価値について判断する。
　このモデルでは、医師は、患者と対話することで、教師または友人の役割を果たす。医学的決定に対する患者の自律について、エマニュエルらは、次のように捉える。自律というのは、患者が批判的に自分自身の価値観や好みを見極めること、それらが望ましいかどうかを判断すること、そのうえで、価値を実現するために、自由に行動を起こすことを必要とする。したがって、討論型モデルに不可欠な議論のプロセスは、患者の自律を実現するために絶対に必要であるという。
　エマニュエルのモデルは、医療者と患者はどのような関係を結ぶべきかを考えるうえで重要な指標となる。

(2)アドボカシーと看護職
　患者の人権が尊重されるようになって、看護職は、治療法の決定を行う際、どのような役割を担うことになったのだろうか。
　アドボカシー（Advocacy）という用語は、法律用語で、「弁護する、支援

する」という意味である。誰かのために求められて、その人やグループの利益のために擁護する、あるいは代弁することである。患者の権利が尊重されるようになると、看護職は、患者の身近に存在する医療者として、患者の権利を擁護する役割を担うようになった。患者の自己決定の尊重、権利の擁護については、看護職の職業倫理（ICNによる「看護者の倫理綱領」、日本看護協会による「看護師の倫理綱領」）にも明記されている。

アドボカシー(1)のモデルとして、看護倫理教育に従事するフライ（Fry, 2008）は、次の三つを挙げる。

①患者の権利擁護：患者の権利を尊重し、権利侵害から護る役割
②価値による決定モデル：患者が自分の価値観に気づき、それに対してもっともふさわしい自己決定できるように支援すること
③人として尊重するモデル：意識障害などで意思決定が不可能な場合、看護職が患者の人権を擁護し、患者の価値に即した決定を支えること

これらの役割を看護職が果たすことは重要である。とくに患者が治療法の意思決定を行う場面では、身近にいる看護職が患者を支えやすい立場にある。しかし、アドボカシーという概念は、看護領域で提唱されるようになって50年もたっていない。日本の看護倫理教育は、看護基礎教育においてアドボカシーの役割について教育していなかった時期もあった。アドボカシーの概念のもつ意味は、十分に明らかにされていない。

看護者による患者の権利擁護を実践することの厳しさも問題になっている。多くの看護職は医療施設に雇用されている。患者の権利を擁護するために、看護職の意見と医師、施設管理者との意見が対立し、解雇されるなどの危険があるとしたら、患者の権利を守ることも現実的には限界がある。また、看護職を擁護する制度や法も整備されているわけではない。看護職は、患者の権利擁護のために、ほかの医療者と意見対立したときのリスクをすべて自分が負わなければならない状況である。

---

(1) 看護職のアドボカシーについては、Gadow（1980）も看護の中心に据えるものと指摘している。

さらに、看護師が患者の考えを本当にすべて代弁できるのかについても難題である。看護師は患者が大事にしている価値観、あるいは治療に対する考えを十分に理解し患者が何を望んでいるのかを把握しなければ、患者の権利を擁護することはできない。カーチン（Curtin, 1979）は、本当に看護師が患者の価値を十分に把握できるのかについて疑問があると指摘する。

　現代医療では、チーム医療として多職種が連携して医療提供を行う。ただし、多職種間で患者の権利を誰がどのように擁護するかということは十分に議論されているわけではない。看護師でなく医師が患者の権利擁護者であると捉えている場合、患者に対して医師以外の医療者の介入を好まない人もいる。また、多忙な臨床現場では、一人の患者の権利擁護のために十分な時間を確保できない。

　患者の権利を擁護する、患者の価値を尊重した決定を支えるということは、医療者にとって重要な役割である。しかし具体的には、看護職だけに限定した役割ではなく、多職種のだれがどのような行為を行うことによって患者の権利擁護が可能になるのかについては、検討課題である。

第3節　「患者の自律」と「リプロダクティブ・ヘルス／ライツ」

(1) リプロダクティブ・ヘルス／ライツ

　患者の人権を尊重する動きは、1950～1960年代のアメリカで公民権運動や医療者のパターナリズム的態度の批判などを契機に行われた。女性の権利獲得も例外ではない。北アメリカではとくに、人工妊娠中絶をめぐって、女性の自己決定を尊重するプローチョイスと胎児の生命尊重するプローライフの対立は、政治的活動も巻き込んだ。

　他方、貧困に悩む発展途上国の女性は、生殖行為に関して自己決定を行うことが認められていなかった。世界には、宗教や文化的な違いによって、望まない妊娠をした場合でも、中絶という選択が認められない地域もある。また、世界では、そもそも家族計画を行うことが皆無に等しい地域もある。無計画な性行為による人口爆発の問題は、世界レベルで深刻化していた。しか

も、性行為に伴うエイズなどの性感染症問題も重要対策課題であった。女性の心と体を擁護する必要性が高まっていたのである。

　そこで、1990年にWHO（世界保健機構）は、リプロダクティブ・ヘルス、すなわち「性と生殖に関わる健康」という概念を示した。これは、「単に生殖過程に病気や異常が存在しないだけなく、生殖過程が身体的・精神的および社会的に完全に良好な状態、Well-beingで遂行されること」と定義される。この概念は、疾病のない状態をさすのではない。人の健康的な成熟、身体的心地よさ、親密感、子どもを生む喜びから、虐待、疾病、死亡まで、人生を通して起きる状態や出来事、活動過程の全体をさしている。社会的、心理的、生理的な状態が相互に関連した健康の重視という捉え方である。

　1994年9月には、カイロで国際人口開発会議（ICPD）が開催された。この会議では、180ヵ国に近い国々が16章からなるICPD行動計画を採択した。行動計画は、人間を中心とした持続可能な開発と人口の安定を推進するための20ヵ年計画の概略を示し、幅広い原則と特定の行動の枠組みを定めたものであった。ICPDの第7章にリプロダクティブ・ライツとリプロダクティブ・ヘルスについて、すべてのカップルと個人は、性と生殖に関する最高の健康水準を達成する権利を有している、と述べられている。さらに、ICPDは、2015年までに普遍的なリプロダクティブ・ヘルスサービスの提供、安全かつ適切な家族計画プログラムに対する普遍的なアクセスの実現などの行動勧告を挙げている。

　カイロ会議で示された行動勧告は、人口増加の抑制の重要性を再確認させただけなく、リプロダクティブ・ヘルス／ライツの実現にむけて、各政府が教育、保健サービスなどの総合的な取り組みを通して、女性のエンパワーメントを図る必要性をも再認識させたものであった。

　さらに、翌年、1995年の第4回世界女性会議（北京会議）では、リプロダクティブ・ヘルス／ライツの再確認がおこなわれた。北京行動綱領第96項には、「女性の人権には、強制、差別および暴力のない性に関する健康およびリプロダクティブ・ヘルスを含む、みずからセクシャリティに関することがらを管理し、それらについて自由かつ責任ある決定を行う権利が含まれ

る」とされている。北京会議で確認されたことは、女性の性と生殖に関わる決定を権利として社会に認めさせたということである。

　性と生殖に関わる女性の自己決定を尊重するリプロダクティブ・ヘルス／ライツの実現は、国を挙げて取り組んでいる重要な課題である。リプロダクティブ・ヘルス／ライツの基盤になる倫理原則は、インフォームド・コンセントと同様、患者の自律（Autonomy）の尊重である。

(2) リプロダクティブ・ヘルス／ライツの対象

　性と生殖にかかわる健康問題は、新生児期から思春期、出産可能期、老年期に至るまでさまざまなものがある。

　新生児期では、低体重児、先天奇形疾患があり、思春期では栄養、妊娠、出産可能期では、栄養不良、不妊、中絶、妊産婦の疾患や死亡、出生調整、売買春、薬物、性暴力、性感染症／HIV感染などによる垂直感染などである。また、老年期では、生殖器系の疾患、骨粗しょう症などがある。

　このように多様な疾患とそれに付随する健康問題は多岐にわたっている。これは、性と生殖に関する事柄が生まれてから死ぬまでのライフサイクルと切っても切り離せない深い課題であるということである。また、子どもが生まれるということは、新しい家族が増えることである。性と生殖にかかわることは、家族、パートナーなど親近者との人間関係も深く関係している。

　では、性と生殖に関わる人、いわゆる生殖医療の対象は、どんな特徴をもつのだろうか。

(a) 女性

　女性は、地域によっては、弱い立場に立たされる人もいる。また、社会的に人権が尊重されにくいこともある。身体的には男性より劣っている人が多いため、性暴力などの被害を受けることもある。

　そこで、性と生殖に関わる問題として発生しやすいことは、ふだん、自分の意思をもつことが許されていない人、自分の意思に従って決定しない人は、自分の意見を表現しづらく、自己決定できないということである。また、男

性からの虐待を受けたり、あるいは児など弱い人を虐待する人もいる。

(b) 胎児・新生児

女性が妊娠・出産をして新しい家族を作る場合、重要な対象として、胎児、新生児が存在する。胎児は、妊婦の子宮の中に身を置いている間、妊婦からの栄養を受けて育つ。自分の意思で何か決定や行動することはない。また、新生児も妊婦の身体から切り離されているが、自分の意思で決定することはできない。

そこで、胎児、新生児に関する問題としては、本人の代わりに児のことを誰が決定するのかということである。これを代諾という。インフォームド・コンセントでは、胎児や新生児は、意思決定能力がないとみなされる場合の決定ということになる。

誰が代わりに決定するかということもそうであるが、児の権利が対立するときは、さらに問題は複雑である。人工妊娠中絶、選択的人工妊娠中絶のときは、母親（女性）と胎児の権利は対立することになる。女性が中絶の選択を行えば、胎児は抹殺される。胎児の生命尊重が優先されれば、女性の自己決定は否定されてしまう。対立する権利が存在する場合、だれがどのように決定することが善いのかという答えを出すのは容易ではない。

そもそも胎児は人であるのか。いつから人は人とみなされるのだろうかという問いに対する答えも多様であろう。どんな場合でも人工妊娠中絶を認めないという人は、受精した時点で人として扱うという立場をとる。日本の民法では、児が妊婦の体から完全に出てしまった状態、すなわち完全露出によって、人としての権利が発生する。妊婦の身体から完全に離れた時点で、人としてみなされるということである。要するに、胎児を人とみなすかどうかという立場の違いから、胎児をどのように扱うべきかということも異なるのである。

医療技術の進歩によって、妊娠・出産が人工的に行われるようになっただけでなく、受精卵・胚も研究などに利用されている。

第Ⅰ部ですでに述べたように、生殖補助医療技術の進歩によって、体外受

精が日常的に行われている。宗教によっては、そもそも生殖という神聖な領域に人が介入してもよいのかという異義を唱える人もいるであろう。パートナー同士だけでなく、パートナー以外の精子、卵子を使用することも技術的に可能になった。日本でも年間2万人の子が体外受精で生まれているが、そのなかには、親とは遺伝的に異なって生を受ける子もいる。

　胎児のもとになる受精卵・胚の扱いはさらに複雑である。受精卵・胚は、自然の経過をたどれば人になっていく存在である。人に成長する過程で、多様な機能に分化して多様な細胞を作っていくのである。そのような性質を利用して、多様な細胞の生成に利用されて再生医療に役立てられる。人ではないが、人のいのちのもとになる存在をどのように扱ったらよいのかという問いが、大きな課題として社会に投げかけられている。

(c) 夫、パートナーなどの家族

　新しい家族ができることは、女性だけの問題ではない。夫あるいは、パートナーにとっても重要な関心事である。夫あるいは、パートナーなどの家族は、経済的、社会的にも新しい家族を迎えて、支えていくという役割を担う。そこで、女性の生殖に関する決定にも家族が関与する。

　女性とパートナー間で発生しやすい問題は、家族員の価値観を女性（妊婦）に押しつけてしまうことがあるということである。ときには、女性の意見も聞かずに、女性のかわりに家族の意見として決定する事態もおきている。

(3) 生殖医療の意思決定

　では、妊娠、出産という生殖に関わる行為の決定について、関係者はどんな問題に直面するのだろうか。

(a) 女性とその家族

　女性は妊娠・出産という貴重なイベントを自然によるのか、人工的な介入に頼るのかということを選択することになる。人工的といっても幅が広い。たとえば、不妊症に悩むカップルが、どこまで生殖医療技術を利用するのか

第7章　生殖医療と患者の自律　　173

もそうであるし、出産する場所やスタイルを選ぶこともそうである。人工妊娠中絶、選択的人工妊娠中絶に関することも含まれるであろう。

　妊娠・出産に関する選択では、女性とその家族の価値観の違いによって、選択が左右される。妊娠するかしないか、子どもをもつかもたないかという選択は、病気に対する治療をするかしないかという選択と異なり、どんな人生を送るかということにも深く関与している。病気を治すために必ず必要な治療というわけではない。生殖医療は、医療を提供する側の専門的知識や価値観、考え方よりも、女性とその家族の意思、考え方、価値観に決定が委ねられる部分が大きい領域である。

　生殖に関わる決定では、リプロダクティブ・ヘルス／ライツが提唱されているように、女性の自己決定が尊重されている。女性が自身のことを自らの意思にもとづいて決定するという自律の思想が尊重されているからである。理性的な人間であれば、周囲から強制や干渉されることなく、自発的に自分の意思にもとづいて決定する。妊婦は、新生児や意識障害をもつ患者とは異なり、意思決定能力があるとみなされる存在である。

　しかし、女性が自分のことだからといって、すべて自分自身で自らの意思に従って決定するかといえば、そうではない場合もある。夫、パートナーなどの周囲の家族との関わりのなかで決定する。これは、周囲の人から強制されて決定するというのではなく、むしろ、女性は、周囲の家族と対立や緊張関係を招かないようにお互いの関係性を保ちながら、よいと思われる選択を考える。

　妊娠・出産に関する決定で、どのような決定をするにせよ、決定後にはなんらかの結果が生じる。中絶をすれば胎児は亡くなる。体外受精をすれば、妊娠し出産するという結果が待っているかもしれない。大事なことは、選択後の結果が予測どおりに必ずしも実現するわけではないこと、人によって予測する結果が異なることもあること、選択後の結果も受け入れなくてはならないことを決定の前に確認しておくことである。

　妊娠、出産に関する行為は、不確実性を伴う。極端な言い方をすれば、予測できないことが起きるかもしれない。予測外のことがおきても、女性とそ

の家族は、結果を受け入れて新しい生活を送らなければならない。ときには、中絶をして深い悲しみを負いながら生活する。体外受精で妊娠しても流産するかもしれない。あるいは、多胎妊娠によって減数手術をするかどうかという次の選択を迫られるかもしれない。そのようなさまざまな選択と結果の繰り返しを受け入れることが家族に要求される場合、家族のなかで対立や緊張関係がある状態では、家族は崩壊し、家族員は精神的、身体的に病んでしまう。

　要するに、妊娠・出産に関わる決定は、選択肢を選ぶことだけを意味しているのではない。決定後の結果を引き受けることも含まれる。どんな決め方をするかは、家族間でどんな人生を送るのか、どんな生活になるのかについての方向性を決めるものでもある。だからこそ、女性だけなく、家族にとっても重要な関心事であるから、家族員も決定に参加するのである。

　他方、家族のなかで弱い立場の女性、自分の意見を十分に把握していない女性がいることも事実である。また、胎児は人のもとになる存在であるが、自分の意思をもっていない。女性とその家族が対立や緊張関係を招くことなく、意思をもたない胎児の存在をも考慮して、関係者が互いに納得する決定プロセスをどのように踏むのかが重要な課題である。

(b) 医療者

　医療者は、女性とその家族の決定を支える立場にある。これを支える思想基盤は、女性の自律の尊重である。アドボカシーという権利擁護の役割を担うことも医療者に求められている。すなわち、女性が自分の価値観に従って、自己決定できるように、医療者は情報提供や説明責任を果たすことが重要とされている。インフォームド・コンセントによる決定も患者の自律を尊重した決定である。

　では、患者の自律を尊重するという決定を行うにあたって、医療者たちは、どんな問題に直面しているだろうか。

　医療者は、女性とその家族が大切にしている価値観、考え方、ニーズなどを適切に把握しなければ、自分の価値を押しつけることになりかねない。す

べての女性とその家族が、治療法やケア方法の選択について、何が自分にとってもっとも善いのかということを十分に理解しているわけではない。医療者が、人として何を大事にしているのか、どんな経験にもとづいてそう思うのかということを理解することで、女性とその家族をどのように支えたらよいのかという方法を検討することができる。

しかし、医療施設の状況では、女性とその家族のニーズに添えないことがある。人員不足、機器などの資源不足、あるいは高度な手術ができる医療者がいないという能力の問題もある。

ニーズに添えない要因には、施設の状況だけなく、医療者個人が大事にしている価値、意見の対立という場合もある。医療者は、医療の専門家であり、専門的知識を有している。また、医療者として、一人の人間として、大切にしている価値をもつ。

生殖医療にかかわる意思決定では、医療者が患者の自律を尊重し、患者の決定を促すことは重要である。しかし、患者、家族、医療者という関係者の意見や価値の違いが生じたとき、関係者のもつ価値の違いを踏まえたうえで、対立や緊張関係、あるいは紛争を招くことのない決定のあり方が要請されている。

(c) 規範策定者

医療技術の進歩に伴って、新たな倫理的問題が浮上することで、技術の運用についての規範策定が急務の課題になっている。代理懐胎、非配偶者間での体外受精など、生殖医療に関する問題も例外ではない。

医療技術の運用をめぐる規範策定の決定は、医療を受ける患者、医療提供者という臨床現場に身を置く人にとって重要な問題である。というのも、臨床現場で日々の意思決定に迫られる人の行為は、法、ルールという規範によって規制されるからである。

規範策定を行う人は、医療提供者でなければ患者でもない。とくに、生殖医療を受ける人は限定されている。かりに、規範策定者が、医療を受ける患者、医療提供する医療者の実情をよく知らずに、規範策定者の価値観だけで

規範を策定したら、現場の実情と大きくかけ離れたものになる。

　生殖医療に対する価値観は多様である。だからこそ、生殖医療技術を用いる人の規範にも、多様な意見と価値観を踏まえた整備が行われなければならない。新しい技術に呼応した新しい理念の創出が求められている。また、多様な立場の人の声を反映させた政策策定の方略と手続きが重要な課題である。

〈引用・参考文献〉

Bandmann, Elsie and Bertram Bandmann (2001), *Nursing Ethics through the Life Span* (4th edition), Prentice Hall.

ビーチャム、TL／JF・チルドレス（立木教夫・足立智孝監訳）(2001/2009)『生命医学倫理　第5版』麗澤大学出版会.

Curtin LL. (1979), "The Nurse as Advocate: A Philosophical Foundation for Nursing", *Advances in Nursing Science*, 1, 1-10.

第4回世界女性会行動綱領、第96条（http://www.gender.go.jp/kodo/chapter4-C.html）.

Emanuel, EJ. and LL. Emanuel (1992), Four Models of the Physician-patient Relationship, *JAMA*, 267 (16), 2221.

Fry, Sara T. and Megan-Jane Johnstone (2008), *Ethics in Nursing Practice A Guide to Ethical Decision Making Third Edition*, Blackwell.

Report of the International Conference on Population and Development Cairo, 5-13 September 1994, United Nations New York, 1995 (http://www.unfpa.org/webdav/site/global/shared/documents/publications/2004/icpd_eng.pdf.).

Smith, S.(1980), Three Models of the Nurse-patient Relationships, SF. Spicker and S. Gadow (eds.), *Nursing Images and Ideals*, New York: Springer, pp. 77-179.

Spicker, SF. and S. Gadow (1980), *Nursing Images and Ideals*. New York: Springer.

第8章

産科医療の合意形成

> **本章のねらい**
> （1）インフォームド・コンセントは、患者の自律を尊重した「自律の原則」にもとづく考え方である。生殖医療にかかわる意思決定場面で、自律の原則による決定のあり方は、意思決定の課題に十分に応えることができるのか。インフォームド・コンセントによる決定の限界について理解する。
> （2）生殖医療のような多主体による多様な価値観の対立を招く意思決定では、合意形成の考え方を導入する必要がある。「合意の原則」にもとづく決定について、人間の捉え方、合意の原則、倫理原則による関係者間の構造のちがいを理解する。
> （3）合意形成の三要素であるステークホルダー（関係者）、インタレスト（関心・懸念）、ファシリテータ（促進役）について理解する。
> （4）「合意の原則」による決定を行うことでどのような効果を期待できるだろうか。医療の意思決定における確実性、信頼性、創造性について考えよう。

　日本の産科医療では、医師不足による分娩施設の閉鎖、医療訴訟の増加、新しい生殖補助医療技術における倫理問題の浮上など問題が山積している。そのような課題に応えるには、①多主体がかかわる多様な価値の踏まえ方、②個々の治療法の決定と行為を規制する法制度整備の連動という２点が検討されなければならない。

　合意形成とは、関係者の多様な価値を踏まえて、納得のいく解決策を見い

だす創造的なプロセスである。産科医療においてなぜ合意形成が必要であるのか、合意形成の基本的な考え方について理解しよう。

第1節　インフォームド・コンセントによる意思決定の課題

(1)患者の自律の限界

　インフォームド・コンセントは、患者の自律を尊重する考え方である。患者は意思決定の能力がある場合、治療法などの情報を提供されたうえで、自身になされる行為について理解し自己決定を行う。自律の原則による決定では、患者は治療法の内容とリスクなどについて理解できたならば、自分の意思に従って決定できると捉えられる。そのような人間の捉え方は、理性的な人間であれば、善意志に従って決定できるという哲学者カントの人格論に基づいている。

　ところが、成人で意識が明確にある患者が治療法について理解できたとしても、自身の意思に従って最善の決定ができるとは限らない。なぜであろうか。

　産科医療における意思決定の問題を通してその理由を考えてみよう。

　女性とその家族が迫られる意思決定は、しばしばそれぞれの価値観に左右される。ときには、倫理的問題にも絡むことから、女性とその家族は、どの選択が自分たちにとって最善であるのかを次の二つの理由で容易に見つけることができない。

　第一の理由は、女性自身が自分にとって何が最善の方法であるのかがわからないからである。何が最善の方法かわからないというのは、治療法の内容、たとえば、治療の結果の予測、リスクなどがわからないということではない。選択肢が複数あって、どれが最善であるかを決めるのが困難であるということである。

　たとえば、出生前診断で胎児に重症な奇形がわかったとしよう。母子の身体的負担、リスクを考えれば妊娠初期に中絶をすることも一つの選択である。対して、どのようないのちでも尊重することが大事であり、中絶は胎児のい

のちを抹殺することになるからと考えれば、妊娠の継続を選択するだろう。しかし、両者のうちどちらかを選択することは、当事者にとって容易なことではない。必ずどちらかが絶対に善い選択で、どちらかが絶対に悪い選択といえないのである。妊婦は、どちらが善いか悪いかという意思を明確に持てない場合もある。すなわち、カントのいうような理性的な人間による善意志による意思決定は、患者による何が善かがわからないことで、現実的には困難である。

　第二は、子どもが生まれるといういのちの誕生は、家族にとっても重要な決定になることである。どのような妊娠、出産をするかという選択は、どのような子どもが家族の一員になるかということである。女性とその家族が新しい家族員を暖かく迎えるだけでなく、子どもの育児に責任をもつためには、女性だけでなく家族も妊娠、出産のプロセスにおける重要な関係者となる。

　性と生殖にかかわる決定は、リプロダクティブ・ヘルス／ライツの観点から、女性の自己決定が重視される。周囲の人に強制されることなく、産む・産まないを女性自身で決めること、あるいは自己調整する権利がある。しかし、女性自身のことだからといって、家族に相談したり、意見を聞くことなく、障がいの子どもを生む、あるいは代理懐胎をすることは、最善とはいえない。女性と胎児、子どもにとって、家族の協力は必要不可欠である。新しい家族員が増えること、中絶をするという生殖に関わる選択は、家族にとっても一生にかかわることである。女性の意思を尊重することは大事である。しかし、女性が誰にも打ち明けずに自身の意思のみに従うことは、最善な選択ではない。だれかの意見を強要するのではなく、女性とその家族がともに納得したうえでの決定が望まれる。

　患者が医療者から治療法に関する情報提供を受けて、治療法の内容を理解できることと、患者とその家族にとって何が最善であるかということを理解することは同じではない。意思決定する能力がある患者の場合、意思決定者は、患者自身である。ただし、患者は決定に至るまで、どれが最善であるかをみつけるために選択について悩み、苦しむこともある。そのように悩み、苦しむ患者に対して、一人で自身の意思に従う決定を要求するのは、現実的

には厳しい。ヘルスケア領域における自律の原則にもとづく決定は、臨床現場では不可能な場合もあるといわれている。[1]

(2) 医療者の情報開示を重視しすぎる選択の弊害

　医療者が治療法に関する情報提供を行い患者の理解を促すことは重要である。しかし、同意書を作成することだけに重きをおいた決定のあり方は、患者にとって最善の方法を探す決定とはいいがたい。情報開示の内容、開示の仕方をわかりやすく行うということは大事ではあるが、それだけでなく情報開示したあとの決定に至るまでのプロセスをどうするかの検討がより重要である。

　情報開示のあとに、患者は、提供された情報のもつ意味を正しく解釈するとともに、自分の人生にとってどのような影響を及ぼすことになるのかを分析する必要がある。自分一人で決められない難しい選択場面で、患者自身のことだからと自己決定を迫ることは、よい方法とはいえない。個人のもつ価値観の違いで多様な意見が存在する場合、善い方法を選ぶことはさらに困難である。関係者が互いに何を考えているのか、どうしたいかということを探るコミュニケーションプロセスがなければ、最善策を見つけ出すことは難しい。

　情報が氾濫し多すぎてしまえば、患者は深く悩み、自分にとってどれがよいのかわからなくなってしまう。患者への情報提供を重視しすぎることなく、患者が情報提供を受けたあとに、周囲の関係者が患者といかにコミュニケーションをとるのか、いかに行為することがよいのかは、決定に至る重要なプロセスである。

---

(1) 国際的な視点に立った倫理原則の問題を自律（オートノミー）が含む問題という視点から扱ったものに Weisstub and Pintos（2008）がある。また、一般倫理原則と具体的なケースの間を架橋する試みとして、Brenick and Webster（2000）がある。

第2節　合意の原則にもとづく意思決定

(1) 人を悩み・迷う存在と捉える人間観

　生殖医療における意思決定場面では、関係者の意見は多様であり、しばしば対立する。そのような複雑な決定場面では、合意形成による決定が必要不可欠である。

　合意形成とは、関係者が意見の理由を共有し、多様な価値観を踏まえたうえで、最善策を見いだす創造的なプロセスである（吉武，2007）。合意形成は、関係者の意見が多様な場合、紛争を招くことなく、関係者の納得を得たうえで、合意を導くための考え方である。と同時に、関係者が話しあいをいかに行っていくかという方法論である。

　では、合意形成では、患者や医療者という関係者をどのような人間として捉えるのだろうか。

　インフォームド・コンセントによる意思決定の考え方の背景にあるのは、人格論にもとづく患者の自律である。患者は、新生児や意識障がい者などの場合を除き、意思決定能力がある存在、すなわち、自分の病気に対する治療の選択にさいして、自己決定することができる存在として見なされている。そのような考え方の基盤となっているのは、患者は理性的な存在であり、自分の意思に従って決定できる存在だという近代的な人間観である。近代的理性の思想では、身体的な条件に制約されない人間が想定されている。それは、いわば、病気という身体的制約を超越した存在である。あるいは、病気という制約を免れた健康な人間であるといってよい。

　しかし、人間は、身体的な存在として、誕生し、成長し、老い、死ぬ、という過程でさまざまな病気に罹る。身体を含む水、空気という自然環境は、生命維持にとって必要不可欠であるが、これらの環境の変化によっても影響を受ける。また人間は、社会的存在として、他者との人間関係という社会環境が悪化すれば、精神的に病むこともある。

　病気になれば、一人で生活することは困難になる。だからこそ、患者は、

病院を受診し、医療者に治療やケアを求める。さらに、治療法やケア方法が決まれば、患者は自分の身を医療者に預けなければならない。つまり、病気になるということは、他者に依存する存在になるということを意味している。

　他者に依存しなければならない病人という存在であるにもかかわらず、自分になされる治療法やケア方法を独りで決めるという要求を突きつけるのが、自律の原則による意思決定である。

　患者にとっての最善の方法は、患者、医療者という関係者のすべてによって、最初から理解されているわけではない。患者は、医療者から説明を受けたとしても、どの方法がよいか悩む。また、医療者も同様に専門家として善いと思われる方法が患者にとって最善かどうかということを最初から理解できるわけではない。わからないがゆえに、人は、どの方法が最適かについて悩み、苦しむのである。また、関係者が置かれている状況にあった方法がわからないからこそ、お互いが思いを確認しあう必要がある。

　患者にとって最善の方法が何かということが、当初からわからないからこそ、また、患者は病気であるという依存的存在であるからこそ、医療者や患者という関係者は、病について、あるいは治療やケア方法について悩み、迷うのである。人を悩み、迷う存在であると捉えることで、おのずと、「自律の原則」による意思決定とは異なる新たな原則にもとづく意思決定のあり方が必要不可欠となる。

(2) 合意の原則

　「自律の原則」にもとづく意思決定にかわる方法は、どのような原則にもとづけばよいのだろうか。

　人を悩み、迷う存在として捉えるならば、患者という個人による決定ではなく、関係者が対話をとおして最善の方法を見つけるという「合意の原則」にもとづく意思決定のあり方が望まれる。患者、家族、医療者という関係者が、互いに治療法やケア方法に対して、どのように考え、思っているのかについて語り、そのなかから最善策を見つけていくのである。ただし、話しあいといっても、誰か一部の人の意見を重視したり、押しつけたり、あるいは、

すでに決まっている方法を説得することではない。

話しあいで大切にすることは、
①関係者の意見とその理由を共有すること
②思いを意向につなげる対話を重視すること
③解決策を見出す創造的な話しあいを行うこと、である。

これら三つの要素を含んだ話しあいの原則を、「合意の原則」と呼ぶ（吉武, 2007）。

そのような合意の原則による意思決定のあり方は、とくに関係者の多様な価値観が対立する場面において重視される。

たとえば、周産期医療場面でしばしば遭遇する「胎児の奇形がみつかったときに中絶をするか否か」という選択では、妊婦、その家族、産科医、小児科医、助産師という関係者によって、どの方法がよいか、どのように決めるのがよいかという意見が異なる。わたくしが出会った事例についていえば、妊婦は、「自然にまかせるのがよい」と考えていたが、夫は、「中絶することに賛成し」、産科医は「なるべく早く決めて母体に影響を及ぼさないようにするのがよい」、と考えていた。そのような場合、担当医が妊婦に妊娠の継続と中絶の両方についての利点や危険性を説明するだけでは、妊婦が納得した決定を行うには不十分である。妊婦によっては、どれが最適の方法かをわからずに悩む場合もある。ここでいう「わからない」ということは、医師による説明内容がわからないということだけを意味するのではない。妊娠の継続か中絶かという選択は、人によって価値観が異なるため、その是非についても意見が分かれる内容である。わたくしが遭遇した事例でも、関係者の意見は対立していた。自律の原則による意思決定の場合であれば、妊婦の意思がなによりも尊重されるため、妊婦がどうしたいかということが選択の根拠となる。

しかし、妊婦は、意思決定を行うさいに、自分の意思のみに従って決定しているわけではない。夫と家族という周囲の人との関わりのなかで決定している。ときには、妊婦は自分でどうしたいかという意思を明確にもっていないこともある。他方、医療者も妊婦にとってどの方法を選択することが最適

かを悩み、専門家としていかにふるまうべきかを思慮する。

そのような場合に必要なことは、患者の意思に従って決定を迫ることではなく、関係者の意見とその理由を共有し、患者のもつ思いを意向につなげていく対話をもつことである。合意の原則による意思決定は、関係者の多様な価値観が対立する場面において、とくに重視される。

要するに、患者対医師、あるいは患者対家族という対立構造のもとで、どちらかの意見だけを尊重するという決定方法ではなく、関係者がともに納得する解決策を見つけ出すのが、「合意の原則」にもとづく意思決定の方法である。

以下に合意の原則の要素について解説しよう。

① **「意見の理由を共有すること」**とは、互いの立場になって問題を捉え直すことで、自分と他者との考えの違いを知り、より深く理解することである。関係者は、治療やケア方法について意見をもっているが、意見の理由が同じというわけではない。たとえば、中絶の例でいえば、「妊娠の継続に反対」という同じ意見であっても、その理由が、「経済的なこと」なのか、それとも「世間体が気になること」であるのかでは大きく異なる。意見の理由を共有することで、関係者のもつ意見を深く理解できる。

意見とその理由を共有することの利点は、患者のニーズを深く理解できることでQOL（生活の質）を大切にした医療の検討に役立てることが可能になることである。また、他者の意見を深く理解することは、自分がどう感じていたかということを気づかせることにも影響を及ぼす。ときには、意見を修正することにも役立つであろう。さらに、明らかにどの選択肢が正しいかが不明であるときには、関係者間で意見を出し合い理解を深めたということが、関係者の納得を高めるとともに、これでいいのだという自信にもつながる。

意見の理由を理解するだけでなく、理由がどのような経験にもとづくのか、あるいは理由がどのような経過を経てきているのかを理解すると、よりお互いの理解が深まる。そのような理由の時間的経過を「理由の来歴」と呼ぼう。

② **「思いを意向につなげる対話」**とは、明らかな意見をもっていないとき、

対話のなかからどうしたいかという意向を見つけ出すことである。意向を見つけ出すには、まず、関係者がどのような思いをもっているのかということを聞く。中絶の例でいえば、胎児や分娩、中絶にどういう思いを抱いているのかについて聞き、それに対する答えから、関係者がともにどうしたいかという意向を見出していくのである。

　対話のプロセスには、一方が他方の思いを引き出し、受け止めて、そして語り返すことが含まれている。どうしてそう思うのかについて問い、それに対して出された答えから、自分との問題の捉え方の違いを知り、さらに他者の考えをより正確に、そして深く理解するために、答えの意味について問いかえす。これを繰り返していくことが、どうしたいのかという意向を見つけ出すことにつながるのである。

　③「創造的な解決策を見いだす話し合い」とは、あらかじめ出された選択肢を選ぶというのではなく、関係者の役割や新しい第三の解決策を関係者の話し合いをとおして見つけ出すことである。そのような話しあいを行うためには、当事者だけなく、促進役、進行役、ファシリテータと呼ばれる第三者が関与することも必要である。この促進役は、誰を話しあいに招くのか、いつ、どこで、どの時期に話しあいを設定し、どうすれば関係者の意見の理由を引き出し、思いを共有できるのかを検討する。

(3) 意思決定と合意形成[(2)]

　治療法の決定などの場面で、治療法の決定は、決めることを意味するから意思決定である。合意形成は、意思決定に至るまでのプロセスにおいて、関

---

(2) 合意形成は多領域で用いられているが、合意形成をどのように捉えるかについては一様でない。筆者が示す多主体の価値を適切に踏まえたうえで解決策を見いだす創造的な話し合いであると言及しているのは、吉武（2007）、桑子（2006, 2007, 2009）である。医療・ヘルスケア領域における社会的合意形成については、赤林（2003）、額賀（2008）によって研究されており、また、海外では合意を形成する重要性は、Sass（1998）によっても示されている。

係者が互いの価値を共有し納得したうえで、合意を形成していくことである。最終的な決定者は、患者であり、医療者である。しかし、決定に至るプロセスをいかに踏むかは、決定者だけでなく関係者全体の行為のあり方である。

　合意形成で可能になることは、治療の目標とそれを実現するプロセスの共有である。治療の目標とは、手術や薬剤の投与という治療方法をどうするのかを指すのではなく、患者あるいは対象者がどのような状態になることを目指すのかということである。

　生殖医療の場合では、体外受精を行うことを決定するまでに、受精卵の凍結保存を行うのか、1回で成功しなければいつまで実施するか、体外受精による妊娠で子どもの障がいがあったらどうするかなど、これから起こりうることを考慮して、どのような状態で妊娠・出産を迎えるのか、どんな場合も我が子として迎える覚悟と責任をとれるのかを確かめて、そのうえで、女性の安全を重視した妊娠という目標を定めるであろう。当然であるが、治療方法を実施したあとの経過も含まれるのである。この治療の目標に向かうプロセスには、医師と患者だけがかかわるのではない。手術や薬剤投与などの治療方法を実施すれば、それにはケアが含まれる。看護職も関係者の一員である。家族もまた、患者のそばにつきそって介護することもある。精神的、あるいは経済的側面からも患者とともに病気と闘わなくてはならない。合意形成では、治療の目標を実現するまで、誰を関係者として含めなくてはならないかということをアセスメントすることが重要な観点となる。

　適切な関係者が治療の目標に到達するまでのプロセスを共有するとは、関係者が同じ方向を向いてともに歩むことである。人はそもそも悩み、迷う存在である。自分のことだからといって、何でもすぐに決められるわけではない。ましてや、病気と闘う、あるいは新しい生殖医療を行うとなると、家族などの周りの人にも協力を得なければならない。医療者も、手術や薬剤投与という治療を施すだけの人ではない。専門家として、専門的知識、臨床での経験を踏まえたうえで、患者にとって何が最善であるのかを考える。しかし、対象者や患者にとって最善である方法が、いつも最初からわかっているわけではない。患者が望むこと、大事にしている価値観、生活背景など、患者と

家族が治療に対して、どのように向かおうとしているのかという思い、病気や治療に対する意見とその理由、そしてその理由がどの経緯をへてきているのかを理解することで、患者にとって何が最善かを見つけだそうとするのである。患者は同じ疾患をもっていたとしても、個々違うのである。また、地域・施設によって、患者に接する医師・看護師たちの考え方、価値観も異なれば、医療提供できる人材、物という資源も異なる。患者の個別性を考えて、この施設で、この医療者のなかでできる最善のことを見つけ出すのがなにより大事である。患者にとって何が最善かを見つけるプロセスが合意形成である。

　合意形成による話しあいのプロセスでは、医療者・患者・家族という関係者が、治療の目標をどこに定めるのか、また、それを実現するために、お互いがどのような役割を担えばよいのかを見つけ、確認することも重要である。関係者間で意見とその理由を共有するという作業は、お互いが治療の目標決定について納得を得るだけでなく、関係者の個々の立場で行うべきことを見つけ出すことにもつながる。関係者は、ひとたび共有した治療の目標に向かって、それぞれの役割を遂行し、協働することでお互いの信頼関係も深まっていく。

　治療あるいは療養の経過は、施設や患者の状況によって変化することもある。患者の個体差、医療者の人為的なミス、人や資源の不足、システムの不備などで予想外の事態が生じることもある。医療者の数、ベッド数、機器類の数などの変化で、患者の治療目標も変更せざるをえない場合も生じる。状況に即した目標の修正と個々の役割の変更や追加という作業は、関係者が決定した時点だけでなく、その前後をとおした経過を共有することで、医療紛争回避にもつながる。

(4) 倫理原則と意思決定

　合意の原則にもとづく医療者、患者、その家族の関係は、善行の原則、自律の原則による決定とどのように異なるのだろうか。倫理原則に伴う医療者、患者の構造について整理しよう。

(a) 善行の原則にもとづく「よかれと思うパターナリズム」

　善行の原則とは、患者にとって善いと思われる行為を行うことである。ただし、何が患者にとって善いと思うのかは、医療者個人の価値観によって大きく異なる。医師のパターナリズム的態度、すなわち患者になされる治療について説明を行わないことや悪い情報を患者に知らせないこと、あるいは患者に対して威圧的な態度をとることは、21世紀の現代医療ではやるべきことではないと見なされている。しかし、インフォームド・コンセントが導入されるまで、日本の医療現場では、患者に悪い知らせをすることは、患者を不安がらせ、闘病意欲をなくし、最悪の場合、自殺してしまうのではないかとして、患者に真実が告げられないことがあった。医師は、患者ではなく家族に説明をして治療を行っていた。医師のパターナリズム的態度は、批判されているが、当時は、患者にとって善いことだと思われていたのである。これを医療者が「よかれと思うパターナリズム」と呼ぼう。

　図8-1は、「よかれと思うパターナリズム」の構造を示している。医師と家族の間で治療法の説明と同意が行われている。患者は自身のことであるに

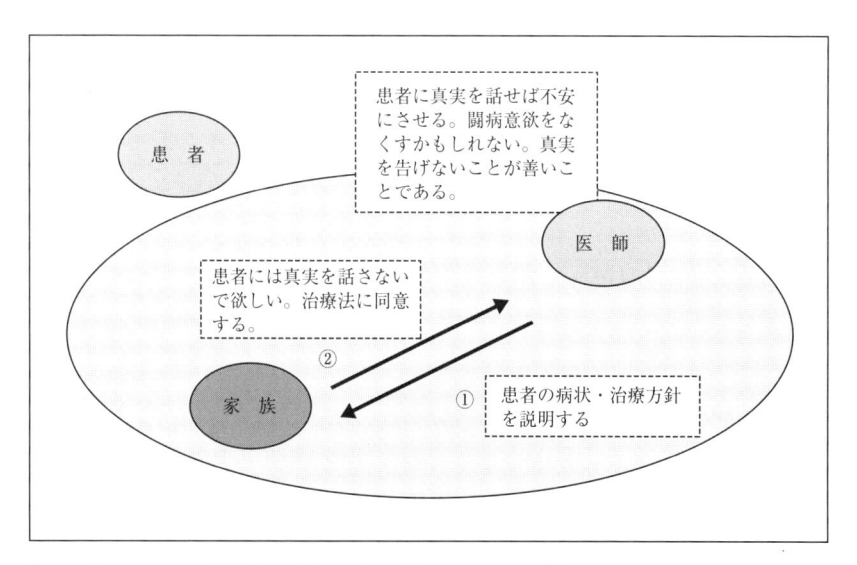

図8-1　善行の原則——よかれと思うパターナリズムの構造

もかかわらず、決定に参加していない。

「よかれと思うパターナリズム」的態度の問題は、患者の人権侵害を招く恐れがあるということである。患者のなかには、たとえどんなに悪い事実であっても自分のことについてはすべて知りたいと思う人もいる。また、すべて知ったうえで自分の人生を全うしたいと思う人もいるであろう。なにより、患者が自分になされる治療を選ぶことができない。治療方法を選択する際には、とくにこの点で患者の人権侵害を招く恐れがある。

(b) 自律の原則にもとづく決定

患者の治療法を選択する場合、日本の医療現場ではインフォームド・コンセントが行われている。この方法は、患者の自律を尊重する考え方である。患者は、意思決定能力を有し、理性的な人間と見なされる場合、本人の善意思がなによりも尊重される。そのため、患者は他者からの干渉を受けずに決定する。

日本のインフォームド・コンセントによる医療者と患者の関係は、医師による十分な説明と患者による同意という構造で捉えることができる[3]。この関係では、意思決定能力のない患者のケースを除き、患者の家族は、説明と同意を得る対象者に含まれていない。インフォームド・コンセントの考え方には、医師と患者以外の関係者については言及されていない。

しかし、医師以外の医療者は、治療とケアを実施し、またその後の回復や療養段階では、患者にとって重要な当事者である。また、家族は、患者の生活を支えるという点から、患者の闘病には大切な人である。

生殖医療では、女性とパートナー、ドナー、胎児、生殖医療によって生ま

---

(3) インフォームド・コンセントについて、日本に輸入された当初、日本医師会は「説明と同意」という訳語をつけた(日本医師会生命倫理懇談会, 1990)。医師の説明役と患者の同意役という役割分担としての捉え方は、イベントモデルと呼ばれる。対して、Katz (1984) は、医師と患者のコミュニケーションを重視したプロセスモデルと捉えた。日本の医療現場では、法改正にもみられるようにイベントモデルとしてとられていることが多い。

れた子など、重要な関係者が存在する。看護職も治療の前後を通して、入院中の患者の療養生活に直接関与する関係者である。にもかかわらず、治療法の決定が、医師と患者の二人に限定されたものとして扱われたならば、家族も医師以外の医療者も、患者と医師との間で、どのような説明と同意がなされたのかを知ることができない。

　図8-2は患者と医師の間に限定されたインフォームド・コンセントが行われた場合の構造を示している。医師と患者の間だけで患者の自律を尊重した決定が行われたとしよう。家族、患者にかかわる医師以外の医療者（看護職など）は治療法の決定に関与していない。

　そのような構造でも、医療者が患者の人権を守り、患者の自律を尊重することは可能である。しかし、誤解やコミュニケーション不足から生じる医療紛争を招く危険性を持っている。というのも、医師と患者以外の関係者は、医師と患者の間でどのような話がなされていたのかを知らないため、二者と同じ治療という目標に向かって同じプロセスをたどっていないからである。いいかえると、家族などの関係者は、医師や患者がイメージする治療実施後の結果がどのようになるのか、同じ予測をすることができない。ときには、

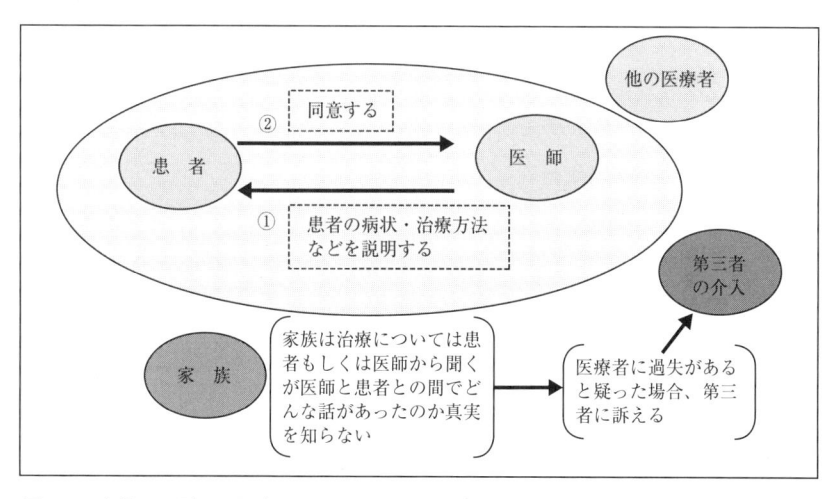

図8-2　自律の原則——限定されたインフォームド・コンセントの構造

患者の死亡、症状の悪化という予期せぬ事態を招くこともある。その際、残された遺族は、患者と医師との間でどんな説明がなされて、また治療を行った際、どんなことが起きて、何が原因で予期せぬ事態を招く結果となったのかという真実が見えない。見えないから、医療者に説明を求めるが、医療者の説明では十分には理解できず納得できない。すでに医師と家族との間でボタンの掛け違いがおきているのである。さらに悪いことには、医師以外の医療者も医師と患者との間で何が話されていたのかわからないため、医師のかわりに患者の家族に説明することも困難である。すると、家族は医療者に不信感を抱き、ときには第三者の力を借りて、医療者に落ち度がなかったのかと追及をはじめる。いわゆる医療紛争である。

　患者の自律を尊重した決定が、患者と医師の二者に限定されたものであるならば、患者の人権侵害を防ぐことは可能であっても、医師、患者、それ以外の関係者間のコミュニケーション不足や誤解による紛争を招く恐れがある。

(c) 合意の原則にもとづく「治療の目標とそれを実現するプロセスの共有」
　では、患者の人権侵害やコミュニケーション不足による医療紛争を予防するには、どのような決定のあり方が必要になるのだろうか。
　合意の原則にもとづく決定では、まず患者の治療の目標を設定するにあたり、誰を関係者として含めるのがよいのかを検討する。適切な関係者の間で、互いの意見とその理由を共有し、それぞれの持つ価値観を知り、どうすることが患者に最善であるのかを話し合う。患者の意向が明らかではないときは、思いをどのような意向につなげていくのかをともにみつけていく。合意の原則では、そのような対話を通して、状況にあった最善策を見つけだすことを重視する。また、関係者での話し合いでは、誰か一部の意見を重視して、一部の意見を無視したり、逆に治療を患者に強制するものでもない。お互いが納得したうえで、治療の目標および治療法を考えていく。
　適切な関係者を選定できたら、治療・療養の目標を定めていく。ここでいう治療の目標とは、手術や投薬という治療方法をどのように行うかというこ

とを指すのではない。手術などを行ったあとの療養生活、あるいは生殖医療では、妊娠、出産に至るまでの外来、入院中の治療・療養の目標も含まれる。この目標は、当然ではあるが、医師と患者の二人だけが行えば達成できるというものではない。家族、医師以外の医療者も設定した治療・療養の目標の達成に深く関わるのである。すなわち、重要な当事者である。だからこそ、関係者が納得したうえで一緒に目標を定める必要がある。

　治療あるいは療養の目標が定まったあとは、それを実現させるためにプロセスを共有していくことが大事である。プロセスを共有することとは、関係者がそれぞれの立場にたって、個々の役割を遂行するとともに、変化する状況を把握し対処することである。また、変化する状況に対して、個々の役割を修正・変更することも含まれる。目標を実現するためには、関係者が個々の役割を遂行することが必要不可欠である。すなわち、同じ目標に向かって、関係者がともに歩み、そしてそれぞれのリスクを負担することである。

　図8-3は、合意の原則にもとづく治療の目標とそれを実現するプロセスを共有するという構造を示している。患者、家族、医師、他の医療者という関

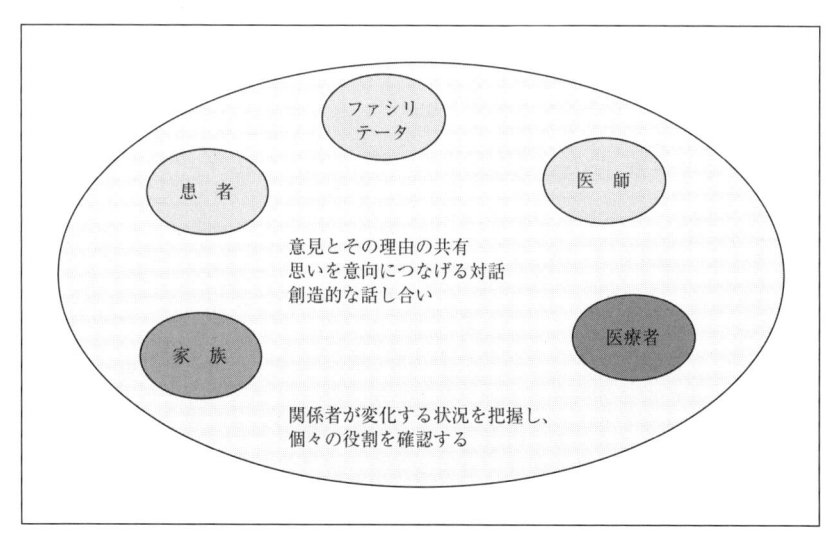

図8-3　合意の原則——治療の目標とそれを実現するプロセスの共有

係者がお互いの意見とその理由を共有し、創造的な話しあいのなかから互いの役割を見つける。ファシリテータは、そのような話しあいを実現できるように司会、進行を行っていく。

　医療行為には不確実性の部分が含まれる。人が行う行為であり、それを受ける患者もまた人である。人の手による治療という行為は、施設・地域の状況にも左右される。たとえば、医師や看護師の数、勤務状況、ベッド数、空床数、機器類などの資源の状況によって、患者に関わるスタッフの数や医療を提供する優先順位などが異なってくる。そのような人が介在する行為であること、そしてそのときの施設の状況に左右されることは、一つ一つの行為に、リスクを伴うことを意味する。関係者は、医療行為にはリスクが含まれることを知り、関係者がそれぞれの役割を遂行しなければ、死亡などの最悪の事態を招きかねないことを認識しなければならない。関係者がそれぞれの役割を担うことは、医療行為に伴うリスクを分担することである。関係者がそれぞれの役割を適切に遂行することは、医療行為のリスクの低減につながる。

　したがって、関係者が治療・療養の目標とそれを実現する合意の原則にもとづくプロセスを共有することは、患者の人権侵害の予防、および医療紛争の回避・低減につながる。

第3節　合意形成の三要素(ステークホルダー、インタレスト、ファシリテータ)

　合意形成に必要な要素は、ステークホルダー（関係者）、インタレスト（関心・懸念）、ファシリテータ（促進役）である。三要素について述べよう。

(1) ステークホルダー

　ステークホルダーとは、関係者のことをいう。問題によって、だれが関わっているのかは異なる。医療現場の合意形成でステークホルダーになるのは、患者、家族、医師、看護師などの医療者である。

　ステークホルダーは、扱う問題によって、限定されるときとそうでないと

きがある。治療法などの合意形成では、ステークホルダーは治療に関係する人に限定される。どのような治療を行うかという決定は、患者の個人情報に関わることであるから、不特定多数ということはない。

　他方、医療に関する規範やルールを策定する場合、委員会の委員だけでなく、広く一般市民に意見を聞くことがある。そのような場合、ステークホルダーは不特定多数である。合意形成という用語は、特定多数者の場合も不特定多数者の場合も両方に用いられるが、社会的合意形成は、不特定多数者の場合に用いられる。

(a) 意思決定の場面とステークホルダー

　医療に関する意思決定場面にはさまざまな局面がある。図8-4は、医療に関する意思決定場面を示したものである。

　一病院内の決定では、入院患者・外来患者の治療法あるいはケア方法の決

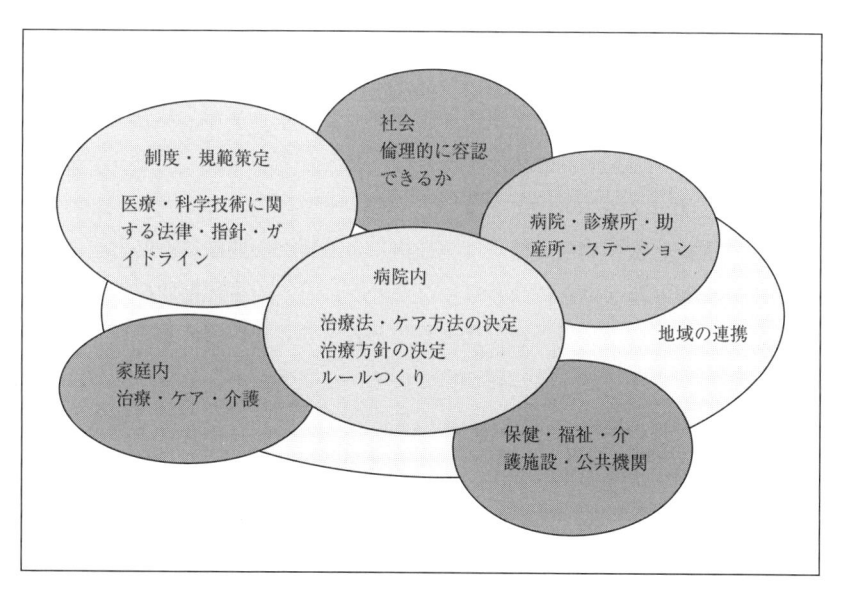

図8-4　医療における意思決定の場面
注：患者の状況によって関係者が異なる。扱う問題では、医療領域に限定されないこともある。

第8章　産科医療の合意形成　　195

定、施設内の治療方針の決定、病棟内のルール作りなどが含まれる。治療法やケア方法の決定の場合、患者とその家族、医療者がステークホルダーとなる。施設内のルール作りであれば、病棟内、施設内の管理者がステークホルダーとなる。

　患者は病状が変化すると他施設に転院する。自宅療養の場合もある。あるいは、患者の状態に応じて救急外来施設など受診する領域も変わる。産科医療では、医師不足、分娩を取り扱う施設の減少によって、医療の集約化が行われている。ハイリスク妊産婦とそうでないローリスクの妊産婦は、受診する施設が異なる。基幹病院とそうでない病院では、人材、器機、場所などの交流支援が行われる。そこで、地域内での施設間連携のためのルール策定が必要になる。患者の程度、施設の資源などを考慮して、患者の受け入れ体制を整備しなければならない。患者とその家族の状況では、患者の支援に医療施設以外の施設、たとえば、保健・福祉・介護施設なども関与する。出生前診断によって児の異常がみつかり、障がいをもって生まれた子とその家族は、産科、小児科、さらには地域に戻ると、地域の保健・福祉施設の連携によって支えられる。多施設間連携のためのルール策定では、関与する施設とその管理者、行政関係者などがステークホルダーとなる。また、多施設間にまたがる患者のケア方針の意思決定場面では、患者とその家族、医療者、施設の関係者がステークホルダーとなる。

　新しい医療技術の利用と管理は、技術による新たな問題に対処できるルールのもとで行われなければならない。しかし、日本の生殖補助技術について、非配偶者間における体外受精、代理母など、どの対象にどこまで行ってよいのか、逆に禁止すべきことは何かについて、法整備が不十分である。とくに、代理母などの技術では、禁止か条件つき許容かについて、広く一般市民に意見を聞くということも必要である。法整備、制度整備の場合、新しい技術をどこまで利用していいのかという意見は、個々の価値観に左右されるところが大きい。そのため、法制度の策定者の意見だけで決めることは不適切である。そこで、一般市民や関係団体、研究者など広く意見を聞くことが重要なプロセスとなる。すなわち、策定者は一部の人に限定されているが、決定に

至るまでに、不特定多数のステークホルダーの意見とその理由をどれほど反映させることができるかが重要である。

(b) 生殖医療におけるステークホルダー

生殖医療の選択場面で、関与する人は、女性、パートナー、夫、女性と夫の家族、ドナーとその家族、医療者、胎児、胚、新生児などである。これらのステークホルダーはどんな特徴をもつのだろうか。

女性は、妊娠、出産について、自分で決める権利をもつ、すなわち"リプロダクティブ・ヘルス／ライツ"があると言われている。しかし、女性のなかには、自分のことだといってもどの選択がよいのか、明確な意向をもってない人もある。

女性の夫、パートナーという男性は、妊娠によって身体が変化するわけではないが、父親になる人であるから、どんな方法で妊娠、出産を行うかは重要な関心事である。パートナーが無精子症などで自分の精子で妊娠できない場合、ドナー精子によって人工授精、体外受精が行われる。パートナーは遺伝的つながりのない子の父親になるということである。遺伝的つながりのない子、姿形が自分に似ていない子を自分の子として責任をもって育てていけるのかなど、パートナーは一生の決断を迫られる。

妊産婦とパートナーの家族にとって、妊娠、出産は新しい家族、親族が増えることであるから重要な関心事である。代理母などの新しい生殖医療による妊娠、出産あるいは生まれた子の養育については、周りの家族の協力が必要不可欠である。妊婦とパートナー以外の家族は、何も知らされずに代理母によって子どもが生まれたとしたら、果たして家族は生まれた子を喜んで迎えることができるだろうか。どの程度の生殖補助医療技術を用いるかによっても異なるが、妊産婦とパートナーの家族も重要なステークホルダーである。

さらに、生殖医療に携わる医療者は、患者の意思、患者の自己決定を尊重しようとする。しかし、患者の意思が十分にわからなければ、尊重することも権利を擁護することも難しい。医療者は、専門家として大事にする価値や信条をもつ。医療者個人の価値と患者の大事にする価値が対立する場合の決

定は、関係者の葛藤を伴う困難なものとなる。

　生殖医療におけるステークホルダーの特徴は、胎児、受精卵、胚が含まれるということである。受精卵、胚、胎児は、当然ではあるが、自分の意思をもたない。どうしたいかということがわからない。とはいえ、妊婦の所有物として扱うこともできない。いつから人としてみなすのか、人のはじまりはいつかという倫理的な問いとも重複するが、人によってどのように扱うべきかという意見が異なるところである。母体保護法によって、一定の条件のもとで人工妊娠中絶することは認められている。だからといって、女性が、妊娠してしまったら中絶すればすむことだと安易に捉えて胎児のいのちを抹殺することは倫理的に問題である。中絶するかしないかを決めることは意思決定である。合意形成は、意思決定に至るプロセス、あるいは決定後、次の意思決定に至るまでのプロセスにおいて、ステークホルダーが互いの価値観を理解し合い、いかにふるまうべきかを見つけ出すことである。同じ中絶という意思決定においても、どのようなプロセスをたどるかは異なる。

　生殖医療における意思決定では、ステークホルダーの価値観が多様であるため、意見の一致という合意を導くことが困難なこともある。また、胎児、胚という自分で語れないステークホルダーにいかに配慮するか、どのように捉えるのかは、ケースごとのステークホルダーに委ねられているところが大きい。

(2) インタレスト

　インタレストとは、問題についての関心・懸念である。サスカインド（Susskind, 1999）などによる合意形成の海外文献では、"interest" と表現されている。"interest" は、利害関心として訳されることがあるが、それぞれのステークホルダーは、何が利であり、何が害になるかを十分把握できないときもある。そこで、ステークホルダーが何に関心・懸念を抱いているのかを把握することが重要である。

　関心・懸念は、意見の理由を聞くことによって把握できる。不妊夫婦が、代理懐胎を望むとき、どうして代理懐胎という方法を選択したいのか、意見

の理由を尋ねることで、なぜこの方法を利用してまで子どもを欲しいと思うのか、代理懐胎を行うときに何を懸念しているのかということが表現される。

　合意形成において、ステークホルダーがどのような関心・懸念を抱いているのかを分析することを**インタレスト分析**と呼ぶ。

　生殖医療において、ステークホルダーは多様な価値をもっていることはすでに指摘したが、では、合意を導くにはどうするかということである。そこで、ステークホルダーのインタレスト分析によって、互いが何を考えているのか、どうしたいと思っているのか、どうしてそう思うのかを把握することで、互いの価値観の相違と類似を知ることから、共通点や新たな方法を探し出していく。

　前述した出生前診断で胎児の異常がみつかった例では、妊婦は妊娠の継続に賛成していたが、夫と家族は反対であった。賛成と反対という二つの意見があるなかで、どちらかの意見を優先して、一部の意見に耳を傾けないで決定することは合意形成ではない。女性の自律を尊重した自己決定が大事だとして、パートナーや家族の意見を無視した決定をしたならば、生まれてきた子の福祉の観点からすると最善とはいえない。最終的に意思決定するのは妊婦である。合意形成は、決定に至るまでにステークホルダーが互いに抱える関心・懸念を共有し、そのうえで解決策を見いだすプロセスを踏むことである。

　インタレストの把握は、一方がどうしてそう思うのか、どうしてそのように考えるのかという問いを発することから始まる。一方が問いかけ、それに対して答えるという対話から、ステークホルダーのもつ関心・懸念を知ることができる。また、ステークホルダーの抱える関心・懸念を引き出すことを通して、ステークホルダーが何を大事にしているのかという価値を把握することにもつながる。

(3) ファシリテータ

　ファシリテータとは、話しあいの促進役のことをいう。多様な意見があるなかで対立を招くことなく、ステークホルダーの合意を導き出すには適切な

話し合いが必要不可欠である。適切な話し合いを行うには、ファシリテータの存在が大きい。医療現場においても話し合い（カンファレンスと呼ぶ）が行われているが、いつも円滑におこなわれているわけではない。

では、話し合いにおけるファシリテータに求められる資質とは何だろうか。必要な資質は、①インタレストを引き出すコミュニケーション能力に長けていること、②現場の状況が把握できる人、③ステークホルダーに中立に関われることである。

第一のインタレストを引き出すコミュニケーションとは、話し合いの参加者に互いの考え、思いに気づかせて表現させることである。表現といっても、語る、紙に書く、発表するなどさまざまである。ファシリテータは、参加者の意見の理由を全員が共有できるように、コミュニケーションツールを用いて工夫しなければならない。また、話し合いの参加者が何を表現したいのか確認するために、別の言葉で言い換えたり、まとめることも大事である。話し合いやすい雰囲気づくりができるという能力に長けていることも重要である。

第二は、現場の状況を把握できることである。医療現場での意思決定場面では、扱う領域、疾患、ステークホルダー、施設の資源、地域、慣習というさまざまな要因によって、ステークホルダーとして誰を含めるのか、インタレスト分析方法などが異なる。話し合いの時間をいつ、どのように設定するかも異なるだろう。問題が起きている状況に即した話し合いを企画運営するには、状況の特徴を把握する人が必要不可欠である。状況に即した話し合いを企画しなければ、話し合いを実践するのは不可能である。

ファシリテータに求められる資質の第三は、ステークホルダーに中立に関われるということである。医療現場には多職種が協同してチームとなって医療提供を行っている。職種や職位によっては、声の大きい人も医療現場にはいる。ファシリテータは、異なる職種、職位の人に対しても、適切に意見をいえることも大事である。また少数意見にも耳を傾けることができるだけでなく、一部の人を無視したり差別しないことが求められる。

ところで、話し合いでは、どのようなことに配慮して行ったらよいだろう

か。

　表8-1は、筆者が病院の医療職を対象にした倫理研修や大学教育のなかで、話し合いの演習で用いる「話し合いで大切にする10項目」である。筆者は、話し合いを始める前に、この10ヵ条の説明をして、参加者には話し合いに臨んでもらうようにしている。

　話し合いで大事にすることは、話し合いの参加者が置かれている職位、立場をこえて、自由に考えて意見を表現できること、参加者が対等な立場で発言できることである。参加者は、他人の意見を最初から否定したり、非難することのないように人の意見をじっくり聞く姿勢が大事である。

　ファシリテータは、参加者の意見の理由を尋ねて、関心・懸念を把握するとともに、話し合いにかけられる時間、記録の工夫などの話し合い全体の運営についても配慮しなければならない。

　ファシリテータは、扱う問題によっては、一人で行うこともあれば、複数人がチームとなって話し合いの企画、運営を行うこともある。現在のところ、医療現場でファシリテータという独立した地位や職位があるわけではない。話し合いの企画、運営を中心に行っている人が、ファシリテータ的役割を担っていると思われる。

表8-1　話し合いの心得10ヵ条

1. 話し合いをするときは、置かれている立場、職位にとらわれず考えを自由に発言するようにしましょう。
2. 他人の意見を否定したり、批判しないようにしましょう。
3. さまざま立場に自分の身を置き換えて、どうすべきか考えてみましょう。
4. 意見の理由（どうしてそう思うのですか）を聞いてみましょう。
5. 一部の人だけでなく、みんなの意見に耳を傾けましょう。
6. 「正しい答え」ではなく、「よりよい答え」を考えましょう。
7. 進行役は、出された意見をまとめるか言葉を言い換えて確かめましょう。
8. 進行役は、時間配分を考えて話し合いをすすめましょう。
9. 記録係は、わかりやすい記録を工夫しましょう。
10. 参加者全員で和やかな雰囲気・話しやすい環境を心がけましょう。

そこで、ファシリテータの役割を担える職位を挙げるとすれば、中堅以上でファシリテータの資質を備えている看護職であると考える。看護職は、患者の療養生活に関わる職種であるから、患者のそばにいることで比較的患者の思いを引き出しやすい人である。看護職のなかでもより専門性を備えた専門看護師（CNS）、認定看護師、あるいは主任、師長という管理職は、ファシリテータの資質を備えている可能性が高い。周産期医療では、助産師もその役割を担える可能性が高いだろう。

そのような資質を備えている可能性のある人材に対して、合意形成の考え方、話し合いの方法などの研修を通して、ファシリテータとしての人材育成を行うことが今後の課題である。

第4節　医療の確実性・信頼性・創造性

治療法やケア方法を選択するという医療行為には、何を選択するかという「対象物」、選択という行為を行う「主体者」、そして、選択したあとに生じる「結果」という3点が必ず含まれる。この3点から、医療の意思決定に求められる特徴とは何かを考察しよう。

治療法やケア方法を決定するという医療の意思決定の場合、これらの決定は、不確実性の高い行為である。同じ疾患で、同じ治療法を用いたとしても、患者の反応は千差万別であり、必ずしも同じ結果を生むわけではない。また、医療者が行う行為であるから、たとえ成功率の高い治療法であっても、患者になされた治療法が絶対に成功するとは断言できない。すなわち、医療行為そのものが不確実性の高い行為であるため、治療法を選択すること自体が不確実な結果を招くという特徴をもつ。この特徴から導かれることは、意思決定プロセスにおいて、意思決定の内容が不確実なものからより確実なものになるための作業が必要だということである。すなわち、確実性を高めることが肝要である。

さらに、前述したように、人は悩み、迷うという存在である。患者として医療者を訪れ、治療やケア方法が決められたのちには、患者は医療者に自分

の身を預けなくてはならない。そこで、患者が切望することは、より信頼できる医療者に自分の身を預けたいということである。ここでいう信頼できる医療者という意味は、専門的な知識をもち、すぐれた技術を備えている人だけを指すのではない。ときには、経験豊かで、人間的に優れている人、あるいは価値観が自分と近い人ということも患者によっては含まれるであろう。すなわち、行為を行う主体者と患者という関係者の間で、信頼性を高めるということが、要求されるということである。

　治療法やケア方法の決定が行われると、そのあとにはなんらかの結果が生じる。期待される結果としては、症状の改善、病気の治癒などの好転したものである。しかし、医療は不確実性の高い行為であるため、ときには予期せぬこと、たとえば、症状の悪化、死亡ということも生じる。この予期せぬ事態を招いたときにしばしば問題となるのが医療事故、医療過誤という医療紛争である。そこで、意思決定の際に必要となるのが、医療紛争を回避するための予防的な手続きが考慮されていることである。

(1) 合意の原則から導かれる意思決定の確実性・信頼性・創造性
　では、「合意の原則」にもとづく意思決定は、医療行為の意思決定の特徴からみるとどのような効果をもたらすことになるのだろうか。

(a) 確実性を高めること
　合意形成では、「意見とその理由を共有すること」を重視する。これは、関係者がお互いにどのような意見をもち、またどうしてそう考えているのかを対話によって確認することである。この確認という作業は、医療者が施行しようとする治療内容やそれによって予測される結果、リスクだけを指しているのではない。すなわち、治療やケアの内容に関する情報を確認しているだけではないのである。あくまでも、患者にあった方法で、かつその場に応じた方法を検討するために、関係者の互いの意図や価値観を理解することである。それによって、関係者の納得を深めていく。

　合意形成では、治療・療養の目標とそれを実現するプロセスを共有するこ

とを目指す。治療・療養の目標は、治療方法そのものではなく、最終的に患者がどのような状態になるかを指す。治療・療養の目標を実現するためのプロセスを共有すること、すなわち、状況が変わるごとにお互いが意見の理由を共有し納得をしたうえで、治療やケアを継続していくことができるならば、治療の目標達成がより確実になる。この意味で合意形成によって医療行為の確実性を高めることになる。

(b) 信頼性を高めること

信頼性を高めることは、行為を行う主体者と行為を任せる関係者との信頼関係を深めることである。信頼関係の構築は、関係者の意見の理由を共有することや思いを意向につなげる対話という深いコミュニケーションをとおして行われる。自律の原則にもとづく意思決定では、医療者と患者によるコミュニケーションは、医師による説明と患者による同意という役割分担のもとで捉えられている。また、インフォームド・コンセントに関する先行研究では、医療者と患者のコミュニケーションを軽視しているわけではないが、意見の理由を共有することや思いを引き出すことを要請していない。そのため、医療者と患者とのコミュニケーションの深さ、信頼関係の構築は、合意の原則にもとづく意思決定と比べるとつねに重視されているというわけではないのである。

関係者間での信頼関係は、医師と患者の二者間だけで行われるものではない。治療とケアの行為は連続している。けっして、治療やケアがそれぞれ独立して行われるのではない。そのため、どのような治療法が決定されるかは、ケアを提供する医療者にとっても重要な関心事である。また、合意形成は、治療・療養の目標とそれを実現するプロセスを共有する。治療の目標を決めるという最初の段階から、目標達成に至るまでの過程で、関係者との話し合いを通して他者の考えを深く知ることは、関係者間の信頼関係を高める。また、かりに予期せぬ結果を招いたとしても、あれだけ話しあいをして決めたのだから、あるいは、信頼できる医療者に任せたのだから仕方がないことだとして、後悔を少なくすることにつながる。

(c) 創造性

　医療行為はすべて不確実性の高いものである。そのため、選択した方法が絶対だということはない。治療法やケア方法の選択において、まず医療者が、患者にとって必要な治療やケア方法をアセスメントして、選択肢を検討する。患者は、検討された選択肢のなかから、どちらを選ぶのか自分の意思に従って決定するのがインフォームド・コンセントである。この場合、患者が新たな選択肢を見つけること、あるいは、医療者が新たな役割を見つけ出すということは含まれていない。

　他方、合意の原則にもとづく意思決定では、関係者の話しあいのなかから、新たな役割や選択肢を見つけ出すこともある。たとえば、特別養護老人ホームに入所していた独居老人が、まだ完治していない段階で、どうしても自宅で療養したいと訴え、それを地域の関係者が話し合いによって可能にしたケースが報告されている（白澤, 1997）。そのようなケースで老人の在宅生活を可能にしたのは、従来の医療システムでは実施されていなかった役割、すなわち、食事配送者が独居老人の安全確認を担うという新たな役割を見つけ出したからであった。

　医療紛争になったときの解決策の観点からも創造性ということが要求される。ADR制度において、仲裁に入る調停者の方法論の一つに「トランスフォーマティブモデル」（和田, 2007）がある。この方法は、当事者が紛争相互行為をネガティブに捉えていることを建設的なものへとポジティブに捉えられるように、調停者が関与するものである。和田によれば、当事者となっている患者や家族は、自分の考えに凝り固まりながら不安を抱え、自己を未熟な人間と認識し、ときにはその認識を振り払おうと自己中心的に振る舞ってしまうという。そのような当事者の態度は、人が弱い存在であり、悩み、迷う人間であるということの現れである。だからこそ、調停者も当事者がポジティブに考えられるように対話をとおして、どのような思いを抱いているのか、どうしてそう思うのかということを問いかけていくのであろう。そのような合意の原則にもとづく対話は、当事者の思考の改善を促し、ひいては解決策を見出すこと、つまり創造性につながる。

まとめよう。患者も医療者も患者にとっての最善の方法を当初から理解できるわけではない。関係者が何を大事にしているのか、どのような意図をもって意見をしているのかということを理解し、思いを意向につなげる対話をもつことではじめて理解可能になる。これは、同時に関係者がその場に応じた方法や役割がわかるということを意味する。

　患者にとって何が最善かということは、その場に応じて異なる。ここでいうその場というのは、病院や診療所という施設、医療者、患者という関係者、施設の風習や文化、医療システムという人とその空間がおりなすものである。その場に応じた治療やケア方法は、当然ながら、疾患名や患者の年齢や性別という属性だけで一様に決めることはできない。というのも、治療法やケア方法を決めることには、行為に対して、人と空間がいかにかかわるか、そしてそのあとにどのような結果をもたらすかを決めることが含まれているからである。人とその空間のおりなし方が多様な分だけ、いかに関係者がその行為にかかわるかということも異なるといえよう。そこで、関係者の関わり方は、合意の原則にもとづく対話をとおして見出されるものであり、創造的なものにならざるをえないのである。

〈引用・参考文献〉

赤林朗（2003）『科学技術政策提言　先端医療技術に関する社会的合意形成の手法』平成13・14年度科学技術振興調整費報告書.

Brencick, Janice M. and Glenn A. Webster (2000), *Philosophy of Nursing, A New Vision for Health Care*, State University of New York Press.

Katz, J. (1984) *The Silent World of Doctor and Patient*, New York/London: THE FREE PRESS.

桑子敏雄（2006）「感性哲学とコミュニケーション」『人工知能学会誌』21 (2), 177-182.

桑子敏雄（2007）「景観の価値と合意形成」『環境アセスメント学会誌』5 (1), 24-30.

桑子敏雄（2009）「合意形成論の観点から見た看護研究」『文化看護学会誌』1 (1), 42-45.

日本医師会生命倫理懇談会（1990）「『説明と同意』についての報告」『日本医事新報』3430（上）（中）（下）．

額賀淑郎（2008）『生命倫理委員会の合意形成　日米比較』勁草書房．

Saas, Hans-Martin (1998), "Action Driven Consensus Formation", *Consensus Formation in Health Care Ethics*, ed. Henk A. M. J. ten Have and Hans-Martin Sass, Kluwer Academic Publishers.

白澤正和編（1997）『在宅看護支援センターに学ぶケースマネジメント事例集』中央法規出版．

Susskind, L., S. McKearnan and J. Thomas-Larmer (eds.) (1999), *The Consensus Building Handbook: A Comprehensive Guide to Reaching Agreement*, SAGE.

和田仁孝編（2007）『ADR 理論と実際』有斐閣．

Weisstub, David N. and Guillermo Dias Pintos (2008), *Autonomy and Human Rights in Health Care, An International Perspective*, Springer.

吉武久美子（2007）『医療倫理と合意形成——治療・ケアの現場での意思決定』東信堂．

第9章

医療紛争の回避と解決

本章のねらい

(1) 医療紛争の原因と医療行為の特徴を把握し、紛争予防・回避と紛争解決に役立つ合意形成の特徴を理解する。

(2) 紛争予防・回避と紛争解決のためには、医療の空間的視点と時間的視点の両方を含む合意形成プロセスの構築が必要である。医療空間とステークホルダーの関係から、医療空間形成のあり方について考えよう。

(3) 多様な意見が対立する複雑な決定では、関係者の意見の理由を共有するだけでは関係者の納得を得ることは困難である。そこで、関係者の意見の「理由の来歴」を知るという時間的視点をとり入れた新しい概念を用いることの意義について考えてみよう。

産科医療における医療訴訟の増加は、産科医不足、分娩施設の閉鎖という事態を招くとともに、日本では深刻な社会的問題になっている。厚生労働省による産科医療補償制度、産科医療の集約化という制度の創設によって、産科医師不足の歯止めをかけることにはなったが、医療紛争の低減のための対策は、なおも要請されている。

医療紛争の解決策として行われる医療裁判は、判決までに長時間を要し、原告のニーズが十分に満たされない場合もあることから、2008年に裁判外紛争解決制度（ADR制度）が創設された。

では、そもそも医療紛争を予防あるいは回避する方法はないのだろうか。あるいは紛争解決のための方法はどのようにあるべきだろうか。本章では、

医療紛争の回避および解決に合意形成の考え方がいかに応用できるのかについて考えよう。

第1節　医療紛争と合意形成

(1) 医療紛争の原因

医療現場で行われる行為には、つねに医療者、患者という人が関与している。行為の内容は、病気、治療、ケアに関することであり、ときには人の生死にかかわることも含まれる。

医療紛争は、医療に関して人と人との間に起こる紛争である。医療・看護行為は、手術、点滴、投薬などの処置、清拭、沐浴などのケアなど、すべて人が行う行為である。人（医療者）が人（患者あるいは対象者）に対して行う行為であるから、二つの原因によって起きる紛争が考えられる。

(a) 行為自体の誤り

原因の一つは、行為そのものの誤りである。患者の取り違え、薬剤のミスなど、医療者が患者に対して行う行為そのものにミスが生じる場合である。医療者も人であるから、人的ミスあるいはヒューマンエラーをおこすこともある。

行為自体の誤りに対しては、行為を行う前に数人でチェックする、あるいは、患者にネームバンドをつけるなどという安全対策が施設ではとられている。また、患者の取り違えなどの大きなミスに至らなくても、まちがいかけた「ヒヤリ・ハット事例」についても安全対策の一つとして施設では報告するようになっている。行為自体は人が行うものであるから、人的ミスを低減させるために、医療者個々人がミスを減らす安全システムの整備として対策がとられているのである。

(b) 医療者と患者のコミュニケーション不足

もう一つの原因は、医療者と患者とのコミュニケーション不足による紛争

である。たとえば、子宮に筋腫ができているため、筋腫だけをとるための開腹手術をしてみたら、腫瘍がみつかったので、患者の同意をとることなく、子宮を全部摘出したとしよう。この場合、患者に同意をとることなく子宮の摘出を行ったことになる。患者にしてみれば、子宮の一部を摘出すると聞いていたにもかかわらず、手術が終了したら子宮を全部摘出されたということであるから、そのような説明は聞いていないということで憤慨するであろう。この場合、手術前に腫瘍があることの診断がつかなかったことも問題であるが、患者に同意をとることなく、十分な説明もしていないのに手術をしたということが問題になるであろう。つまり、患者への説明、あるいはコミュニケーション不全によっても紛争に至る。

コミュニケーション不全による紛争では、個人のエラーによるわけではないため、医療者と患者の間でどのようなコミュニケーションを行えばよいのかということが課題になる。

(2)行為の特徴と意思決定

医療者と患者とのコミュニケーション不全を回避するには、どうしたらよいのだろうか。医療行為の特徴と意思決定の観点から考えてみよう。

医療行為の特徴は、①行為には多主体が関わること、②行為の結果は不確実性を伴うこと、③行為の前に行為についての決定がなされることである。

図9-1 は、診察・診断によって治療行為の決定、治療行為の実施、行為の結果というプロセスとそれに伴って医療者、患者、家族という関係者が関わっているという医療行為の特徴を示している。

医療紛争の原因において、医療者個人の人的ミスは、治療行為の実施に伴うものである。他方、コミュニケーション不全による紛争では、治療行為の実施という時点だけでなく、診察・診断から治療行為の決定、実施、実施後の結果というプロセスを通して起こりうる。

意思決定は、治療法などの行為を決定することである。決定する際には、医療者、患者、家族という多様な人が関わる。多主体が関わることから、多様な意見、考え方が存在する。ときには、どうしたいかという意向が明確に

わからない人もいる。患者の状態によっては、患者の代わりに誰が決定を行うかという問題も生じる。

　さらに、治療法などの行為によって生じる結果は、不確実性を伴う。医療者、患者、家族は、行為の結果について、こうなるだろうと予測をするが、現実は必ず予測どおりになるとは限らない。最悪の場合、患者の死を招くこともある。

　予測どおりにならなかった結果については、二つのことが考えられる。一つは、行為自体に対する人的ミスの結果で招いたということである。患者の取り違えによって、異なる患者に手術を行って傷つけてしまえば、予測外の結果となり、医療者は、過失が問われることになる。

　もう一つは、誰も予測のできない不測の事態がおきたということである。医療者、患者、家族という関係者の間で開腹手術という治療法の決定を行って同意したものの、手術した結果、子宮の全部摘出という予測しなかった結果を招くことがある。この場合、開腹してみたら腫瘍がみつかったという予想外のことがおきたために、医療者は腫瘍の摘出という行為の選択を迫られたことになる。手術の結果、予測どおりの結果が確実におきるわけではない。不測の事態がおきることもあるかもしれないからこそ、意思決定に至るまで

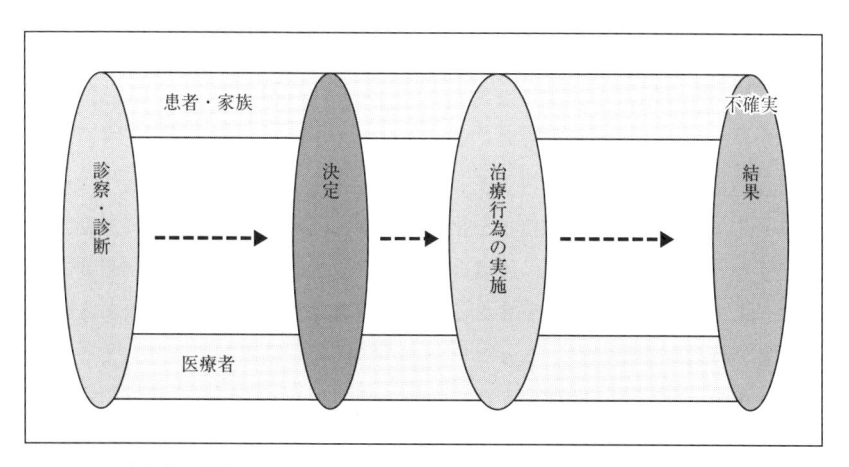

図9-1　医療行為の特徴

のプロセス、あるいは、治療行為の実施とその結果に至るまでのプロセスにおいて、予測可能な内容を確認する必要がある。かりに、互いのコミュニケーションを十分に行ったうえで納得した決定と行為であれば、少なくともコミュニケーション不全による紛争の回避はできる。

(3)医療紛争の予防・回避・解決と合意形成

　医療紛争回避・予防、紛争解決と合意形成の関係について説明しよう。医療行為については、行為の実施前に行為についての意思決定を行う。どんな治療法を行うかを選択することである。その決定は、基本的に患者が行う。

　図9-2は、医療行為から事故発生、紛争発生と解決のプロセスにおいて、合意形成が紛争予防・回避、さらには紛争解決において、包括的にそれぞれの局面において役立てられることを示している。

　医療現場では、日々、医療行為が行われている。治療法の決定を行う際、患者だけでなく、家族、医療者という関係者が治療や病気について、どのように考えているのか、どうしてそう思うのかという意見の理由を共有し、納得したうえで決定を行うことが合意形成の考え方である。同時に、合意形成は、関係者のコミュニケーションのあり方である。一つ一つの行為に対して、関係者の多様な意見を踏まえて納得のいく決定と行為の実施を続けていくならば、コミュニケーション不全による紛争発生の低減になる。すなわち、紛争予防につながる。

　しかし、なかには、納得のいく決定プロセスを踏んでいたとしても、人は治療行為自体、人的ミスを起こすこともある。すなわち、事故の発生である。事故発生によって予測外の結果を招いたとき、医療者がどのように対応するかが問われる。事故発生時、患者と家族は、原状回復、原因究明、謝罪などのニーズをもっている。医療者あるいは管理者は、患者とその家族あるいは遺族といかにコミュニケーションをとるかで、紛争発生を招いてしまう。医療者と患者、家族という関係者間で、事故の発生、あるいは予想外の結果を招いたときに、合意形成によるコミュニケーションを活用することは、紛争回避に役立つ。

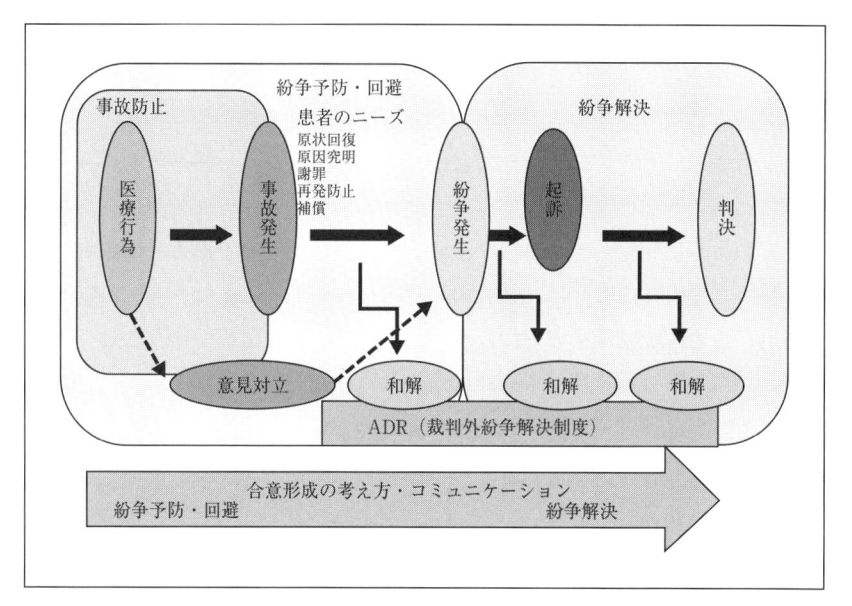

図9-2 医療紛争と合意形成

　さらに、不幸にして医療紛争を招いたとしよう。最悪の場合、医療裁判、判決という方法で解決を求める。裁判外紛争解決制度は、紛争が起きた問題に対して、和解などによって解決を求める方法である。合意形成の考え方をとりいれることは、紛争解決という局面でも役立つ。

(4) 空間と時間の視点
　医療紛争予防・回避から紛争解決に役立つ合意形成は、どのような視点を重視しているだろうか。
　一つは、医療空間としての視点である。医療提供する場は、病院、診療所などの医療施設ではあるが、患者の状態によって、保健・福祉施設、自宅などに療養の場は変化する。産科医療領域では、ハイリスク患者とそうでない患者の区別をする医療の集約化が行われている。すなわち、多施設間連携は重要な課題である。さらに、生殖補助医療技術では、法的、倫理的問題と絡

む場合もある。そうした状況では、場所の問題だけでなく、法、倫理と技術の問題を総合して意思決定しなければならない。そこで、関係者の意見の理解を深めるには、空間的広がりの視点を持つ必要がある。

合意形成で、もう一つ重要なことは、時間の視点をもつことである。医療行為はつねに行為のあとに、なんらかの結果が生じる。行為の前に行為の結果をどのように想定しているのかを確認することが大事である。関係者の考えや思いを共有することは、個人のヒストリーを知ることである。医療が提供されてきた医療空間そのものにも歴史がある。人と医療が織りなしてきた地域の特徴を踏まえた空間の履歴が人の行為にも影響を及ぼす。

そこで、第2節では空間的視点の重要性について、第3節では時間の視点の重要性とそれを踏まえた新しい概念について述べよう。

第2節　医療空間とステークホルダー

(1) 医療空間

医療空間とは、医療者、患者、家族などの医療に関わる人、医療行為、行為の結果が生じる医療・保健・福祉施設、あるいは自宅などの療養の場、多施設が連携する地域、医療行為に関わる制度、システムという医療に関わる空間全体のことを示す。

医療は、人（医療者）が人（患者）に対して行う行為（治療・ケア・検査など）である。行為の実施には、医療機器、薬剤など（資源）を使用し、医療技術を駆使して行われる。また、医療提供する場は、病院、診療所など医療者と医療機器類が備えられている施設である。ときに、患者の病状が回復したならば、療養する場は、保健施設あるいは自宅へと移される。

人は、どのような行為を行うか判断を迫られるとき、医療提供に関する法、制度、システムなどの規範（外的規範）があれば、それに従おうとする。また、心の内面に規定される規範（内的規範）があれば、それに従おうとするであろう。

医療行為の特徴をこのように整理してみると、医療空間の要素として含まれるものは、①人、②資源、③場、④外的規範・内的規範である。

図9-3は、医療空間の要素を示したものである。

人には、医療提供する人、医療を受ける人という直接医療に関わる人だけでなく、将来医療提供や医療を受ける可能性のある人、医療政策立案者、医療提供に関わる規範策定者などの間接的に携わる人も含まれる。広い意味で市民すべてといってよい。

資源とは、医療提供に必要な人、モノ、技術、資金である。産科領域では、医師不足による分娩施設の閉鎖という事態が社会的問題になっているが、産科医の不足は医療技術の不足と分娩施設の経営困難を招くことになった。すなわち、人、技術、資金という資源が不足したということである。

場とは、医療提供が行われる施設、患者の療養する場、患者の生活する場のことである。患者の身体的、精神的、社会的、経済的状態によって、どこで医療提供が行われるかは異なる。大学病院などの大規模病院、診療所、助産所などの小規模施設だけでなく、保健施設、自宅なども含まれる。さらに、患者が療養し生活する場まで視野を広げると地域全体ということになる。地域の特徴には、地形、気候、産業、人口なども含まれる。

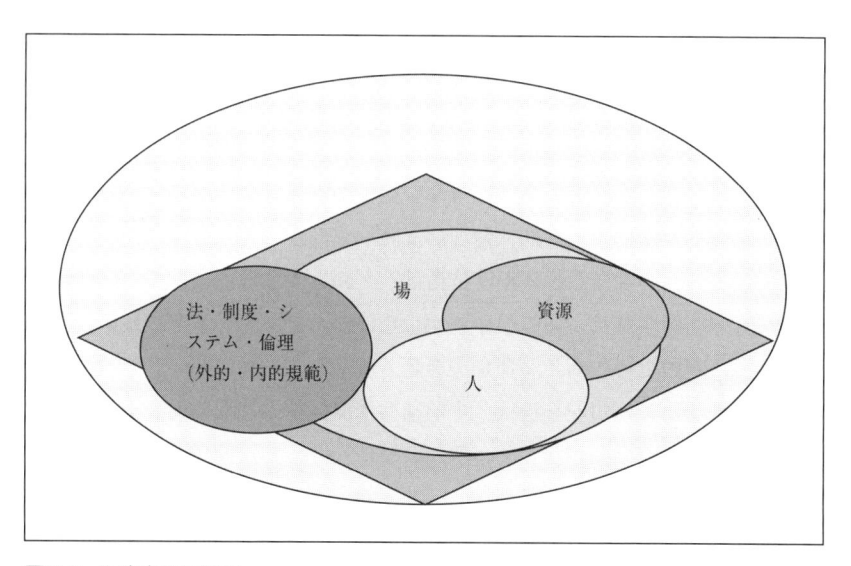

図9-3 医療空間の要素

外的規範・内的規範とは、行為を規制するものである。外的規範は、法制度、ガイドラインなどの規範のことであり、規範を遵守しようとすることで行為は規制される。内的規範とは倫理である。信条、価値観などによって形成された個々人の内面化された規範によって、行為は規制される。外的規範は、国ごとによって決められたルールであり共通性をもつ。しかし、内的規範は、個々人によって異なっているため、大切にする価値や考え方を互いに確認する作業をしなければ誤解を招くこともある。

(2)空間の履歴

医療空間は、国や地域によって異なるが、その理由は、人、資源、場、規範が異なるからともいえるだろう。と同時に、空間が培ってきた歴史とも関係が深い。筆者は、医療者として、九州、関東、北陸地方の病院、診療所、保健所に関わったことがあるが、どれも同じ施設はないと感じる。それは、医療を介して人と人とが生活してきた空間は、気候などの環境、地形、文化、風習などと織りなしながら、医療空間そのものを形成していったからである。空間にも歴史があり、それはまるで人の履歴書のようにさまざまなエピソードが重なり合って現在に至っている。このことを桑子（2009）は、「空間の履歴」と表現した。医療を介して人が生活してきた医療空間にも履歴がある。

さまざまなエピソードが積み重なったうえに、現在の空間が存在している。

さらに、生殖医療技術のように新しい技術が開発されたならば、技術の利用をめぐって、法的、制度的、倫理的規範の整備が必要となる。というのも、現場の医療行為の判断を揺るがす技術は、どのような理念に基づいて、何を大事にして判断すればよいのかがわからないからである。新しい技術にもとづく意思決定のための新しい理念が要請されている。

新しい理念による規範整備は、生殖補助医療技術のように何を重視するか人によって多様な価値が存在し、新しい技術に呼応した価値の変容を求められる場合、容易ではない。代理懐胎、非配偶者間の生殖医療に対して法制度の整備が遅れているのも、新しい価値の変容が迫られていることが要因の一つであろう。新しい理念を見つけ出して、多くの人の納得を得るのが困難で

あるともいいかえることができる。さらに、新しい理念にもとづく規範整備が行われれば、それに応じた現場での医療行為が行われる。規範整備と現場での個々の医療行為は連動しているのである。

　要するに、医療空間は、人が生活する場に適した技術、制度のもとに医療行為が積み重ねられる。そのような人と空間がおりなす履歴の上に現在が存在している。と同時に、今後、新しい技術、制度、法整備によって、新たな理念に適した医療行為を行うことで、さらに新しい歴史を積み上げていくのである。

(3) 医療空間と合意形成

　医療紛争予防、回避、あるいは紛争解決のための医療空間の形成のあり方を合意形成の観点から論じよう。

　合意形成では、問題に関わる人を、ステークホルダーと呼ぶ。意思決定しなければならない問題、あるいは扱う問題によって、誰を関係者として含めるのかは、重要な点である。

　たとえば、現場の生殖医療に関する行為をどうするかという場面であれば、医療提供者、医療を受ける患者、家族という人が主要なステークホルダーである。生殖補助医療技術をどこまで行うかは、最終的には依頼者夫婦の決定に委ねられるが、決定に至るまでのプロセスにおいて、ステークホルダー間の納得を得るコミュニケーション行為が合意形成である。

　ステークホルダー間で合意形成のプロセスを展開していくには、互いの考え、価値観を共有するとともに、可能な選択肢と選択後のリスクなども検討しなければならない。生殖医療技術が医療施設でどこまで実施可能であるのか、法的、倫理的に問題はないのか、かりに生殖医療技術を実施したらどんなことが予測できるのかなどである。そのような検討には、医療空間の要素である人、資源、場、外的規範、内的規範の視点が含まれる。

　さらに、扱う問題によっては、一医療施設内だけでなく、患者の療養生活まで考慮した検討も必要である。医療施設以外に使える地域の資源、たとえば、温泉や癒し効果を期待できる自然などを活用して、病気の治癒と療養、

健康面まで含めた場の確保も医療空間の視点から検討できるであろう。

多施設間の連携のための規範策定もステークホルダーとして誰を含めるのかは、どの資源をどのように活用するかで異なる。医療施設だけでよいのか、救急機関、教育機関など地域づくりの一環に健康と医療を含めて医療空間を捉えれば、地域の行政担当者も重要なステークホルダーとなる。

さらに、新しい技術による新しい理念の創出には、法、システムの整備も必要である。たとえば非配偶者間による生殖医療技術、代理懐胎などがそうである。合意形成の観点からいえば、政策立案者だけをステークホルダーとするのではなく、現場の医療者を含む一般市民もステークホルダーとして扱い、いかにステークホルダーの声を反映させた決定を導くかが重要となる。

現場で行われる医療行為は、人、場、資源、外的、内的規範によって規制される。規制の仕方は、医療に関わる人、生活する人によって、あるいは居住する地域に積み重ねられてきた文化、風習、規範によって異なる。だからこそ、医療施設一つとってもまったく同じ施設はないのである。

しかし、他方で、医療行為の決定から、施設間連携のルールづくり、医療行為を規制する規範策定という決定は、医療空間内で展開される。これらの行われる場は異なるが、別々のものと捉えるわけではない。それぞれが医療行為に連関しているのである。

場や人によって提供できる医療内容が異なるように、紛争予防、回避のための具体的な話し合いの方法なども異なる。それは、人、場、資源が異なれば医療空間も異なるからである。医療行為の決定のためのステークホルダーの把握、ステークホルダーのもつ関心・懸念の分析（インタレスト分析）方法も医療空間によって異なる。あるいは、ファシリテータを誰におくのかという点も、施設や地域の事情によっても異なるであろう。

合意形成は、ステークホルダー間で納得を得たうえで意思決定を行うための考え方であり、話し合いの技法である。考え方や話し合いの技法は、どの施設にも応用できる共通するものがある。しかし他方で、現場の特性、扱う問題によって、いいかえると医療空間によって異なる具体的な手法の部分も含んでいる。むしろ、医療空間ごとに適した手法を見つけることがステークホ

ルダーの納得を得ることにつながり、ひいては医療紛争の予防、回避となる。

第3節 「意見の理由」と「理由の来歴」

　合意形成では、立場による意見の違い、問題の捉え方、さらには、多様な価値観を踏まえつつ、立場を超えて到達できる合意を導くことが重要である。しかし、お互いの意見の理由を共有するだけでは、関係者の相互理解を深めるという段階にまで至らないケースも存在する。生殖医療のように、選択に対するステークホルダーの価値観が多様で複雑な事情がある場合、意見の理由、インタレストのレベルよりも、関係者についてより深く理解しなければ、合意形成プロセスを構築するための共通点を探し出すことは難しい。

　そこで、意見の理由が形成される経緯を「理由の来歴」と呼び、この概念を起点に行う合意形成を構築することによって、よりよい意思決定を導くことができるということを示したい。

(1) 意見の理由と理由の来歴

　次の事例を通して、意見、意見の理由、理由の来歴の概念について整理してみよう。

　事例の紹介[1]

　2才になる第1子をもつ経産婦のAさんは、今回2回目の妊娠である。妊娠20週で胎児に重症な奇形があることがわかった。このまま妊娠の継続をしても、胎児のいのちはどこまでもつかわからない。また、児が無事に生まれたとしても、障がいをもつことは避けられないうえに、いつまで生きられるかも予測できない。母体への身体的負担を考慮して、人工妊娠中絶という選択をするならば、できるだけ早い方がよいという状況であった。

　Aさんとその夫は、医師から上記の状況について説明を受けたのち、妊娠の継続か人工妊娠中絶の選択を迫られることになった。Aさんは、このまま妊娠を継続したいと考えていた。

　しかし、夫とその両親は、妊娠の継続に反対であった。その理由は、それ

ぞれ異なっていた。夫は、経済的に負担が大きいと考えるのに対して、夫の両親は、世間体が気になるというものであった。

医師、助産師という医療者は、Aさんとその家族の決定を尊重したいと考えていた。

Aさんは、妊娠を継続したいという思いをもっていたが、それを周囲の人に告げることなく、人工妊娠中絶することを選択した。ところが、Aさんは、処置の段階になって激しく抵抗した。その様子をみた医療者は、Aさんがそこまで処置をいやがっていたことにはじめて気づいた。しかし、人工妊娠中絶の処置を途中で中止することはできず、胎児は亡くなった。Aさんは、1年たっても中絶を受けたことを後悔しつづけていた。

(a) ステークホルダー

上記の例のステークホルダーは、Aさん、夫、夫の家族、医師、助産師である。

医療者である医師と助産師は、医療の主体は患者のAさんであるから、Aさんとその家族に決定を委ねていた。

Aさんは、「妊娠を継続したい」という意見をもっていた。その理由は、「上の子もおなかにいる子も同じ子どもにかわりはない。自分にとって大事であるから、自然に任せたい」ということであった。

他方、夫の意見は、「妊娠の継続に反対であり、人工妊娠中絶をして欲しい」であった。その理由は、「障がいをもつ子を育てるのは経済的に苦しいから」

---

(1) 本事例は、吉武（2007）を参照されたい。本事例は筆者が助産師として臨床に身を置いていた頃、実際に遭遇した例をもとにアレンジしたものである。出生前診断による選択的人工妊娠中絶は、倫理的問題を含んでおり、本事例は、リプロダクティブ・ヘルス／ライツの観点では女性の自己決定が重視されるように医療者のかかわりが不十分であったと解釈されるものである。しかし、本章であえて合意形成を解釈するための事例として提示したのは、妊婦自身が中絶の選択をめぐって、苦慮のうえ、同意書にサインするものの、処置を受けたときに処置すべきでなかったという自分自身の気持ちにはじめて気づいたと解釈することもできる。すなわち、患者は自分のこととはいえ、自分の真の意思を理解し、それにもとづいて決定することがいかに困難であるかということを示したかったのである。

であった。

　さらに、夫の両親の意見は、夫と同じ「妊娠の継続には反対であり、人工妊娠中絶をして欲しい」であったが、その理由は、「障がいをもつ子を家系にもつことに対して世間体が気になるから」ということで、夫とは異なる理由であった。

　上記のように、妊娠の継続に反対という同じ意見であっても、意見の理由は、夫とその両親とでは異なっていた。同じ意見でも意見の理由までも同じであるとは限らないのである。

(b) 意見の理由

　合意形成では、ステークホルダーが何に関心、懸念を抱いているのかを把握することは、意見の対立を回避し、お互いが納得した決定を導くために重要なこととされている。

　Aさんのケースでいえば、妊娠の継続に賛成、あるいは反対というAさん、夫、両親の意見の背後にある理由を聞くことで、関心・懸念を把握することができる。

　しかし、複雑で多様な決定を要するケースでは、意見とその理由を把握するだけでは、関係者が納得したうえで最善の意思決定を行うことができるとは限らない。Aさんの場合では、Aさんの意見の理由ですら関係者に共有されていなかったことは問題ではあるが、かりに医療者や夫、両親がAさんの意見とその理由を理解したとしても、最善な決定に到達できるとは限らないからである。

(2) 理由の来歴に含まれる要素

　理由の来歴とは、「意見の理由がどのような経緯を経て形成されてきたのか」を意味する。「来歴」という概念は、現在に至る過去からの蓄積であり、また将来への可能性を示す。したがって、これに含まれる要素は、理由のもとになる事柄、すなわち①理由の形成契機、それが現在までにどのような経験で形成されたのかという②理由の形成過程、③現在抱いている意見の理由、選

択後にどのような結果を見据えているのかという④結果の方向性の4点である。

(a) 理由の形成契機

　意見の理由が形成されるには、まず契機となる経験がある。知識や情報を得ること、あるいは習慣、文化を通して人は、個人的な経験をする。たとえば、医師は患者に治療法を提示するとき、治療成績などによるエビデンス（証拠）を入手して、それをもとに行う。Aさんを担当した医師も妊娠の継続と中絶による母体と胎児への影響をさまざまなエビデンスをもとに考慮し、その結果、どちらがいいともいえない意見であった。その意見が形成された契機には医師としての経験やこれまでに得たエビデンスなどの情報、知識があったであろう。また、Aさん夫婦の場合は、第1子の出産、子育てという経験が理由の形成契機になる。

(b) 理由の形成過程

　意見の理由が形成されていく過程には、人の経験が含まれる。医師の場合、治療効果のあるエビデンスをもとに、多くの人に治療を実施し成功したという経験がどうして治療を勧めるのかという理由を形成するであろう。

　個々人の経験では、現象をどのように捉えるのか、また、どんな価値を大事にするのかということは必ずしも同じではない。同じ子育てという経験をしたAさん夫婦だが、障がいをもった児を妊娠したという事実に対する考え方は、Aさん夫婦では異なっていた。Aさんは、元気な子を育てた経験を通して障がいをもつ児であってもわが子には変わりないという、生命を平等に扱うことが大事であるという価値観の形成につながった。他方、夫は、Aさんと同じ育児を経験しているにもかかわらず、むしろ、経済的に苦しい生活の経験が意見の理由の形成の契機になったために、家族員が余裕をもって暮らすことが大事であるという価値観の方を優先するようになったと思われる。

　意見の理由の形成は、個人の経験に深く関与するものであり、経験を通し

てどのような考えや意見をもつようになるのかは一様ではない。それぞれのステークホルダーの経験を把握することなく、どんな価値観をもっているのかを予測することは難しい。同じ経験をすれば、きっと同じ価値観をみなが持つかといえばそうはいえない。あるいは、同じ職種であれば、同じ経験をしていると捉えて、きっと同じ価値観を持っているだろうと考えたとすれば、誤解や思い込みのリスクにつながる。

(c) 現在抱いている意見の理由

　意見の理由の形成契機から理由の形成過程を踏んだすえに、現在の意見が存在する。医師は、Ａさんと家族の決定を尊重するために決定を委ねたが、そのような意思決定を行った理由には、エビデンスが存在したであろう。実際に他の患者に対する経験もあったであろう。他方、Ａさんは、中絶に反対という意見をもっていたが、上の子もおなかにいる子も同じ生命に変わりはないという理由で、人工的な介入や児の抹殺はすべきではないという意見であった。Ａさんの夫は、中絶をするのはやむをえないという意見である。その理由は、障がい児を育てるのは経済的に苦しいからということであった。

(d) 結果の方向性

　個々の意見の理由の形成の経緯を知ることは、人の考え方の形成過程について、過去から現在までの流れを知ることである。現在までの流れを知り、その上で選択後にどのような結果を想定しているのかは、過去から現在の経験の延長上に捉えることができる。

　たとえば、エビデンスにもとづく治療法を提供しようとするとき、医師は、他の患者にも実施して成功したという経験を積むことによって、きっと治療をしたら今回もうまくいくだろうという結果を予測することができる。Ａさん夫婦の場合、Ａさんは、中絶すれば、児を殺したことに対して精神的に苦しくなるだろうという結果を予測する。また、Ａさんの夫は、中絶すれば、生活苦には陥らないだろうという結果を予測する。

　要するに、理由の来歴を知るということは、理由がどのような経緯によっ

て形成されたかを知ることではあるが、それを知るプロセスを通して、選択後の結果の方向性も同時に把握することが可能になる。あるいは、意見の理由の根底にある深い事情のもつ方向性を把握するともいってよい。

図9-4は、ステークホルダーの理由の来歴を踏まえ、選択後の結果の見込みを確認し、現在、いかにどうすべきかを見つけるという決め方を示している。ステークホルダーはよって立つ立場や育ってきた生育環境、ライフヒストリーによって、何を大事にするかという価値観、意見が異なる。互いの意見の理由を共有するだけでなく、理由の形成契機と形成過程を知り、そのうえで、現在の意見の理由、さらには、選択後の結果をいかに見込んでいるかということを確認することで、今あるべき選択を見つけ出すことができる。ステークホルダー間で互いの結果の見込みを確認し、相違や誤解を確認した

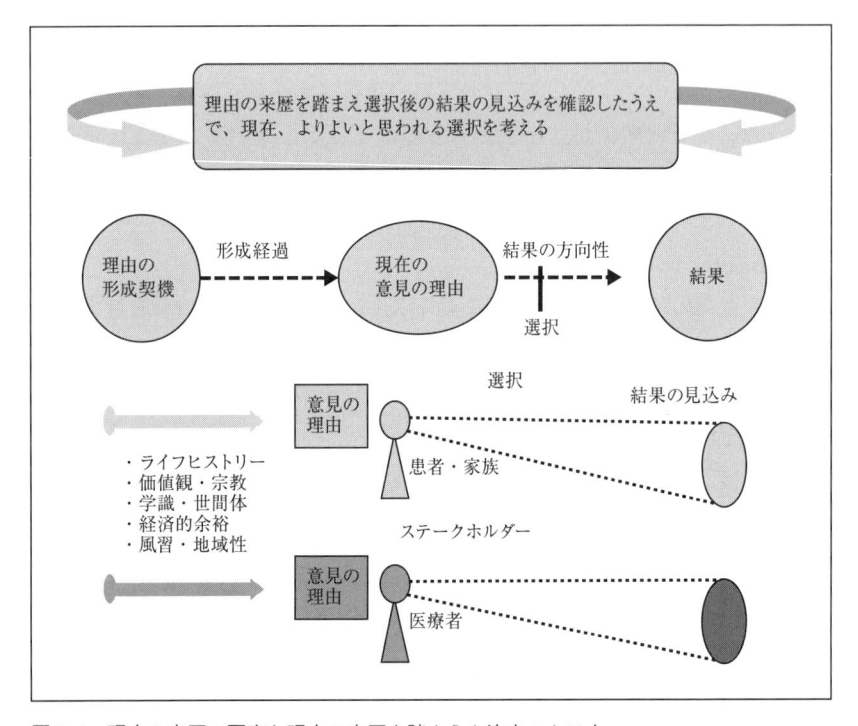

図9-4　理由の来歴の要素と理由の来歴を踏まえた決定のあり方

うえで選択することは、紛争予防、回避につながる。過去から現在、そして未来を見通したうえで、今を考えるという見方である。

(3) 理由の来歴を把握する意義

複雑で多様な選択を迫られる医療現場において、ステークホルダーの理由の来歴を知ることは、何に役立つだろうか。

(a) 対象理解と状況に即した医療の探索

多様な意見があるなかで複雑な決定を迫られるとき、医療者が意見の理由の来歴を知るということは、患者が何を求めているのかというニーズを深く知り、患者に即した医療やケアの検討に役立てることができる。どの治療やケアを選択するにしても、患者のニーズに即した医療やケアを行うことは必要不可欠である。

看護者は、とくに患者の権利の擁護、患者の価値に即した意思決定を支えるというアドボカシーの役割を担うとされている。しかし、患者自身が病気で意識がないなどの状態で、自分の意思を表明できないこともある。そのような場合、患者には、カントのいう理性的人間であることを期待することはできない。意識がはっきりしている成人であっても、自分が何を大事にしているのか、何をして欲しいのかということを明確に理解し表明できない人もいる。そこで、看護者にアドボカシーという役割が期待されるのである。

しかし、看護者が患者の大切にする価値や病気・治療に対する考え方、選択に対する意見の理由などについて、理解できなければアドボカシーの役割を担うことも困難である。患者の重視する価値、病気や治療に対する考え方、

---

(2) 看護職のアドボカシーの役割については、第7章で述べた。アドボカシーのモデルは、Fry (2008)、Gadow (1990)、Curtin (1979) によって、若干のちがいはあるものの、患者の自己決定を支えるためには、医療者が患者の関心やニーズ、懸念を十分に把握し、患者を尊重することの重要性については共通している。

(3) 看護者がアドボカシーの役割を本当に担えるのかについて、Curtin (1979)、Bandmann (2001) にて指摘されている。

物事の捉え方を十分に把握せずに、患者のためと思いこんで実施する医療やケアは、医療者の価値観を押しつけることになりかねない。患者の理由の来歴を医療者が知るということは、患者の意見の理由がどのような経緯によって形成されたかということを深く理解し、個々人の価値観を尊重した医療やケアを行ううえで役に立つ。

　ただし、なかには、患者のすべてのニーズに応えられない状況もある。人員不足、薬剤や医療機器類などの不足などの事情によって、提供できる医療の内容は異なる。臨床の現場ごとに、施設や環境、関係者の状況に即した医療提供が検討されなければならない。医療者は、なぜそのような治療や検査の選択肢を患者に提示するのかについて説明するであろう。その際にも、医療者が提示する意見には、その理由の来歴が存在する。医師がエビデンスをもとに、治療成果をあげてきたという経験をとおして、治療に対してどのように考えているのかということを表現し、きっと今回も成果が期待できるということを説明することで、医師による治療や検査を勧める理由が患者に深く理解できるであろう。また、患者は、十分な成果の得られているエビデンスにもとづく医療が提供されようとしているのかどうかということも確認できる。

　他方、患者もまた、治療や検査に対する理由の来歴を表現することで、何を求めているのか、何を期待しているのか、またなぜそのようなニーズをもっているのか、もつに至ったのかということを医療者に伝えることができる。

　複雑で多様な選択の際に、ステークホルダーの理由の来歴を共有することは、患者のニーズを満たせるところ、十分に満たせないところ、他の方法で代用できるところなどの分析に役立つ。また、患者は、提供されようとする医療が、どのような理由によって提案されているのか、エビデンスにもとづいているのか、また医療者は、そのエビデンスにもとづく医療についてどのような経験を積んでいるのかを確認することができる。かりに患者のニーズを満たせない場合には、なぜ満たせないのか、満たせるところとそうでない理由を説明する際にも、理由の来歴は有益な情報となる。

　複雑で多様な選択を行う際に、合意形成ではステークホルダーの納得を得

ることが重要である。理由の来歴の共有によって、関係者の考え、価値観などをステークホルダーの経験を通して深く理解することができる。このことは、選択肢の吟味、選択に伴う医療やケアの内容の検討においても役立つ。その結果として、ステークホルダーの納得を促すことにもつながっていく。

(b) 潜在化していた価値への気づきと意向の再確認

自分の理由の来歴を語るという作業はどんな効果をもたらすだろうか。理由の来歴を語るということは、どんな契機からどんな経緯を経て現在に至っているのかという経験を語ることである。自分の過去を振り返り、自分の言葉で語ることは、そのとき自分は何を感じていたのか、何を大切にしていたのかということを整理することにつながる。ときには、意見とその理由の形成過程を語る作業を通して、人は、いままで気づかなかった価値観に気づくこともある。

自分の経験を語ることには、物事の捉え方、解釈が含まれている。それらの問題の捉え方や解釈は、主観的であって、個々人によって異なっている。Aさん夫婦は、同じ育児という経験をしながら、異なった意見を形成していた。

医療におけるナラティブ・アプローチでは、「物語り」としての自己、語りとしての自己について、現実組織化作用があると指摘されている[4]。現実組織化作用とは、自分が経験したさまざまな出来事、さまざまな思いなどが語られることで整理されて関連付けられ、意味づけられることで自己が一定のまとまりと一貫性をもつように存在するようになるということである。理由の来歴を語ることは、選択の理由に関わる経験、出来事、思いを関連付けて解釈し、意味づけられて表現することであるから、このプロセスは、ナラティブ・アプローチでの語る作用の一部の効果を期待できるといえよう。

複雑で多様な選択を迫られているという文脈で理由の来歴を語る場合、どの選択がよいのかという課題に対して、理由の来歴を求めることは、関係者

---

(4) 野口（2004）を参照のこと。

の互いが納得し合意できる方法を探り、また合意のプロセスを模索する方法の重要な一部として行われるであろう。そのような状況で自分の経験や思いを語ることは、自分の現在の気持ちを整理し、自分でも気づかなかった価値の存在に気づき、これから自分がどうしたいのかという意向を確認する作業につながるであろう。その意味で、理由の来歴を知ることは、意思決定の方向性をさぐる重要な作業となる。

(c) 誤解や見込み違いを低減させる

患者の理由の来歴を知ることは、選択後の結果をどのように見据えているのかという結果の方向性の把握につながる。選択後の結果の見込みの把握は、関係者がどちらの方向を向いているのかを確認するとともに、治療法に対する誤解がないかを見定め、もしある場合には、修正することを可能にする。

医療行為は不確実性を伴うものである。治療やケアに対する反応は個人差が大きく、予測どおりにならないこともある。予測どおりにならないこともあるということを選択前に理解しておくことが重要である。それぞれの関係者が予測しているものが異なっていて、しかも相互に気づいていないことは、トラブルと紛争の土壌となる。

Aさんの例でいえば、夫は、人工妊娠中絶を行うことで経済的に苦しい生活から解放されるというメリットばかりを想定したとしよう。しかし、中絶をすることで、Aさんは精神的に大きなダメージを受けた。1年経過してもその傷は癒えなかった。この結果を夫は予測できなかった。他方、Aさんは、中絶の処置を受けることに反対だったとはいえ最終的に処置を受けた。処置を受けるという選択をしたにもかかわらず、自分でも処置に対して抵抗するほどいやだという自分の中絶に対する否定的な信念の強さに、Aさんは選択時には気づいていなかったように思われる。加えて、Aさん自身、少なくとも自分ではネガティブに捉えていた処置ではあったが、激しく抵抗し深い傷を負うということまでは想像していなかったであろう。また、Aさん自身は、夫と同じような経済的に楽になるという結果を想像していたわけではない。

Aさん夫婦の選択は、医療者から強制されたわけでもなく、治療法などの説明を聞いたうえでの、自分たち自身によるものであった。また、医療者のミスや事故もなかった。しかし、Aさん夫婦にとっては、予測外の結果であったと推察される。すなわち、見込みちがいが起きていたのである。Aさん夫婦は、こんなはずではなかったという気持ちであろう。そうであるならば、医療者に処置を受けるとどんな結果になるかもっと説明してもらえばよかったと思うかもしれない。すなわち、医療のトラブルが選択後の結果の見込みちがい、あるいは誤解ということから発生する可能性をもつということである。

　理由の来歴を共有したうえで、選択を行うということは、関係者の視線を同じ方向に導くということである。かりに予測外のことがおきた、あるいは見込み違いのことがおきたとしても、誰もが予測不可能であったことであれば、関係者はやむをえないことだとして納得できる。しかし、関係者のだれかが予測できたにもかかわらず、これを共有できないまま選択し、問題が生じたとすれば、もっと話し合えばよかったという後悔が生じ、また、なぜ説明をしてくれなかったのかという非難の気持ちも起きるであろう。こうなると、事態は紛争のもとになりかねない。以上のことが意味するのは、理由の来歴の共有は、未来の結果の共有にもつながることから、コミュニケーション不全から生じる関係者間の紛争を予防する一助になるということである。[5]

(d) 紛争の解決策を探る

　多様で複雑な治療法の選択に関して、ステークホルダーによる意見対立は、医療紛争に発展することもある。選択前にすでに関係者間で意見の対立がおきていたとすると、どのように合意を導くかということが重要な課題である。意見対立が起きていても、お互いに理由の来歴を語りあい、また他者の理由の来歴を知ることは、自分のことを振り返ることで自分が大切にしている価

---

[5] 筆者は合意形成の観点から、医療紛争予防と紛争解決の両方の視点をもつ「包括的ウェルネス」の重要性について論じた。詳細は、吉武（2009）を参照のこと。

値観、信念、関心・懸念を再確認し、他者との比較によって、意見の相違点や類似点を深いレベルで理解することを可能にする。これは、解決策を導くためのステップとして、自分と他者の相互理解を深めるということである。

ナラティブ・アプローチによる紛争解決では、調停者の介入によって問題解決を図っている。その際に重視しているのは、当事者の語りである。当事者間の話し合いでは、合意に到達することに焦点をあてるのではなく、互いの理解を深めたうえで合意を取り付けることが重要であるという[6]。

理由の来歴を共有することは、対立を起こしているステークホルダーがどんな経験を通して何を大事にしているのかという価値や考え方の理解を深めるのにきわめて有用である。また、互いの理解を深めたうえで合意できるものへと議論を展開させるためにも理由の来歴は有用な情報となる。したがって、紛争解決という観点からも理由の来歴の共有を役立てることができる。

複雑で多様な医療の意思決定場面では、多様な価値観をもつステークホルダーが納得できる解決策を見出すことが重要である。その際に、関係者の理由の来歴を共有することは、理由の形成契機や理由の形成過程としての個人の経験を語ることで、エビデンスにもとづく医療の実施と確認、ナラティブ・アプローチによる医療の考え方をあわせもつことになる。同時に、理由の来歴の共有は、紛争予防と紛争解決の両方を包括したアプローチを含んでいる。

〈引用・参考文献〉

Bandmann, Elsie and Bertram Bandmann (2001), *Nursing Ethics through the Life Span* (4th edition), Prentice Hall.

Curtin, LL. (1979), "The Nurse as Advocate: A Philosophical Foundation for

---

[6] 紛争における調停の場面では、調整役（メディエーター）が当事者のナラティブを理解することの重要性について指摘されている。医療領域でも裁判外における紛争解決の方法（ADR）にナラティブアプローチの導入が検討されている。調停に関するナラティブ・アプローチについては、Winslade and Monk (2001)、ウィンズレイド／コッター「第8章 調停における問題解決からナラティブ・アプローチへ」モンク／国重 (2008) を参照のこと。

Nursing", *Advances in Nursing Science*, 1, 1-10.

Fry, Sara T. and Megan-Jane Johnstone (2008), *Ethics in Nursing Practice A Guide to Ethical Decision Making Third edition*, Blackwell.

Gadow, S. (1990), "Existential Adovocacy: Philosophical Foundations of Nursing", *Ethics in Nursing: An Anthology*, 41-51, National League for Nursing.

桑子敏雄（2009）『空間の履歴』東信堂．

野口裕一（2004）『物語としてのケア』医学書院．

Winslade, J. and G. Monk (2001), Narrative Mediation A New Approach to Conflict Resolution Jossey-Bass.

ウィンズレイド、J／A・コッター「第8章 調停における問題解決からナラティブ・アプローチへ」G・モンク／J・ウィンズレイド／K・コッター（国重浩一・バーナード紫訳）編（2008）『ナラティブ・アプローチの理論から実践まで』北大路書房，pp.193-215.

吉武久美子（2007）『医療倫理と合意形成——治療・ケアの現場での意思決定』東信堂．

吉武久美子（2009）「医療行為の不確実性の考察にもとづく紛争予防のための『包括的コミュニケーション』の枠組み」『日本感性工学論文集』8（2），327-332, 特集「ヘルスケア情報科学」．

第10章

医療にかかわる倫理の研究

> **本章のねらい**
> (1) 医療を扱う倫理学的研究では、「いかにあるか」という研究だけなく、人と人との対立のなかから行為を選択するときの「いかに行為すべきか」という研究の必要性が高まっていることを理解する。
> (2) 合意形成の考え方が、倫理学的研究の問題解決のための考察のプロセスにどのように役立てられるのかを考えよう。
> (3) 医療・看護研究を行うときの行為の当事者に誰を含めなければならないかについて考えよう。
> (4) 医療研究にかかわる研究者に必要である三つの意味の当事者性、すなわち、①直接的当事者、②行為の選択の理由に関わる当事者、③行為の選択の規範形成に関わる者としての当事者について理解する。

　医療紛争は人と人の間におきる行為であり、紛争発生には意思決定の問題が顕在化している。意思決定はなんらかの価値をめざして行われる。意思決定のうち、倫理的価値に関わるのが倫理的意思決定である。

　では、倫理学的研究はこれまで具体的な問題解決をその課題としてきただろうか。客観的・普遍的な学問性の追究を第一として、具体的な問題解決に貢献することを重視してこなかったのではないだろうか。むしろ、一般原則の研究に専念することが個別の状況との乖離を引き起こし、一般原則と複雑な状況での倫理的ディレンマに陥ってしまう要因になっているのではないか。

上記のような疑問から出発し、本章は、多主体の意見対立を克服する方法としての合意形成論の視点から、倫理研究の目指す方向を考えてみよう。

第1節　倫理学的研究とはなにか

(1) 倫理研究と「よりよい行為の選択」

　学問としての倫理学の創始者であるアリストテレスは、倫理学の目的は、いかにあるかの認識ではなく、いかによく行為するか、ひいてはいかによく生きるかの研究であると語った。アリストテレスが自然現象の普遍的原理の研究を行う諸学、生物学や天文学、現代でいう物理学を含む自然科学の創始者でもあることを考えると、自然科学的方法論と倫理学の方法論を区別しようとした点は注目に値する。アリストテレスは、両者を混同するものを「無教養な者」とまで言っているからである。この主張の根底にあるのは、倫理学が研究対象とする人間的行為は、限りなく多様な状況において遂行されるので、倫理学的研究にあまりにも普遍性や厳密性を求めるのは無益であるという認識である[2]。

　倫理学の研究がアリストテレスのいうように「だいたいの」といわれる形で示せばよいのか、それとも近代のカントのいうように、なんらかの普遍妥当性を求めるべきなのかは倫理学研究の基本的な方向を規定する。

　しかし、カントにおいても、倫理の普遍妥当性は、けっして自然科学のもつ客観的普遍妥当性ではなく、主観的普遍妥当性であった。カントの場合問題となるのは、この普遍妥当性を保証する原理はいったい何かということである。近代的な合理主義の思想は、ここに個人の思惑や感情を超越する近代的自我、すなわち、自律する理性を基礎に置いたが、このような理想的理性に対する期待は、戦争の世紀といわれる20世紀の進行とともに懐疑のなかに入り込んでいった。

---

(1) 本章は、桑子・吉武 (2009) の文献をもとに一部加筆・修正したものである。
(2) アリストテレスの自然研究と倫理研究の関係については、桑子 (1993) を参照。

アリストテレスの認識は、倫理的行為が「選択」という形をとるという主張によく現れている。倫理学は、選択の原理、すなわち、よりよい選択のための根拠を与えるための研究である。ここにいう「よりよい行為の選択」ということには、選択肢の複数性が含意されている。複数の選択肢を想定するということは、選択肢の間に競合、対立、衝突がありうるということを意味する。複数の選択肢が個人の内面で競合し、衝突する事態は、「葛藤」と呼ぶことができる。

内面的葛藤の問題にアリストテレスは倫理学の根本領域を見ていた。なぜなら、「意志の弱さ」こそ、人間が直面する価値の多様性、それを目指して行為する人間の選択、そこに介在する快楽と苦痛の相克、快楽と苦痛のかなたに願望される幸福といった、倫理学の根本的な諸問題が錯綜する場だからである[3]。

(2)「いかにあるか」の研究と「いかに行為すべきか」の研究

本章で提案するのは、行動原理・行動原則の間の衝突が人と人の間で起きる場合の考察である。というのは、21世紀の生命にかかわる行為の選択から生じる対立は、脳死判定や遺伝子診断のルールのような新たにつくられる行動原則からも発生するからである。これらの行為の原則は、個人の内面に明確には見いだせず、科学技術の進歩と社会制度の変化、およびこの三者の相互作用のなかから生成する。

生命にかかわる行為の選択について分析するために必要な研究は、人びとの意見の対立から紛争に至る状況についての分析の枠組みである。重要なのは、対立や紛争といった問題が「いかにあるのか」、あるいは、「原因はなにか」を客観的に分析するだけでは不十分だということである。問題を解決する道筋を示せなければ、それは、ただ「いかにあるか」の研究であり、「いかに行為すべきか」の研究にはならないのである。

---

[3]「意志の弱さ」は、20世紀の行為論の中心的な話題の一つでもあった。Davidson (1980) を参照のこと。

行為が遂行される状況は多様であり、多様な行為者の意図が人びとの間に対立、紛争を引き起こす。倫理規範の存在は、その回避を目的の一つとしている。ここに倫理研究と紛争解決との接点がある。

　一般に、倫理原則によって医療行為の倫理性が問われるとき、個々の医療行為は、一般原則にしたがって評価される。一般原則の範囲内にある行為なのか、それとも一般原則から逸脱した行為なのかという評価である。原則にもとづく評価の問題の視点から行われる生命倫理・看護倫理における研究は、倫理的一般原則の研究として進められる。と同時に、倫理学も他の学問研究のように、学問としての一般性をもつべきだという学問的要請をもつ。

　欧米の生命倫理・看護倫理の原理原則は、人間にとって普遍的な原理の探究から生まれているのであるから、これを日本の医療現場に導入することが可能であるとするのも自然である。ただし、この前提自体が無条件に受け入れ可能であることを学問的に証明することは困難である。むしろ、医療・福祉の考察に文化的伝統や風土的差異の視点を導入しようとする新しい試みもなされている。[4]

第2節　倫理的問題解決と合意形成の枠組み

(1) 対立・紛争の解決と「意見の理由」

　本章で提案するのは、個人の内面での対立・紛争を人と人の間の対立に移して論じようとすることである。人間は、「病み、悩み、迷う存在」であるが、悩みや迷いは、まず、自己の内面にもっている複数の選択肢の間の選択だけでなく、人と人とのやりとりで提示される選択にもかかわっている。さらには、医療の場合、患者と医師以外の家族などほかの関係者をも含む状況での、

---

(4) 国際的な倫理的視点に立った倫理原則の問題をオートノミーが含む問題という視点で扱ったものに、Weisstub and Pintos（2008）がある。また、倫理原則と医療現場との関係について倫理教育の視点と方法論から論じたものとして、Davis（2008）が、また一般原則と具体的なケースの間を架橋しようとする試みとして、Brenick and Webster（2000）がある。本章のスタンスは、桑子（2008）に近い。

治療にかかわる多様な主体の間どうしの意見の違いや対立にかかわる迷いや苦悩が存在する。多主体の話し合いによって関係者の納得できる解決策を見いだすのが合意形成である。

　対立・紛争をどのように解決するかという紛争解決の課題として、倫理学の課題を捉えることができれば、医療現場での意思決定と生命倫理・看護倫理研究の間に存在するギャップは架橋されることになる。なぜなら、生命倫理・看護倫理領域で生じる対立・紛争について、その「いかにあるか」の探究は、個々の生命にかかわる対立・紛争をどのように解決するかという具体的な問題解決の考察プロセスのうちに組み込まれることによって、その価値を示すことができるからである。逆に、もしこれを示すことができなければ、両者の間には深いギャップが存在したまま、生命倫理・看護倫理の研究は、具体的な問題解決とは距離を置いたまま、客観的な学問としてのみ、その存在意義を主張しつづけなければならない。

　対立・紛争を解決するための合意形成論の枠組みのうち、もっとも重要なのは、対立・紛争が発生する可能性のある問題に関心・懸念をもつ者の分析を含めていることである。問題となっている状況には、どのような関係者が存在するのか、それぞれの関係者のもっている意見はなにか、そしてその意見はどのような理由・根拠に基づいているのか、関係者の意見はどのような対立関係にあるのか、さらには、意見の理由はどのような対立関係にあるのか。これらのことを明らかにしなければならない。ここで重要なのは、関係者の「意見」と「意見の理由」を明確に区別することである[5]。

---

(5) 日本型の合意形成の特色については、桑子（2005）、桑子（2007）参照のこと。本章のもとになった論文は、社会基盤整備や医療における合意形成の現場での桑子と吉武の経験をもとに構想したもので、日本の現場から考える合意形成の観点から倫理的問題と研究のあり方を検討している。
　本章で示す論点に近いものとして、セオリ・ドリブン・コンセンサス・フォーメーションに対してアクション・ドリブン・コンセンサス・フォーメーションの視点を論じたSass（1998）がある。ただし、サスは、行為の軸足を置く合意形成と理論に軸足を置く合意形成を対比しているのであって、本章のように現場に軸足を置きつつ、一般原則研究の位置づけを示そうとするものではない。

たとえば、胎児に異常がみられた妊婦について、人工妊娠中絶をするかどうかの決定を迫られたとき、本人と家族、医療者で意見の違いが存在するような状況、すなわち本人は妊娠の継続を希望するのに対し、家族は中絶を望ましいと考える状況を考えてみよう。ここで大事なのは、同じ「中絶が望ましい」という意見であっても、その理由が同じであるとは限らないということである。夫は出産育児にともなう経済的状態を心配し、夫の両親は「世間体」を気にするかもしれない。ここでの「経済的状態」や「世間体」が関心・懸念である。また、医療者は、患者の「妊娠の継続」という意見を支持するであろう。その意見の背後にあるのは、患者の自己決定の尊重というスタンスである。妊婦自身は、障がいがあっても産みたいという考えをもつこともありうる。妊婦には健康な第一子を生んだという経験があり、このことが第二子も自分の子どもとして育てたいという意向の理由かもしれない。合意形成論の枠組みでの問題解決は、たんに中絶をするかしないかの調整ではなく、関係者の関心・懸念、この場合には、患者の第一子出産のときの経験にもとづく意向、経済性、両親の「世間体」、医療者の「患者の自己決定」といった関心・懸念の相互の関係を分析し、その対立競合関係を解決するための案を関係者の話し合いによって創造することである。

　合意形成論の枠組みにおいて核心に位置することは、意見の理由こそが状況の多様性を生み出す要因だということである。なぜなら、意見が形成された根拠を示すのが意見の理由であり、この理由には、個人それぞれの履歴が含まれているからである。すなわち、理由は、個人史のなかで形成されたものである。個人史のなかで意見の理由がどのように形成されたかを示すプロセスを「理由の来歴」と呼ぶ。先の例でいえば、妊婦が中絶に対してネガティブな意見をもつようになったのは、第一子のときの経験があったからである。理由の来歴こそが、意見の多様性の根拠になっているのであり、このことの十分な認識を関係者がもたなければ、対立・紛争の解決は困難である。

---

(6) 本事例の詳細は、吉武（2007）を参照のこと。
(7) 「理由の来歴」の概念については、第9章第3節に論じている。

また、医療者が「患者の自己決定」というスタンスをもつ理由を考えてみよう。現代医療においては、患者の自律の原理にもとづくインフォームド・コンセントの考え方が制度化されており、医療者は、この制度的な基盤にもとづいてそのようなスタンスを形成する。このように、理由の来歴には、医療にかかわるさまざまな制度的制約が存在する。と同時に、医療者がさまざまな制度的制約を踏まえ、基準に合った医療を施そうとしても、これと競合するような社会的状況も存在する。競合する二つの要因のどちらもが意思決定の理由の生成に大きく関わっている。たとえば、臓器移植に関する法制度を整備しても、ドナーが極端に少ないという状況である。こうした状況は、現場での意思決定の理由の大きな要因となる。

　医療者は、制度的制約によって生じた諸条件のもとで医療行為を遂行せざるをえない。すると、そこに現場での状況に適切に対応したいという欲求と、制度的制約に従わなければならないというジレンマが発生する。理由の来歴の複雑さのもとで医療行為の意思決定は行われるのであり、このような状況での最適な意思決定を支える思想を示せなければ、現代社会のニーズに応えるような倫理的理論を構築することは難しい。

(2) 一般倫理原則と「理由の来歴」

　さて、関係者が意見の「理由の来歴」を認識するということは、意見をもつ一人ひとりの個人史についての認識をもつということである。医療行為をよりよい選択の問題として捉えるならば医療行為の倫理性には、選択を導く意見、意見の理由、理由の来歴、そして、その生成過程に影響を与える価値規範の問題が含まれる。

　他方、これまでの医療倫理の研究は、医療行為を律する規範の研究として捉えられる傾向があった。倫理原則は、原則である以上、自律性の尊重や無危害原則、仁恵原理、正義原理などの一般原則であり、「どのような状況であれ、医療行為はこうあるべきだ」という形で示されるであろう。こうした原則は、行為の個別性とは別個に考察され、それをどう具体的な状況に適用するかという形で示されることになる。このような考え方においては、医療

における意思決定は、いわば、原則に軸足を置いた形で行われる。

　一般的行為原則が普遍的な人間観のもとで示されるにしろ、あるいは、文化的伝統のなかで見いだされるにしろ、普遍的・一般的倫理原則の研究を学問的研究とだけ考えていたのでは、行為の選択とそこから発生する対立・紛争を解決するための手続きを示すことはできない。むしろ、現場での具体的な状況に軸足を置くことが必要である。ここで、軸足を置く、ということは、たんに思考の上でのことではない。現場において生じる問題の場で、しかも、対立・紛争のリスクとその解決の任を負う当事者としての軸足である。

　このことは、倫理研究を行っている研究者の研究行為にも再考を求めるものとなる。すなわち、個別的状況のなかで最適な医療を選択するにはどうしたらよいかという課題に対し、どのような形で倫理的価値が位置づけられるのかということを問わなければならないということである。

　行為の原則と個別的状況を統合するという課題を一つの比喩を用いて説明するならば、行為原則をタテ糸とし、行為の個別的状況をヨコ糸として、タテ糸とヨコ糸の織りなす状況を選択的行為の状況とすることができる[8]。両者への配慮にもとづく選択を行う能力をアリストテレスは、「思慮深さ」と呼んだ。思慮深さとは、具体的な状況に軸足を置いて、よりよい行為を選択することを可能にする知的な能力である。

　倫理学の課題が、多様な状況下でのよりよい意思決定、選択の問題であるとすれば、この問題は、タテ糸としての原則と具体的な状況の織りなす事態において、最適な選択をどう行うかという問題として再解釈される。ただし、個別的状況への考察としてのヨコ糸には、じつは個別的状況における選択の理由としてのタテ糸がすでに組み込まれていることを忘れてはならない。なぜならば、人間は、行為原則を行為の導きの糸として、すなわちタテ糸として学ぶことができるからである。タテ糸として学んだ行為原則は、その人が直面する行為の現場で、選択の理由の一部（理由の来歴の一部）を構成する。

---

(8) 行為の原理・原則としてのタテ糸と個別的状況としてのヨコ糸については、桑子（1996）を参照。

たとえば、医師は医療行為にあたって、なんらかの治療法を選択する。がん患者に対してどのような治療を行うかは、その医師がどのような技術をもっているかに依存するであろう。と同時に、治療を進めるにあたって、医師は、手にしているエビデンスを参照するであろう。またエビデンスを重視するという医師の態度そのものも意思決定の大きな理由になる[9]。また、医師は患者の語り（患者のライフヒストリーを含む）に耳を傾けようとするであろう[10]。そのような態度をもっていることもまた、意思決定の理由の一つである[11]。さらに、医療者の意見の理由となっているのは、過去の臨床経験を含む医療者自身のライフヒストリーである[12]。

　医療者による選択肢の提案という行為の根拠には、いま述べたように、多様な意見の理由が存在している。そしてまた、その選択肢のもとで意思決定を行う患者にも意見の理由が存在する。合意形成論の考え方では、医療者、患者、さらには、他の関係者の意見の理由を認識し、共有する一方、対立する理由が存在する場合には、第三の選択肢を話し合いによって創造的につくりだす。

　さて、患者との関係においてインフォームド・コンセントを行うこともまた、その医師の意思決定の理由のうちに組み込まれている。すなわち、タテ

---

(9) この点は、エビデンス・ベースド・メディスンが重視した点である。医師が治療法を検討する際に、エビデンスに基づいた医療を行うこと（EBM）は患者と医療従事者の信頼関係を強化するための一つの方法として推進されている。平成16年『厚生労働省白書』「第3章」のなかにEBM整備が挙げられている。

(10) 斎藤・岸本（2003）は、医師と患者との間で治療法を選択するという一般診療のなかにも、患者の語り（ナラティブ）を取り入れることの重要性を指摘する。また、野口（2002）も患者と医師が臨床現場では、患者の語る物語りと医師の物語り（医師が患者を捉えた物語り）とのすりあわせによって、両者が合意を形成していくことが大事だという。

(11) 患者の語りを重視したナラティブ・ベースド・メディスンでは、患者の語りのなかにはいつも意思決定の理由になる事柄が含まれているとは限らない。しかし、合意形成の観点からいえば、治療法などの意思決定をする際の理由の一つとして、患者の語りも含まれる。

(12) 経験豊かな臨床医が臨床現場で実際に治療法を選択する際、文献検索によって得たエビデンスだけに従うのではなく、過去の臨床経験とあわせて総合的に判断していたことは、White（1979）、Elsten（1986）、Rosen（1998）によって報告されている。

糸として制度化された行為原則は、医療者の行為を制約する意見の理由の生成要因となる。言い換えれば、医療倫理の学習システムが十全に機能していなければ、医療者は、その倫理原則に従って行為することができない。他方、その倫理原則に従ってさえいれば、最適な意思決定ができるかといえばそうではない。原則が簡単に適用できない複雑な状況との遭遇ということが医療現場では頻繁に起きるからである。

　以上の論点をまとめるならば、医療行為の意思決定の背景には、選択の理由の来歴が存在する。医療者の場合、医療技術、治療の決定のためのエビデンス、患者のナラティブへの姿勢、倫理原則や法制度についての認識、臨床経験を含む個人史などが選択の理由の要因となる。このほかにも医療者の所属する組織の慣習や病院の施設・設備、医療費やほかの医療資源の配分の問題なども理由の生成の要因となるであろう。また、患者や家族などの関係者の理由の来歴にも、多様な要因が存在するであろう。本章で提案する合意形成のプロセスは、これらを包括的に分析し、相互の関係を明らかにして、対立を克服する手続きである。

　以上のように、医療者の学習する医療技術や医療にかかわる制度、医療倫理原則などが医療行為の選択理由となる。これらの技術や制度、倫理原則の研究は、それ自体としては医療現場で行われなくても、医療現場での意思決定に深く関与している。

　倫理的行為の問題がタテ糸としての倫理原則と複雑な状況というヨコ糸によって構成されると考えるならば、倫理研究も原則の研究と複雑な状況の両方を含んでいなければならない。すなわち、タテ糸としての倫理原則の研究とヨコ糸としての現場での複雑な状況での最適な選択という二つの課題を視野に置く研究が求められるのである。

第3節　研究を行うときの行為の当事者性

　医療行為では、意思決定の理由の来歴に医療技術や制度、さらには、医療倫理をめぐるさまざまな規範の学習が組み込まれている。それらの規範の研

究が普遍的な原則研究としてよりも、現場での選択行為から組み立てられるべきことはすでに述べた。普遍的な倫理原則の研究が現場の実情から乖離したまま行われるとすれば、そのような研究の成果は、実情から乖離した原則として、倫理的意思決定の理由の来歴に組み込まれる。

　人間を対象とする研究行為では、たとえ身体への侵襲が少ない研究であっても、人権の尊重のような倫理的な問題を含む。また、個人情報にかかわる研究では、インフォームド・コンセントは、制度的制約のもとで行われる。社会制度としてのインフォームド・コンセントの導入は、これを社会的ニーズとして認識した社会、具体的には、国の行政機関、厚生労働省や文部科学省、それらによって設置された審議会や委員会、そして、そこに招集された専門家・学識経験者によって制度化される。専門家・学識経験者やその協議機関を設置する行政組織、そして、その行政組織から仕事を請け負うシンクタンクやコンサルタントなど、多様な人びとの意思決定が制度の成立を支えている。こうした人びとが議論の方向を決定するのは、それらの人びとのもっている意見であり、その意見の背後にある理由であり、理由の来歴である。

　制度をつくる人びとの意見が制度成立の根拠となるならば、それらの人びとがどのような意見をもち、意見の理由とその来歴をもっているかということが重要となる。しかも、その制度が現場の実情に照らして、最適な意思決定を導くものになりうるかどうかは、それらの人びとの意見の理由の部分に、人びとの具体的で多様な状況に対する経験が含まれているかどうかが大きな影響力をもつ。というのは、デスクワークや海外の理論の導入に専念して研究してきた人びとの意見の来歴には、現場での多様な状況についての経験が不足するからである。このような条件のもとで作られた一般的なルールや原則は、現場の実情からかけ離れたものとなる。制度的制約が現場から乖離すれば、現場で意思決定する人びとをジレンマに陥れる。これは、生命倫理や看護倫理にかかわるガイドラインを決定する場でも同様である。

　一般的原則を導入するときに大切なのは、その導入によって現場にどのような事態が発生するかということをしっかり見据えることである。このシミュレーションは、一般原則をよく理解し、またそれを適用した場合の現場

の状況に詳しい人によってはじめて可能になる。しばしば発生する医療制度の改革による現場の混乱は、制度設計の責任を負う人びと、とくに行政システムの設計に携わる事務官僚や関係する人びと、たとえば、審議会や委員会に招集される学識経験者や議事進行やドキュメンテーションに携わるシンクタンクやコンサルタントが当事者としての問題意識や経験をもっていないことから発生している。

　合意形成論でもっとも重要な要素の一つは、議論に参加するメンバーの招集である。メンバーの選定、招集の方法、議論の進め方、結論の導き方などが議論の結果に大きく影響する。したがって、一般的なルールと現場の状況について深く理解している人びとを招集することが望ましいのである。

第4節　医療にかかわる研究の倫理

　医療における意思決定の領域では、一般的な行為原則だけを考慮した研究だけでは具体的、現実的な問題解決のための手続きを示すことはできない。意思決定はつねに具体的な状況で行われるから、意思決定の要因となる意見の理由の理解には、つねに原則の一般性と状況の特殊性を包括する視点をもちつつ、現場に軸足を置くことが必要である。現場に軸足を置くという意味で、研究者の当事者性は三つの観点から理解される。

　図10-1は、医療の研究行為に関わる当事者として含まれる人を示している。実際に医療行為に従事しながら研究する者は、医療行為の当事者でもあり研究者でもある。たとえば、現場の医師、看護師などである。研究の被験者は患者などであり、医師たちは被験者と直接接している。すなわち、直接的当事者として研究に関わる。

　他方、医療行為の当事者でない研究者の研究成果、たとえば、倫理原則の研究の成果は、医療の現場での意思決定者の意見の理由の来歴に影響する。これが研究者の自覚すべき第二の当事者性である。たとえば、倫理研究の成果を医師などが活用し、その成果をエビデンスとして治療法の選択の理由に用いるときである。

さらに、現場に直接立ち会っていない研究者であっても、医療における意思決定者の行為を規制するガイドラインや制度の設計プロセスで重要な役割を担うことがある。たとえば、生殖補助医療のガイドライン、規範を策定する人は、直接的に生殖医療をするか否かの選択には関わらないが、策定された規範によって、医療現場の医療者、患者は行為を規制される。この第三の意味でも、関係する研究者は当事者性をもつ。それは、制度的側面から、医療者の意見の理由の来歴を形成する当事者という意味である。

結論としてまとめるならば、医療倫理の研究は、研究者による（1）行為原則の一般性の考察（2）行為の状況の特殊性への配慮（3）研究者の当事者性の自覚、の3点を含むべきである。この場合の当事者性には、①研究対象との関係での直接的当事者性、②医療行為の選択の理由の来歴にかかわる当事者性、③医療行為の選択の理由を与える規範の形成に関与する者としての当事者性、という三つの意味が含まれている。

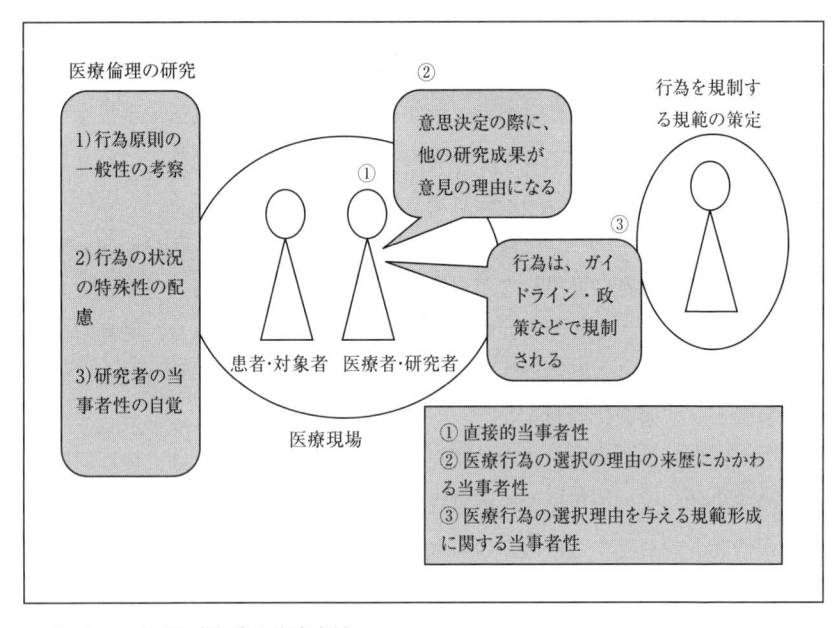

図10-1 医療の研究行為の当事者性

〈引用・参考文献〉

Brencick, Janice M. and Glenn A. Webster (2000), *Philosophy of Nursing, A New Vision for Health Care*, State University of New York Press.

Davidson, D. (1980), "How is the Weakness of the Will Possible?", *Essays on Actions and Events*, Oxford U. P.

Davis, Anne J. et al. (ed.) (2006), *Essentials of Teaching and Learning in Nursing Ethics, Perspectives and Methods,* Elsevier, London.

Elstein, A. S., G. B. Holzman and M. M. Ravitch et al. (1986), "Comparison of Physicians' Decisions Regarding Estrogen Replacement Therapy for Menopausal Women and Decision Derived from a Decision Analytic Model", *The American Journal of Medicine*, 80 (2), 246-258.

厚生労働省編（2004）『平成16年版厚生労働白書』ぎょうせい．

桑子敏雄（1993）『エネルゲイア――アリストテレス哲学の創造』東京大学出版会．

桑子敏雄（1996）『気相の哲学』新曜社．

桑子敏雄（2004）「医療空間と合意形成」桑子敏雄編『いのちの倫理学』コロナ社, pp.209-227.

桑子敏雄（2005）「紛争解決と合意形成の空間構造」『都市計画』54 (4), 47-50.

桑子敏雄（2007）「景観の価値と合意形成」『環境アセスメント学会誌』5 (1), 24-30.

桑子敏雄（2008）『日本文化型看護学への序章――実践知に基づく看護学の確立と展開』千葉大学21世紀COEプログラム　国立大学法人千葉大学大学院看護学研究科．

桑子敏雄・吉武久美子（2009）「医療倫理に関する研究行為の倫理性について――合意形成論の観点から」『生命倫理』19, 21-28.

野口祐二（2002）『物語としてのケア』医学書院．

Rosen, L. (1998), "Analytec Decision-making in Patients with Critical Limb Ischemia", *Annales chirurgiae et gynaecologiae*, 87, 145-148.

Saas, Hans-Martin (1998), "Action Driven Consensus Formation", *Consensus Formation in Health Care Ethics*, ed. Henk A. M. J. ten Have and Hans-Martin Sass, Kluwer Academic Publishers.

斎藤清二・岸本寛史（2003）『ナラティブ・ベイスト・メディスンの実践』金剛出版．

Weisstub, David N. and Guillermo Dias Pintos (2008), *Autonomy and Human Rights in Health Care, An International Perspective*, Springer.

White, K. L. (1979), Decision Analysis A Look at the Chief Complaints', *The New England Journal of Medicine*, 300 (10), 556-559.

吉武久美子（2007）『医療倫理と合意形成——治療・ケアの現場での意思決定』東信堂.

おわりに

　わたしは、看護職として臨床に身を置いた経験から出発し、意思決定と合意形成の研究をするようになり、現在は、産科医療を中心とした母性看護学、助産学、看護倫理、生命倫理の教育に従事している。産科医療の倫理に関わる意思決定の問題に対して、わたし自身、異なる立場で、また、当事者として、多くの経験を通して、多様なまなざしを向けてきた。人が生まれてから死ぬまで、さまざまな成長と変化を続けていくように、わたしが倫理に関わる意思決定の問題に向けるまなざしも、なお変化し続けている。

　意思決定は、人が行う行為であるから、生育環境、立場、文化、習慣、風土などが異なれば、問題に対する考え方、大切にする価値、さらに解決の方法も異なる。同じ職場で、また、職種でも同じ考えをもっているとは限らない。

　現代医療の意思決定の課題は、複雑に絡んだ糸をほどくように、問題に向けられている多様なまなざしを分析し、これを適切に踏まえたうえで、解決策を提示することである。そのような課題に答えるためには、技術的、法的、倫理的、制度的視点による分析と問題解決のための思想と方法論が必要である。

　本書は、以上のような問題意識のもとで、順天堂大学と東京工業大学の講義ノートをベースにまとめたものである。

　本書は、産科医療における多主体による複雑な意思決定の課題を整理したうえで、紛争回避、紛争解決のための合意形成の考え方を示した。医療の意思決定の課題にすべて応えたとはいえないが、問題の複雑さと紛争回避としての合意形成の意義を示すことができたことは、現代医療の問題を考える一助となると思う。

　今後、わたしは、倫理と意思決定の課題を産科医療だけでなく、地域医療、終末期医療など多領域に広げていきたい。第9章において紛争回避のための合意形成として、空間的視点と時間的視点を考慮した多様な意見の理解方法

を示したが、「医療空間形成論」の探求も今後の課題である。意思決定の問題解決としての合意形成、紛争解決の課題に応える医療・看護倫理の研究と教育の実践も深めていきたい。

さらに、医療資源の分配の問題は、「正義」の問題である。人、モノ、資金という医療資源を必要な患者にいかに分配すべきか、患者と医療者が負うリスクをいかに配分すべきかについても多様な意見が存在する。異なる意見をもつ人と人との間で、何が正しい医療行為につながるのかという探求は、わたしの今後の課題としたい。

今後の探求を深めるためにも、本書を手にとってくださった読者の皆様から忌憚のないご意見、ご感想を頂戴できれば幸いである。

本書は、科学研究費補助金「人の生命に関わる意思決定の倫理的価値構造に関する研究」（課題番号 22520031）（代表 吉武久美子）の研究成果の一部である。

また、本書第9章で論じた「理由の来歴」の概念は、科学技術振興機構による研究プロジェクト「ローカルコモンズの包括的再生の技術開発とその理論化」（研究代表者 桑子敏雄）に参加しての討議から着想したものである。ここに記して感謝したい。

本書を執筆するにあたり、多くの方々にご支援を賜った。本書の出版を実現していただいた昭和堂には心からお礼を申し上げたい。とくに本書の出版を可能にしてくださった鈴木了市さん、編集担当の松尾有希子さんには、原稿の完成に多大なご尽力と暖かいご助言を賜った。深く感謝申し上げたい。

最後に、本書の完成を心待ちにし、いつも暖かく見守ってくれた家族、とくに娘の亜紗子に感謝する。

2010年12月　　　　　　　　　　　　　　　　　　　　　　　　著　者

索引一覧

あ行

IVF-ET　073
アドボカシー　167-168, 175, 225
アリストテレス　145-146, 152, 233-234, 239
ES 細胞　005, 067, 069, 109
意見の理由　185, 198, 200-201, 203, 212, 219, 221-223, 225, 235-236, 238, 240-241, 243
意思決定　052, 054, 107, 110, 113, 115, 133, 137-138, 140, 160, 173, 176, 179, 182, 186, 195, 198, 202-204, 210-211, 221, 225, 240, 244
医療過誤　033, 203
医療空間　213-214, 216-218
医療空間形成　208
医療事故　033, 128, 154-155, 203
医療訴訟　033-034, 051, 057, 082, 115, 126, 132, 178
医療紛争　034, 192, 194, 203, 205, 208-209, 212-213, 232
インタレスト（関心・懸念）　178, 194, 198-201, 221, 236-237
インタレスト分析　199, 218
インフォームド・コンセント　iii, 149, 160-162, 164-165, 171, 175, 178-179, 182, 189-191, 238, 240, 242
ADR 制度（裁判外紛争解決制度）　040, 205, 208, 213
エビデンス　240-241

親子関係　091-094, 096-097, 099, 105, 108

か行

解釈モデル　166
外的規制　138-140
外的規範　139, 141, 214, 216
ガイドライン　052, 141
確実性　202-204
拡張掻爬法（D & C）　020
患者の自律　158, 160, 169, 171
患者の自律尊重　160
カント　148, 152, 179-180, 225, 233
規範　052, 113, 139
義務論　147-148
救世主兄弟　067, 109
行政処分　155
業務上過失致死　142
ケアの倫理　151-153
頸管粘液検査　074
刑事（的）責任　155
経腟超音波診断　075
経腟分娩　009-010
減数手術　003, 008-009, 017-018, 062, 073, 077-080, 090, 108, 175
原則論　149
顕微授精　003-004, 064-065, 078, 101
合意形成　iv, 178, 182, 186, 188, 194, 198-199, 203-204, 208-209, 212, 214, 217-218, 232, 236

行為原則　239, 241
合意の原則　178, 182-185, 192, 194, 203-204, 206
功利主義　146-148, 152
極低出生体重児　026, 028, 030
国民優生法　014
個別的状況　239

さ行

再生医療　ii, 068, 109
臍帯穿刺　044-045, 050
サロゲートマザー（人工授精型）　084-085, 091-092
産科医療補償制度　126-128, 133, 208
子宮　004
子宮卵管造影　075
自己決定　021, 169, 174, 180, 197, 199, 237-238
死後生殖　096, 108
周産期死亡　023
周産期死亡数　024
周産期死亡率　024, 030
絨毛検査　044-045, 050
集約化　122-126, 208
儒教倫理　145
受精　058, 063-064
受精卵　058, 063, 065-067, 095, 100, 108, 172, 187, 198
受精卵診断　067
出自を知る権利　004, 086-088, 108, 113
出生前診断　iii, 003, 005-007, 043-044, 046, 049, 051-052, 054, 067, 106, 108, 179, 196, 199, 220
守秘義務　154
情報提供型モデル　166
職業倫理　156-157

自律・自律性　021, 032, 058-059, 148, 157, 176, 179, 190-192, 199, 238
自律の原則　152, 178-179, 181, 183, 190, 204
自律の尊重　161, 175
仁恵の原則（仁恵原理）　149, 152, 238
人工授精　003-004, 010, 031, 065, 070-071, 075, 078, 082-083, 085, 091-093, 095-096, 099, 106, 110, 113, 197
人工妊娠中絶　iii, 006, 017-018, 020, 031-032, 047, 057-059, 079, 172, 174, 198, 219-220, 228, 237
新生児　172, 197
神道・仏教の倫理　144, 152
信頼性　202-204
健やか親子21　116, 122, 124
ステークホルダー（関係者）　178, 194-200, 217-218, 220-221, 224, 226, 230
精液検査　074
正義の原則（正義原理）　149, 152, 238
精子　004, 063-065, 070, 078, 083-085, 087-089, 092, 095-097, 099-100, 108, 156, 173, 197
生殖補助医療（技術）（ART）　iii, 005, 017, 031, 033-034, 062, 064, 071, 073, 076, 078-079, 082-083, 086-089, 091, 093, 096, 101, 104-107, 110, 112, 141, 156, 173, 177-178, 197, 213, 216-218, 244
責任　141-143, 146, 154-155
説明責任　143
説明と同意　162, 190
善行の原則　189
潜在助産師　124
選択的人工妊娠中絶　003, 005, 007, 018, 031-032, 047-048, 057, 059, 067, 108,

110, 172, 174, 220
創造性　　202-203, 205
双胎間輸血症候群　　028, 075

た行

体外受精　　073, 101, 103
体外受精-胚移植　　003-004, 017, 031-032, 062, 064-067, 070-071, 073, 075-079, 082-085, 091-093, 095-096, 100-101, 106-108, 110, 112-113, 156, 173, 175-176, 187, 196-197
胎児　　058, 060, 080, 107, 111, 172, 175, 179, 190, 197-198
胎児条項　　006-007, 016, 108
代理懐胎（代理母）　　003-004, 010, 031-034, 082, 084-085, 089-093, 097-099, 101-103, 105, 109, 111-112, 156, 176, 180, 196-198, 216, 218
代理出産　　105
堕胎　　012, 015, 018, 047, 058
多胎妊娠　　008-009, 028, 030, 062, 073, 075, 078-079, 108, 175
着床　　063-064
着床前診断　　iii, 003-005, 043, 046, 051-052, 059-060, 067, 108
超音波検査　　044-045
超低出生体重児　　026, 028, 030
帝王切開術　　009-010, 031
定言的命令　　148
低出生体重児　　026, 028, 030
ディレンマ　　140
凍結胚　　100
凍結保存・融解胚　　065, 095-096, 100, 108
当事者　　244
当事者性　　232, 241, 243-244
討論型モデル　　167

徳の理論　　145, 152
特別養子縁組　　086
ドナー　　068, 082, 084-085, 089, 102, 107, 190, 197

な行

内的規制　　138-140
内的規範　　214, 216
ナラティブを用いた倫理・ナラティブ（物語り）　　150-152, 227, 230, 240-241
日本医師会　　162
日本産婦人科学会　　071, 073, 079, 087, 101
妊産婦死亡　　024
妊産婦死亡数　　024
妊産婦死亡率　　024, 026, 030
妊娠高血圧症候群　　075
妊婦　　060, 172, 184, 199

は行

パートナー　　190
胚　　058, 060, 063, 078, 083-085, 087-088, 095, 107, 109, 111, 172, 197-198
配偶者間人工授精（AIH）　　065, 108
排卵　　063
排卵誘発剤　　075, 111
パターナリステックモデル　　166
パターナリズム（的態度）　　161-162, 189
非配偶者間人工授精（AID）　　065, 086-087, 094, 108, 110
ヒューナーテスト　　074
ファシリテータ（促進役）　　178, 194, 199-201
不確実性　　036-038, 174, 194, 202-203, 205, 210-211, 228

索引一覧　　251

不妊治療　　ii, 030-032, 062, 066-067, 070, 073, 076-077, 100, 109-110, 120
プロ−チョイス　　169
プロ−ライフ　　169
紛争予防・紛争回避・紛争解決　　iv, 188, 208, 212, 217-219, 225, 230, 236
ベビーM事件　　099, 111
ベンサム　　152
ホストマザー（体外受精型）　　084-085, 089, 091-092, 094
母体血清マーカー　　044-045, 048-050, 055
母体保護法　　006-007, 021, 047, 049, 055, 058, 198

ま行

ミル　　152
民事（的）責任　　154-155
民法　　085, 094, 096-098, 107, 109
無危害の原則　　149, 152, 238
目的論　　146

や行

優生思想　　005, 007, 013, 059-060, 067, 108
優生手術（断種）　　014
優生保護法　　014-016, 018
養子縁組　　005, 086, 097, 109
羊水検査　　044-045, 049-050
余剰胚　　005, 067, 104

ら行

ライフヒストリー　　240
卵管　　063, 070
卵管采　　064
卵子　　004, 063-066, 070, 078, 083-085, 087-089, 092, 095, 097, 100, 108, 156, 173
卵巣過剰刺激症候群　　075
理性的な存在　　182
理性的な人間・理性　　148, 161, 174, 179-180, 182, 225
利他主義　　089, 109
リプロダクティブ・ヘルス／ライツ（性と生殖に関わる健康と権利）　　iii, 016, 160, 169-171, 174, 180, 197, 220
理由の来歴　　185, 208, 219, 221, 223-230, 237-239, 241-244
倫理原則　　140, 149, 151, 241-242
倫理綱領　　142-143, 153, 156-158
倫理理論　　139-141, 143, 146
連携強化病院　　122
連携病院　　122
ロングフル・バース訴訟　　007, 034, 051
ロングフル・ライフ訴訟　　008, 034

著者紹介

吉武久美子（よしたけ・くみこ）

　順天堂大学医療看護学部准教授。1967 年生まれ。1999 年、千葉大学看護学部卒業。2002 年、日本赤十字看護大学大学院看護学研究科修士課程修了。2006 年、東京工業大学大学院社会理工学研究科博士課程修了。博士（学術、東京工業大学、2006 年）。2006 年、（社）日本看護協会政策企画部に勤務、（財）日本訪問看護振興財団主任研究員。2007 年、新潟県立看護大学准教授を経て、現職。東京工業大学非常勤講師。保健師・助産師・看護師の臨床経験をもとに現在、看護倫理、生命倫理、母性看護学、助産学、合意形成学の教育・研究に従事するとともに、医療職を対象とした倫理研修も実践している。

　主な業績に、『医療倫理と合意形成——治療・ケアの現場での意思決定』（東信堂、2007 年）、『合意形成学』（共著、勁草書房、2011 年）がある。

産科医療と生命倫理——よりよい意思決定と紛争予防のために

2011 年 5 月 30 日　初版第 1 刷発行

著　者　吉　武　久美子

発行者　齊　藤　万　壽　子

〒606-8224　京都市左京区北白川京大農学部前
発行所　株式会社 昭　和　堂
振替口座　01060-5-9347
TEL（075）706-8818　FAX（075）706-8878

© 2011　吉武久美子　　　　　　　　　印刷　亜細亜印刷

ISBN978-4-8122-1113-7
乱丁・落丁本はお取り替えいたします。
Printed in Japan

本書のコピー、スキャン、デジタル化等の無断複製は著作権法上での例外を除き禁じられています。本書を代行業者等の第三者に依頼してスキャンやデジタル化することは、たとえ個人や家庭内での利用でも著作権法違反です。

介護・看護現場のレクリエーション
　——考え方と実践例

　　　　桝岡義明・西村誠 監修／小西治子・矢木一美・佐藤弥生・中川善彦 著

　介護・看護の現場でレクリエーション援助をする人のための実践的テキスト。効果的な援助をする技術、動ける身体を保つトレーニング、日常の素材を使って遊び道具を作り楽しむ方法を紹介。

定価1995円

カウンセリングナース
　——新たな看護手法を求めて　　　　　　　　　徳永雄一郎 編

　全国で初めてストレス病棟を開設した福岡県大牟田市の不知火病院が、9年前から取り組んできた、看護師によるベッドサイドの新しい看護手法を具体例を多数交えて紹介する。

定価1575円

うつ病治療の最新リハビリテーション
　——作業療法の効果　　　　徳永雄一郎・早坂友成・稲富宏之 編

　うつ病に関する基本的知識やうつ病治療におけるチーム医療のあり方、作業療法による評価、治療、訓練の方法、そして作業療法の効果と今後の展望などが、実践結果をもとに解説。

定価2730円

生と死の倫理——伝統的倫理の崩壊

　　　　　　　　　　　　　　　　　　P.シンガー 著／樫　則章 訳

　体外受精、人体臓器移植——現代医学を支える科学技術は、ついには法律による死の定義さえ変えてきた。しかし、そこに大きな矛盾はないのだろうか。現代科学と現代倫理の問題を鋭く問う。

定価2415円

解剖生理学入門
　——人体の構造と機能　　　　　　　　　　　　内藤通孝 著

　解剖生理学は管理栄養士を目指す人が最も苦手とする科目。本書では、人体の系統的理解を助けるために、発生学、進化学の立場から、なぜ人体がそのような仕組みになっているのかをできるだけわかりやすく解説。

定価2625円

昭和堂刊

定価は5％税込みです。

昭和堂のホームページは http://www.kyoto-gakujutsu.co.jp/showado/ です。